JAHRBUCH FÜR KLINISCHE PSYCHOANALYSE

JAHRBUCH FÜR KLINISCHE PSYCHOANALYSE

3

Herausgegeben von
André Michels
Peter Müller
Achim Perner
Claus-Dieter Rath

ANGST

edition diskord

Koordination dieses Bandes: Peter Müller

Die Deutsche Bibliothek – CIP-Einheitsaufnahme

Ein Titeldatensatz für diese Publikation
ist bei Der Deutschen Bibliothek erhältlich.

Satz: psb, Berlin
Druck: Fuldaer Verlagsagentur
ISBN 3-89295-708-8

Inhalt

Editorial

Das *Jahrbuch für klinische Psychoanalyse* will die psychoanalytische Theorie zur Couch zurückbringen und damit jenes Junktim zwischen Heilen und Forschen erneuern, in dem Freud eine besondere Auszeichnung der Psychoanalyse sah.

Beruht das medizinische Konzept der Klinik auf einer weitgehenden Ausblendung des Subjekts, so tritt in der Psychoanalyse das sprechende Subjekt an die erste Stelle. Dazu bedarf es aber eines Zuhörers, der bereit ist, auf seine Kenntnisse zu verzichten und sich auf die Begegnung mit dem Neuen einzulassen.

Die auf Freud zurückgehenden klinischen Theorien sind bei dieser Arbeit wertvolle Anhaltspunkte. Andererseits aber stellt das verfestigte Wissen ein Hindernis dar. Denn die Erfahrung der *talking cure* erzeugt im Analytiker stets aufs neue einen Mißklang gegenüber seinen Annahmen, Überzeugungen und Positionen. Weil die Psychoanalyse keine abgeschlossene Methode und kein System sein kann, kann sich der Analytiker nicht mit einer bloßen Anwendung der neuesten Lehrsätze seiner jeweiligen Schule begnügen. Gäbe er sich andererseits ohne theoretische Bezugspunkte allein seiner Intuition hin, liefe seine Praxis Gefahr, jede Orientierung zu verlieren.

Seit den Tagen Freuds haben sich die Leiden und Heilserwartungen, die Abwehrmechanismen und die Strategien, am Leiden festzuhalten, verändert. So stellt das gehäufte Auftreten von depressiven Verstimmungen, diffusen Ängsten, narzißtischen Affektionen, Perversionen, psychosomatischen Phänomenen und Ernährungsstörungen die psychoanalytische Praxis vor neue technische und theoretische Probleme. Unübersehbar sind jedoch auch die Auswirkungen der Umbrüche im Gefüge verbindlicher Ordnungen und Traditionen, beispielsweise im Status der Familie und in der Position des Vaters, vor allem aber des gravierenden Einschnitts in der menschlichen Erfahrung, den die Judenvernichtung und die totalitären Formen der Vergesellschaftung bedeuten. Die Veränderungen im Umgang der Generationen miteinander und die gegenwärtigen Umwälzungen in der Wissensübermittlung stellen uns vor neue praktische und ethische Fragen. Diese Erschütterungen der Grundlagen unserer Kultur haben auch die Schwierigkeiten gewandelt, derentwegen heute jemand einen Psychoanalytiker aufsucht.

Da die Bildungen des Unbewußten sich nicht auf das Geschehen in der Kur beschränken, werden im *Jahrbuch* auch literarische Produktionen und gesellschaftliche Phänomene einbezogen – etwa in Gestalt einer analytischen Kulturgeschichte der Symptome (beispielsweise der Hysterie) oder einer Untersuchung des Symptomcharakters bestimmter Moden und Lebensformen.

Wenn man solche Fragen aufgreifen will, muß man auch die neuesten Entwicklungen in den Feldern der Kunst und der Wissenschaften berücksichtigen, hatte doch schon der Begründer der Psychoanalyse darauf hingewiesen, daß ohne eine gute Orientierung auf diesen Gebieten der Analytiker einem großen Teil seines Materials verständnislos gegenübersteht.

Die Fragestellungen, die es dabei herauszuarbeiten und zuzuspitzen gilt, sind auch in der Theoriegeschichte der Psychoanalyse angelegt, die manchmal wie ein lästiger Ballast abgeschüttelt wird und deren Überlieferung besonders durch den Nationalsozialismus einen nachhaltigen Einbruch erlebt hat.

Jede analytische Erfahrung geht vom *Begehren des Analytikers* aus und schließt notwendigerweise dessen Unbehagen in der Psychoanalyse und ihren Institutionen ein. Da die *talking cure* und ihre Theoretisierung im Medium der Sprache und des Sprechens stattfinden, soll es im *Jahrbuch* darum gehen, Darstellungsformen der Singularität analytischer Erfahrung zu erproben, zu erfinden und auch wiederzufinden.

Es ist ein Wunsch der Herausgeber, daß mit dem *Jahrbuch* Diskussionen in Gang kommen mögen, die die Grenzen der Regionen und der einzelnen psychoanalytischen Organisationen überschreiten.

André Michels (Luxemburg), *Peter Müller* (Karlsruhe),
Achim Perner (Tübingen), *Claus-Dieter Rath* (Berlin)

Vorwort

Alle Menschen kennen die Angst. Gibt es jemanden, der sie nicht »am eigenen Leibe« erlebt hat? Vom wissenschaftlichen Standpunkt aus kann man ihre Erscheinungsformen beschreiben, ihre Auswirkungen messen und ihr einen Platz im Wissen geben. Wer sich therapeutisch mit ihr befaßt, gleich aus welcher »Schule« er kommt, weiß wenigstens eines, nämlich daß sie mit Wissen allein nicht zu behandeln ist. Der Versuch, sie immer genauer einzugrenzen und die »Angstsignale« – ob nasse Hände, zitternde Stimme – oder übertriebene Schutzmaßnahmen als Kategorie in den Griff zu bekommen, bringt sie doch nicht auf einen Begriff. Gleicht dieser Umgang mit der Angst nicht den Abwehrmaßnahmen, mit denen sich das von der Angst betroffene Subjekt ihrer zu erwehren sucht? Kenntnisse bieten keinen Schutz vor ihr, denn in ihr begegnet das Subjekt etwas radikal Unbekanntem, ja Unheimlichem. Wo eröffnet sich für den Psychoanalytiker ein Zugang zur Angst?

Wenn gewohnte Vorstellungen von Kausalität nicht schon in seiner eigenen Analyse fragwürdig geworden sind, erfährt er dies spätestens in seiner Praxis, sobald er sich vor der Notwendigkeit sieht, auf die Angst seiner Patienten zu antworten: die Beseitigung der vorgestellten Ursache, der vermuteten Gefahr, führt nicht unbedingt zum Verschwinden der Angst. Vielmehr kann sie deren Anwachsen befördern. Welchen Gesetzen gehorcht also die Angst? Pragmatische Ansätze, die sich vorwiegend um die vordergründige Beseitigung der Ängste bemühen, stehen der Angst im Grunde hilflos gegenüber. Eher scheint noch der Künstler etwas von der Angst begriffen zu haben, wenn er sagt: »Wer sich *nicht* in Gefahr begibt, kommt darin um.« Andererseits ist die bloße Konfrontation mit der Angst oft nur das Gegenstück der Vermeidung, nämlich kontraphobische Aktivität.

Sollten wir der Angst eher über das Studium der Wege auf die Spur kommen, auf denen das Subjekt sie zu vermeiden sucht: Nicht nur durch die Flucht, sondern auch durch den immer wieder scheiternden Versuch, die Angst mit »Objekten« zu füttern? Mit Objekten der Gier, die meist nicht geeignet sind, Enttäuschung zu vermeiden? Oder mit Ritualen und Zwängen, um jede Ungereimtheit auszuräumen und jede Lücke im Weltenbau zu stopfen? Die Skala reicht von den harmlosesten Variationen der Befriedigung bis zu schwersten Formen des Zwangs und der Sucht. Diese ebenso verbreiteten wie auch vielfältigen Formen von Ersatzbefriedigung scheinen unablässig von der Suche nach dem wahren und echten Objekt geprägt zu sein. Diese Suche nach dem Objekt findet ihre Entsprechung in der Frage, ob die Angst überhaupt ein Objekt hat oder nicht. Allen Formen der Angstabwehr kann die Beziehung zwischen Subjekt und Objekt zugrunde gelegt werden. Je weiter man aber in das Verhältnis des Subjekts zum Objekt vordringt, um so mehr schwindet die Hoffnung, irgendeine Kongruenz vorzufinden. Damit ist letztlich jede Angstabwehr zum Scheitern verurteilt.

Ist es nicht dieser Punkt, an dem die Analyse ansetzt? Vielleicht wird die Frage nach der Bedeutung des Objekts nirgendwo mehr auf die Spitze getrieben als im Sprechzimmer des Psychoanalytikers. Diese Frage wird dort selbst zum *Gegenstand* der Angst. Hängt der Verlauf einer Analyse doch wesentlich davon ab, *wie* der Analytiker selbst mit dieser Frage umgeht: Ob sein Wort, seine Antwort zu einem zusätzlichen »Ersatzobjekt«, zur wahren Antwort und damit tendenziell zur Ware wird. Ist der Analytiker durch seine Praxis überhaupt in der Lage, die Frage nach der Angst kompetent beantworten zu können?

Freud erkannte am Beginn seines Werkes den kausalen Zusammenhang zwischen Angst und Sexualität: Die »plötzliche Enthüllung des bisher Verschleierten, z. B. durch den Anblick eines sexuellen Aktes ... kann eine Angstneurose hervorrufen«[1]. Mit einem Satz gelang es ihm, einen Horizont zu eröffnen, ein Netz zu spannen, in dem er später vom Medusenhaupt über das Unheimliche, von der Kastrationsangst bis hin zur Urszene das thematisierte, was einen jeden in seinem Innersten erschüttert. Vielleicht ist es kein Zufall, daß diese theoretische Öffnung das Bild eines Netzes aufkommen läßt, das ebenso aus Löchern wie aus Verknüpfungen besteht: Ist es die »nackte« Wirklichkeit oder das Wirken der Nacktheit; ist es Unerträgliches oder allzu Erwartetes; oder ist es nicht vielmehr die Verknüpfung selbst, die einen neuen Sinn hervorbringt und Angst auslöst?

Die Frage der Verknüpfung läßt Freud bei seiner Angsttheorie nicht los, wenn er 25 Jahre später vom »historische[n] Moment« spricht, das »die Sensationen und Innervationen der Angst fest aneinander bindet«[2]. Der Zusammenhang zwischen Enthüllung und Verknüpfung drängt sich auf: Sollte das

1 Freud, S.: »Über die Berechtigung, von der Neurasthenie einen bestimmten Symptomenkomplex als ›Angstneurose‹ abzutrennen«, G.W. I., S. Fischer, Frankfurt/M., 1969, S. 325.

2 Freud, S.: »Hemmung Symptom und Angst«. G.W. XIV, S. Fischer, Frankfurt/M., 1969, S. 163.

unverhüllte (Objekt) auch das Bild des Unverknüpften, Eindeutigen sein? Gibt uns das Wort von der »nackten« Angst hier einen Fingerzeig, indem es auf die nackte Bedeutung verweist, die das Subjekt für den Anderen hat, wenn es diesem ohne den Schleier des Narzißmus ausgesetzt ist?

Mit dieser Bezugnahme auf Freud wird die Fruchtbarkeit und die Notwendigkeit erkennbar, die Angst als Äußerung einer Begegnung zu verstehen, in der das Subjekt auf eine strukturelle Grenze stößt und mit einem Verlust konfrontiert wird, der selbst nicht Gegenstand der Vorstellung werden kann. Der für das Subjekt konstitutive Mangel ist ja auf das Begehren des Anderen bezogen, erfährt durch diesen einen Wert, so daß es nicht wissen kann, was ihm eigentlich fehlt. Fehlt ihm etwa »Nichts«? Aber woher wüßte es dann, ob sein »Nichts« für den Anderen nicht »Etwas« sei? Etwas anderes eben? Ergreift das Unvorstellbare vom Subjekt Besitz, wird es sozusagen lebendig, so beansprucht es einen Platz in der Struktur, was die psychische Organisation nicht unberührt läßt. In die Welt der Vorstellung, die in einem Verlust gründet, nämlich dem Verlust des unmittelbaren Bezugs zu den Dingen, dringt etwas Fremdes, ganz Anderes ein, womit diese Struktur selbst in Gefahr gerät.

Von den verschiedenen strukturellen Grenzen, an denen die Angst angreift, berichtet der vorliegende dritte Band des *Jahrbuchs*. Von der Grenze des Sagbaren wie von den Grenzen des Körpers. Dabei kommt auch zur Sprache, was »Grenze« bedeutet: Ob in Raum oder Zeit, schafft sie ebenso Orientierung wie auch Unumkehrbarkeit. Es ist die Rede von dem, was wir wissen können, und von dem, was für das Subjekt für immer verloren ist. Verloren und »aufgehoben« an einem Ort, dessen Unerreichbarkeit gleichwohl die Voraussetzung seines Begehrens ist.

Grenze, Trennung, Schnitt markieren das unbewußte Subjekt und unterstellen es der Zeit: jede Bindung, auf die es sich einläßt, kommt paradoxerweise erst nachträglich zustande. Hier kehrt sich nicht die Zeit, wohl aber die vertraute Vorstellung von Chronologie und Kontinuität um: das Ende kommt vor dem Anfang, wird zu dessen Voraussetzung. Dies um so massiver, je mehr das Subjekt an seinen »Objekten«, ihrer Geschichte und vor allem deren Bedeutung festhält. So sehr, daß Anfang und Ende in eins fallen können und dem Subjekt nur noch die nackte Angst bleibt, um einem drohenden Strukturverlust zu begegnen. Dieses Festhalten entpuppt sich regelmäßig als Schein und geht bis zur Vorstellung eines linearen Zusammenhangs von Wort und Sache.

Was kann über den Verlust gesagt werden, der diesen Grenzerfahrungen, Quellen der Angst, zugrunde liegt? Freud hat einige davon benannt: Verlust der Mutter, des männlichen Gliedes, der Liebe des Überichs usw. Melanie Klein hat ihr theoretisches Gebäude weitgehend auf dem Verlust eines Objekts errichtet: der mütterlichen Brust. Wie konkret und präzise man Objekte und Konzepte auch zu erfassen sucht, immer lassen sie einen Rest: etwas, das nicht mehr benannt werden kann: einen *namenlosen Verlust*. Denn jeder benennbare Verlust – ob »Mutterliebe«, »Sicherheit« oder »Brust«, welches Objekt es auch sei – bleibt noch als Vorstellung erhalten und wird, wie die Klinik zeigt, geradezu als solche gehegt.

Setzte Freud den Wahrnehmungsverlust mit dem Objektverlust in Beziehung,[3] so hat sich Lacan gerade für die Frage interessiert, um welche Art Verlust es sich handelt und inwieweit der Verlust für das Subjekt konstitutiv sei. Trifft dieses konstitutive Moment nicht auch für die Angst zu?

Um diese Frage dreht sich ein Großteil der in diesem Band versammelten Texte. Manche beziehen sich auf das Seminar, das Jacques Lacan 1962/63 über die Angst gehalten hat.[4] Sowohl die klinischen Darstellungen als auch die theoretischen Erörterungen drehen sich um die strukturellen Wirkungen des Verlusts und seine Beziehung zur Angst.

Die ersten Arbeiten gehen von der Frage der Subjektkonstitution, dem Genießen und dem Begehren aus. Es folgen einige klinische Beiträge, bei denen ebenso die Frage nach der jeweiligen psychischen Struktur, wie auch die Position des Analytikers in schwierigen Situationen beleuchtet wird. Hierher gehört die wachsende Bedeutung des Agierens und die grundsätzliche Schwierigkeit mit dem Sprechen, der man in der Praxis immer häufiger begegnet. Andere Beiträge widmen sich der Frage der Gegenübertragung, des Masochismus und der Analyse verschiedener Strukturen wie Phobie, Anorexie und Zwang. Der Band schließt mit drei längeren Arbeiten zur Theorie Melanie Kleins, zur Bedeutung Kierkegaards für die Psychoanalyse und zur Angst in der psychoanalytischen Theorie.

Peter Müller

[3] Ibid. GW XIV, S. 203.

[4] Lacan, J.: L'Angoisse. Seminar 1962/63; bislang unveröffentlicht. Es gibt aber Transkriptionen, beispielsweise von der Association Freudienne Internationale.

Etienne Oldenhove

Die Angst und die Konstitution des Subjekts

»... denn schließlich kann niemand *in absentia*
oder *in effigie* erschlagen werden.«[1]

Als Motto greife ich den berühmten Satz Freuds auf, mit dem er seinen Aufsatz »Die Dynamik der Übertragung« beschließt. Es kann nämlich ebensowenig jemand »*in absentia* oder *in effigie*« erschlagen werden, wie auch nichts in absentia oder in effigie gegründet werden kann, würde ich sagen, um die Tragweite (portée) zu betonen, die ich diesem Freud-Zitat geben möchte. Schon hier weist er – freilich ohne sich des Begriffs zu bedienen – auf die Dimension des Realen hin, die für jegliche Lösungsmöglichkeit der Übertragung unerläßlich ist. »In effigie« ist ganz offensichtlich die Dimension des Imaginären und »in absentia« die des Symbolischen. Die drei Register R, S, I, des Realen, Symbolischen und Imaginären, sind also durchaus schon bei Freud auffindbar, auch wenn er sie nicht als solche bezeichnet hat. Und Freud sagt uns damit zugleich, daß eine Übertragung weder in einer imaginären Beziehung (oder deren Analyse) aufgelöst werden kann, noch in einer rein symbolischen Beziehung (diese Auflösung würde sich darauf beschränken, daß das Wort Mörder der Sache ist).

Ebenso, wie eine Auflösung der Übertragung nur möglich ist, wenn ihre reale Dimension ins Spiel kommt, ist nur ein realer (also mit Angst verbundener) Zugang zur Alterität möglich, durch die sich ein Subjekt erst konstituieren kann. Unter dieser grundlegenden Andersheit verstehe ich eine, die das Subjekt in erster Linie zu sich selbst führt, gegenüber sich selbst zu etwas anderem, die jemanden in bezug auf sich selbst zu einem anderen macht, ihn verändert, die ihn als von sich verschieden setzt.

Das Wort *Tragweite* (portée), das ich bezüglich des Freud-Zitats gebrauchte, trifft hier besonders zu, denn eine seiner Bedeutungen besteht darin, bei der Klasse der Säugetiere die Summe der Jungen zu bezeichnen, die ein Weibchen in die Welt setzt – den *Wurf*.

1 Freud, S.: Die Dynamik der Übertragung, G.W. VIII, Frankfurt/M., S. Fischer, 1969, S. 374.

Wovon hier die Rede sein wird, ist die Tragweite, der »Wurf« der Angst, d. h. die Funktion der Angst bei der Erzeugung (engendrement) eines Subjekts und eines eigenen Körpers.

Das gibt mir die Gelegenheit, auf eine Arbeit über »Die leere Menge«[2] zurückzukommen, die ich 1987 geschrieben habe, und diese etwas weiterzuentwickeln.

Damals arbeitete ich als Psychiater an einem Spital für Kinder- und Jugendliche. Tagtäglich war ich mit den Fragen konfrontiert, die uns durch den kindlichen Autismus gestellt werden. Ich war sehr davon beeindruckt – mehr noch, geradezu aus der Fassung gebracht –, welche Beziehung einige Kinder zu ihrem Körper unterhielten, besonders die Art und Weise, wie sie ihn malträtieren konnten, indem sie ihn entweder verletzten oder ihn den Schlägen ihrer Umgebung aussetzten. Ich hatte die Hypothese entwickelt, daß dieser Körper, den sie offensichtlich wie einen fremden behandelten, so verfaßt war, weil er nicht »wirklich« in *den Spiegel des mütterlichen Blicks* aufgenommen, weil er nicht durch die Funktion der Angst im Blick der Mutter denaturiert worden war. Hier kann von einer völligen Abwesenheit der Angst gesprochen werden – sie hat schlicht gefehlt.

Was ich hier betonen möchte, ist die Tatsache, daß wir nur dann einen Zugang zu einer grundlegenden Alterität haben, aus der Subjektivität erst entstehen kann, wenn wir in eine Beziehung eintreten, in der wir als Kind, als »infans« angenommen worden sind, in der diese Alterität des Kindes von der Mutter in ihrem Handeln anerkannt und realisiert wurde. Mit anderen Worten, in einer Beziehung, in der man von der Mutter real als anders *identifiziert* wurde. Diese grundlegende Identifizierung ist ein psychischer Vorgang, in dem etwas von der Dimension des Realen ins Spiel kommt, und dies kann nur um den Preis eines Angstmoments vollzogen werden, wie flüchtig dieses auch sein mag. Indem die Mutter diese Angst gegenüber ihrem Abkömmling (frz.: rejeton, wobei im Wortlaut enthalten ist, daß er rejeté, d. h. zurückgewiesen wird) erfährt, erlebt sie ihn als radikal anders und nicht nur von sich verschieden. Dies erscheint mir als notwendige Voraussetzung einer ersten Einschreibung einer radikalen Andersheit, die von der Mutter aufrechterhalten und gelebt, und dem Kind übermittelt wird. Eine derartige Beziehung erlaubt dem Kind, sich selbst als Objekt *a* zu erleben, wobei das Objekt *a*

[2] Oldenhove, E.: »Ensemble vide«, in: *Le Bulletin Freudien*, n° 12, 1989, pp. 107 à 116.

immer zuerst ein Teil von ihm selbst ist, der ihm aber nicht mehr zugänglich ist.

Die Alterität ist etwas, zu dem man keinen aktiven Zugang haben kann, es ist etwas, wohin man sozusagen nur auf eigene Kosten gelangt, nämlich indem sie wie zufällig, fast wie ein Unfall, über einem kommt, indem man passiv von ihr als Objekt ergriffen wird.

Sobald der mütterliche Blick in der Beziehung zum Kind ins Spiel kommt, sind zwei Tempi zu unterscheiden. Zunächst ein Moment der Identifizierung. Dort schreibt die Mutter ihr Kind ins Begehren ein, indem sie ihm bedeutet, daß es nicht das Objekt ihres Begehrens ist, und daß das, was sie begehrt, über das Kind hinausgeht. Dieses vorangehende Moment bildet das symbolische Gerüst und die Grundlage, innerhalb derer sich die spiegelbildliche Erfahrung abspielt, die sich somit nicht auf eine imaginäre Dimension beschränkt. Genau in dieser ersten Zeit kommt es zu einer Abtrennung des Objekts *a*, das damit in gewisser Weise identifiziert ist, d. h., ausgeschlossen vom Feld der Vorstellung und der Erkenntnis. Auf diese erste Zeit folgt jene des mütterlichen Blicks, insofern er dem Kind einen narzißtischen Wert gibt (narcisser) und ihm die zu einem Ganzen machende (unifiante) Einheit eines Ichs verleiht, das damit antizipiert wird. Der *Glanz im Auge der Mutter*, der das Kind ist, kann nun als ein Ausdruck der narzißtischen Befriedigung der Mutter gedeutet werden (sie bewundert sich in ihrem Kinde selbst: daß es schön ist, dieses andere Ich!). Und von seiten des Kindes, daß es sich im Blick seiner Mutter bewundern kann: ich bin schön, liebenswert usw., kurzum: für meine Mutter bin ich schon wer!), aber auch indem sie ihrem Kind im gleichen Zuge ein Begehren bedeutet, das jenseits von ihm liegt, das über es hinausgeht (du bist nicht das, was ich begehre, es gibt außer dir ein X, dem in Wahrheit mein Begehren gilt!).

In etwa kann man sagen, daß der Körper des autistischen Kindes nicht von der Mutter *verloren* werden konnte, und daß es von diesem Verlust keine Signatur (Einschreibung) gegeben hatte, in Gestalt einer Angst im Blick, den die Mutter auf dieses Kind hätte richten können.

Was ich damit auszudrücken versuche, dreht sich um das Aufkommen der Angst in der Auseinandersetzung mit dem Spiegelbild. Um diese Frage dreht sich ein wesentlicher Teil von Lacans Seminar über die Angst.

Das offensichtliche Paradox, auf das wir bei der Funktion der Angst stoßen, besteht, wie mir scheint, darin, daß sie zugleich verbindend und lösend ist.

Eine bindende Funktion hat die Angst, genauer gesagt, die Verlustangst, indem sie die drei Register des Symbolischen, Imaginären und Realen verknüpft, sie verknotet, weil sie (über die Urverdrängung) zu einer Ersatzbildung führt (die durch die Entstehung des Realen, des realen Objekts, des Objekts *a* möglich wird, d. Ü.). Sie ist verbindend, weil sie das Erkennen erlaubt, weil sie die Entfaltung des Feldes der Vorstellung ermöglicht (um den Preis eines Ausschlusses des Unvorstellbaren, den Ausschluß des Objekts *a* aus dem Bereich des Erkennbaren).

Auflösend und zerstückelnd ist die Angst (insofern sie durch das Fehlen des Mangels bedingt ist), weil sie das Signal des bedrohlichen Wiedereinbruchs des Objekts *a* in die Szene der Vorstellung bedeutet, in die Szene der Erkenntnis, einer Szene, die nur zusammenhält, dadurch daß das Objekt *a* nicht in ihr erscheinen kann, so wie der Unrat, das Un-weltliche (l'immonde) aus der Welt sein muß, damit diese zusammenhält. Die Szene der Erkenntnis (die zutiefst eine Szene der Verkennung ist) entspricht derjenigen des virtuellen Bildes im optischen Schema Lacans, der Szene des Spiegelbildes, der Einheit des Ichs. Manchmal signalisiert diese Angst nicht die Rückkehr des Objekts *a*, sondern eher seinen Einbruch in diese Szene, wo es keinen Platz gefunden hatte.

Fassen wir noch einmal zusammen: Die Angst bindet, gründet und instituiert in dem Sinne, daß es keine Konstitution des Ichs oder eines virtuellen Bildes im Spiegel,[3] geben kann, ohne daß dieses Objekt *a* aus diesem Bild ausgeschlossen wird, ein Ausschluß, von dem sich etwas niederschlägt, wenn die Angst durchgemacht wird.

Aber die Angst ist auch das Signal einer Auflösung (dénouement): im Sinne eines drohenden Endes, eines Zerfalls (décomposition) des virtuellen Bildes, unseres Spiegelbildes, des uns stützenden Narzißmus, der uns die Einheit unseres Körpers versichert. Aber diese letztere – die Signalangst – ist eher schon eine Abwehr gegen die Wirkungen der Struktur, denen wir unterworfen sind. Diese offensichtliche Paradoxie wohnt der Angst auch insofern inne, als sie sowohl eine letzte Abwehr darstellt, wie sie auch das letztlich Abgewehrte ist.

Es geht, wie ich zu zeigen versuchte, um eine Auseinandersetzung mit dem Anderen. Zu dieser gehört auch die Auseinandersetzung mit dem

[3] Im optischen Schema Lacans wäre dies der Fall, wenn kein i'(a) entsteht.

Fremden in uns und damit auch mit dem Körper. Hier mag paradox erscheinen, daß gerade das uns Vertraute, Heimliche (familier) zugleich das Eigene, aus etwas Fremden hervorgeht. So können wir von einem eigenen Körper sprechen, weil ein Ergebnis der Urverdrängung in der Verdrängung des Unheimlichen, des Fremden, besteht. So versuche ich mich hier auch dem anzunähern, was durch die Urverdrängung entsteht. Sie ist der Vorgang, durch die das Objekt *a* zum verlorenen Objekt wird. Sie setzt das Objekt *a* und dessen Funktion ein. Sobald dieses Objekt *a* zum verlorenen geworden ist, kann es nur noch als ein für immer verlorenes und vollständig aus dem Feld der Erkenntnis ausgeschlossenes[4] funktionieren. Dieses Feld des Vertrauten (familier) und zugleich Heimlichen hält nur unter der Bedingung zusammen, daß durch die Urverdrängung das Objekt *a* ausgeschlossen worden ist. Wenn aber etwas vom Register des Objekts *a* wieder in dieses Feld einbricht, besteht die Gefahr, daß es, unter gleichzeitiger Freisetzung einer großen Angst zusammenbricht (Derealisation, Depersonalisation, verschiedene Formen der Zerstückelung des Körperbildes).

Wir müssen also zu einer hinreichenden Unterscheidung von zwei Typen der Angst gelangen. Die eine, bei der das Objekt *a* bereits verloren ist, hat eine begründende Funktion. In dieser Angsterfahrung bilden (s'instituent) sich das Subjekt des Begehrens und das Ich als zwei grundverschiedene Instanzen. Bei dieser Form der Angst könnte man von einer Angstsignatur oder vom Äquivalent einer Signatur sprechen, die einem Verlust entspricht (d. h. einem Mangel, den das Subjekt zur Kenntnis genommen hat, der sich hat einschreiben können). Genau diese Angst nenne ich die konstituierende. Etwas *ist* darin benannt. Die andere Angst ist eine, die bezeichnet (die Signalangst), und sie stellt entweder einen Versuch der Rückeroberung des *a*-Objekts dar, was mit der Bedrohung, der Dislozierung des Spiegelbildes einhergeht (wie in der neurotischen Angst), oder indem das Objekt *a* noch weiter in das Feld des virtuellen Bildes einbricht, von dem es ausgeschlossen bleiben muß. Diese Angst kann punktuell auch in der Neurose und der Perversion vorkommen. In der Psychose stellt sie einen weit größeren Einbruch dar.

Für diese zweite Fassung trifft eher der Begriff der Signalangst zu. Ich werde am Schluß auf diese Unterscheidung zwischen einer Angst als *Signatur* und als *Signal* zurückkommen.

[4] Es ist jenes Objekt des virtuellen Bildes im optischen Schema, das von Lacan entwickelt wurde.

Kehren wir zum klinischen Faktum zurück, von dem ich 1987 ausgegangen war, dem der Selbstverstümmelung beim kindlichen Autismus, einem Symptom, das man meines Erachtens von der Empfindungslosigkeit mancher autistischer Kinder unterscheiden kann. Sie zeigen in bestimmten Momenten eine völlige Anästhesie gegenüber Reizen, die normalerweise Schmerz auslösen, wie z. B. Kälte, Wärme oder andere Arten von körperlichen Einbrüchen (effractions). Erinnern Sie sich, insofern Sie über diese Erfahrung verfügen, an jene autistischen Kinder, die nackt in eine eiskalte Umgebung hinausgehen, oder an solche, die ihre Hand auf eine kochendheiße Oberfläche legen, oder jene, die sich unaufhörlich schlagen, ohne daß der Schmerz dem eine Grenze setzt: darüber hinaus geben sie keinerlei Schmerzäußerung von sich (keine Schreie, keine Grimassen, keine Tränen, kein Zurückziehen ...).

Bei meiner diesjährigen Arbeit, die vor allem dem Buch von Stéphane Thibièrge über die *Pathologie des Körperbildes* gewidmet ist, stieß ich auf ein klinisches Bild, das sich in unmittelbarer Nachbarschaft zu dem befindet, was ich Ihnen über den kindlichen Autismus beschrieben habe, und das, wiewohl von seinem Ursprung her sehr verschieden, dennoch nicht ohne Beziehung zu dem Symptom des kindlichen Autismus ist. Es ist das, was die Neurologen, besonders Lhermitte, die *völlige Asomatognosie* nennen, d. h. das Nicht-Erkennen des eigenen Körpers in seiner Ganzheit bei einem Subjekt, das eine objektivierbare Hirnverletzung erlitten hat.

Damit Sie sich ein Bild von dieser Pathologie machen können und diese mit dem vergleichen können, was man im kindlichen Autismus vorfindet, zitiere ich die folgende Beobachtung von Lhermitte, welche Sie im Buch von Stéphane Thibièrge vorfinden.[5]

Die Patientin, die an Asomatognosie erkrankt ist, sagt folgendes: »Ich bin von einer vollständigen Unempfindlichkeit befallen (...) ich fühle mich nicht, wie ich mich einst gefühlt habe. Ich fühle meine Gliedmaßen nicht mehr, nicht mehr meinen Kopf, ich fühle meine Haare nicht mehr. Ich muß mich ständig berühren, um zu wissen, wie ich mich fühle (comment je suis). Mir scheint, daß sich mein ganzer Körper verändert hat, manchmal ist es, als ob er nicht mehr existiere. Wenn ich einen Gegenstand berühre, dann ist es, als ob nicht ich es wäre, die etwas empfindet. Ich bin nicht mehr so, wie ich war, ich finde mich nicht mehr wieder, ich versuche zu denken und ich kann mir

[5] Thibierge, Stéphane: Pathologies de l'image du corps, Paris, PUF, 1999, S. 132.

mich selbst nicht vorstellen. Diese Empfindungslosigkeit ist schrecklich. Das macht mich wie leer (comme un vide).« Und während sie spricht, »kratzt sie über ihren Körper, berührt ihren Kopf, die Schultern, den Hals und zieht an ihren Haaren. Stets ist ihr Kleid halboffen, damit sie jederzeit ihre Brust berühren kann. Wir erinnern uns, sagt L'Hermitte, daß wir diese Kranke, die ebenso unempfindlich gegen Wärme wie gegen Kälte ist, wie sie sich im strengsten Winter völlig unbekleidet an den Brüsten zog und sich gegen die Brust schlug und sagte: ›Nein, ich habe keinen Körper mehr, ich bin wie tot.‹« Dieses Derealisationserlebnis (sentiment de dérealisation) erstreckte sich bei dieser Patientin auch auf ihre Umgebung.

Das Zeugnis, das uns diese Patientin von der totalen Asomatognosie gibt und das uns zutiefst berührt, ist zugleich außerordentlich lehrreich. Die hier beschriebene Symptomatologie deckt sich phänomenologisch, wie mir scheint, mit dem, was man beim kindlichen Autismus beobachtet. Bis auf einen wesentlichen Unterschied: diese Patientin spricht, sie kann bezeugen, was sie erlebt, was sie nicht mehr empfindet und in welch unlösbarer Schwierigkeit sie sich befindet. Wo sie aussprechen kann: »Ich bin wie tot«, kann ein autistisches Kind weder »Ich« noch »wie« oder »lebe« sagen, noch kann es ganz offensichtlich diese Worte in irgendeiner Weise miteinander verbinden.

Was ihre Ursache angeht, sind diese beiden klinischen Bilder offensichtlich völlig voneinander verschieden: eine hirnorganische Schädigung im Falle der totalen Asomatognosie – also eine sekundäre Destrukturierung bei diesen Fällen –, während man beim kindlichen Autismus von einer totalen Astrukturierung sprechen müßte, deren Ursache nicht, wie bei der totalen Asomatognosie, objektivierbar ist und deren Kausalität, bescheiden gesagt, mit etwas sehr Grundlegendem zu tun hat, was nicht von der Mutter an das Kind weitergegeben werden konnte.

Diese Konstellation wird über den Blick weitergegeben, den die Mutter auf das Kind richtet, d. h. über die Funktion, der dem Blick der Mutter in der spiegelbildlichen Erfahrung des Kindes zukommt. Diese Grundlage kann *nur in der Angst weitergegeben* werden, nur über diese Angst vermittelt werden, welche ich die konstitutive nenne.

Wenn die beiden Symptomatologien – die der totalen Asomatognosie und die des kindlichen Autismus – trotz ihrer unterschiedlichen Kausalität zusammenfallen, dann weil sie einen gemeinsamen Nenner haben. Der Punkt, der ihnen gemeinsam ist, besteht darin, daß das Körperbild im einen wie im anderen Fall nicht mehr – oder noch nicht – die Möglichkeit irgendeines Erkennens bietet.

Die totale Asomatognosie hat auch für die Identifizierung Folgen; denn wenn das Feld der Erkenntnis zerstört ist, gibt es keine Möglichkeit der Identifizierung. Es ist wie eine Leere ohne jede Hülle, die Leere ist nicht mehr situierbar. Erkenntnis und Identifizierung stehen sich entgegen (die eine geht nicht mit der anderen einher). Dennoch sind sie solidarisch: die eine geht nicht ohne die andere.

Beim kindlichen Autismus würde ich, vereinfacht gesagt, von einem radikalen Fehlen jeder Möglichkeit einer Identifizierung sprechen, woraus resultiert, daß sich keinerlei Bild des eigenen Körpers herstellen kann.

Im ersten Fall weiß man, daß ein Verlust des *a*-Objekts bereits stattgefunden hat: was bei der Patientin geschieht, ist die Rückkehr dieses Objekts *a* infolge der völligen, organisch bedingten Auflösung des Erkenntnisbereichs. Diese Zerstörung des Erkenntnisfeldes, das sich auf dem Ausschluß des Objekts *a* gründet, erlaubt dessen Rückkehr.

Im Fall des kindlichen Autismus hat es weder bei der Mutter noch beim Kind einen Fall (chute) des Objekts *a* gegeben. Zwar sagt uns Lacan, daß das Objekt *a* anfangs zum Kind gehört, aber dieses Objekt ist ein »Ambozeptor«. Damit sich ein solches Objekt ablösen kann, bedarf es daher zweier Schnitte. Es ist Ambozeptor zwischen dem Anderen und dem, was Subjekt werden wird, wenn das Objekt gefallen ist, wenn es verloren sein wird.

Wie verhält es sich mit diesem Schnitt, von dem ich denke, daß er auf seiten der Mutter notwendig ist, insbesondere seitens des Blicks der Mutter, damit es wiederum zwischen dem Kind und einem Teil seines Körpers einen Schnitt geben kann, nämlich das Objekt *a* (seine Hüllen, die Brust …)?

Wir können diesen Schnitt sicher nicht direkt erfassen, wie es den Medien unserer Zeit recht wäre. Natürlich geht es auch um die Durchtrennung der Nabelschnur zwischen einer Mutter und ihrem Sprößling, dies aber nur in einem metaphorischen Sinn. Dennoch verfügen wir über Anzeichen für diesen Schnitt. Es sind dies Zeichen der sehr reichhaltigen postpuerperalen Pathologie, die ich hier nur streifen kann.

Ich werde nur zwei ihrer Extreme beschreiben. Zuerst die melancholische Mutter, die sagt, daß sie ihr Neugeborenes töten will. Das kommt zwar ziemlich selten vor, aber es wird doch gelegentlich beschrieben, und ich bin einem solchen Fall in meiner psychiatrischen Praxis schon einmal begegnet. Man könnte sagen, daß sich in diesem Fall bei einer Mutter die Unmöglichkeit zeigt, sich anders als über einen Mord von ihrem Kind zu trennen. In der Regel vollzieht sie diesen Mord nicht. Sie sagt, daß sie ihn begehen müsse. Es ist eine extreme und gefährliche Situation, welche den betreuenden Personen eine schwierige Arbeit abverlangt, die entweder über eine vorübergehende Trennung von Mutter und Kind verlaufen oder ihnen eine Trennung unter Aufrechterhaltung einer gewissen Nähe erlauben kann.

Das andere Extrem wird von einer großen Mehrzahl von Müttern durchlaufen und mit verschiedenen Bezeichnungen belegt, z. B. »Syndrom des dritten Tages«, oder auf englisch *post partum blues*. Post partum blues: Welch eine Beschönigung! Klar, der *blues* ist der Trübsinn. Hingegen bedeutet *out of the blue* »unversehens, überraschend«, was nicht ohne Bezug zur Angst ist, deren Charakteristikum darin besteht, wie Lacan uns ins Gedächtnis ruft, daß sie immer »plötzlich« (tout d'un coup) aufkommt.

Diese »normale Pathologie«, wie Winicott sagen würde, normale Pathologie des Wochenbetts, ist nach meiner Einschätzung Angst, in diesem Falle eine Angst als Signatur.

Warum muß jede Mutter im Blick, den sie auf ihr Neugeborenes richtet, eine Angst erleben? Sie muß diese konstitutive Angst durchmachen, denn sie muß ihr Kind im Blick verlieren: es ist notwendig, daß ihr Sprößling (rejeton) zurückgewiesen (rejeté) wird, daß er von einer Andersheit aufgenommen wird, die ihn gegenüber sich selbst zu einem immer schon anderen macht: so kann eine Furche eingegraben werden, ein Zug, den die Mutter über die Angst in ihrem Blick auf den Körper ihres Kindes schreibt, eine Furche, die das Kind nur wiederholen muß, um endlich anders gegenüber sich selbst zu werden, d. h. identifiziert und damit nicht mit sich selbst identisch.

Betrachten, blicken (regarder) setzt in der Tat »nicht sehen« (voir) voraus. Wenn man ein Gemälde oder eine Landschaft betrachtet, dann sucht man darin etwas jenseits des schlicht Sichtbaren, man begnügt sich nicht mit dem, was man einfach nur sieht, man sucht nach etwas *anderem*, man wird für eine andere Dimension empfänglich, man öffnet sich dem Unsichtbaren, kurz, man fügt der Menge der Elemente, die man sehen kann, die Menge des Leeren hinzu.

Damit der mütterliche Blick dem Kind als Stütze in seiner spiegelbildlichen Erfahrung dienen kann, ist es notwendig, daß in diesen Blick auch die Leermenge eingeht, daß die Identifizierung des Kindes in einem gewissen Sinne ebenfalls die Leermenge einschließt, d. h., daß auch sie in die Benennung eingeht,[6] was nur mit Angst möglich ist. Letztlich hat Kierkegaards Buch *Furcht und Zittern* diesen Sinn.

Was ich hier vorbringe, schien Ihnen vielleicht weit von dem entfernt zu sein, was Lacan in seinem Seminar über die Angst bearbeitet. Dennoch diente der von mir eingeschlagene Umweg nur dazu, einige der Verknüpfungen, die Lacan in diesem Seminar artikuliert, auf andere Art und Weise anzugehen.

In der vierzehnten Lektion (vom 13. März 1963) spricht Lacan von »der nicht mediatisierenden/vermittelnden, sondern der medianen/mittleren Funktion der Angst zwischen dem Genießen und dem Begehren«.[7]

Die Angst ist also diese Operation, die uns aus dem Genießen herausreißt und uns Zugang zum Begehren verschafft. In diesem Sinne habe ich mir erlaubt, von einer *konstituierenden Angst* zu sprechen. Sie ist die Angst, von der ich als *Signatur* und nicht einfach als Signal spreche.

Lacan sagt, sie sei median und nicht mediatisierend in dem Sinne, als die Angst nicht zwischen Genießen und Begehren vermittelt. Sie steht zwischen beiden, um sie zu trennen, und nicht, um sie zu verbinden. Sie stellt eine Diskontinuität zwischen Genießen und Begehren her. Der Übergang vom Genießen zum Begehren verlangt einen Sprung. Dieser Sprung, und sei er noch so flüchtig, ist die Angst.

Der letzte Punkt, den ich anschneiden wollte, ist der Kastrationskomplex. Auch er spielt in diesem Seminar eine zentrale Rolle und ich werde ihn nur auf eine sehr vereinfachte Art und Weise aufgreifen, die – so hoffe ich – nicht zu simplifizierend ist.

Ich werde dabei von der folgenden Formel vom 30. Januar 1963 ausgehen, wo uns Lacan folgendes sagt: »Die Funktion des Lochs ist nicht eindeutig.«[8]

Worauf Lacan mit diesem Satz unsere Aufmerksamkeit lenken will, ist, wie ich meine, daß es diese und jene Kastration gibt. Es gibt die Löcher, so sagt er uns, die leicht durch das Symbol ausgefüllt werden können. Er veranschaulicht diese Art Loch mit der Abwesenheit eines Buchs in einer Bibliothek. Und »es gibt Strukturen«, so sagt er uns, »die nicht mit dem Ausfüllen des Lochs einhergehen«[9]. Es scheint mir, daß sich das ganze Anliegen

[6] Die Leermenge ist die Basis jeder Namensgebung. Vereinfacht könnte man sagen, daß die Leermenge das Äquivalent eines Eigennamens ist, während alle anderen Elemente einer beliebigen Menge Gattungsnamen entsprechen.

[7] Lacan, J.: Seminar: L'angoisse (1962/63) 2. Version, Association freudienne internationale, S. 225.

[8] Ibidem, S. 150.

[9] Ibidem, S. 151.

dieses Seminars in dieser Formel von der Nichteindeutigkeit der Funktion des Lochs fassen läßt.

Das Loch, welches das Symbolische leicht ausfüllen kann, ist dasjenige der imaginären Kastration.[10] Das Loch, welches das Symbolische nicht ausfüllen kann, ist das des Objekts *a*.[11] Gleichwohl bleibt das Durchlaufen der imaginären Kastration, dessen, was Freud als den Kastrationskomplex bezeichnet, unerläßlich, auch wenn sich damit weder das Ende einer Analyse noch ihr Ziel erfüllt (constitue), wie Freud meinte.[12]

Ich möchte nun folgendes vorschlagen: das Feld der imaginären Kastration ist das des *Virtuellen*, ist jenes, welches Lacan in diesem Seminar als »die Bühne« bezeichnet, »auf die wir die Welt steigen lassen«. Es ist die Welt der Vorstellung.

Aber dieses Feld hat die Eigentümlichkeit, immer nur *partiell* zu sein. Dem Virtuellen ist es gerade eigen, immer nur partiell sein zu können, wiewohl es vorgibt, ein Ganzes zu sein. Die Welt steigt nie ganz auf die Bühne. Bei diesem Schritt (opération) bleibt immer ein *Rest*. Bereits Freud hatte darauf hingewiesen,[13] und Lacan besteht in diesem Seminar darauf. Dieser Rest ist das Objekt *a*.[14]

Doch dieser Rest, das Objekt *a*, fällt erst aus dem Virtuellen an dessen Ausgang, wenn ich so sagen darf, am Ende von dessen Sättigung. Und an dieser Stelle tritt die phallische Detumeszenz auf den Plan, die Detumeszenz nach der Tumeszenz: erst, wenn das Virtuelle sich als Ganzes präsentiert, kann es als das erscheinen, was es ist, nämlich partiell.

Diese Verdrehung des Äußeren ins Innere und umgekehrt, dieser Punkt einer Torsion,[15] das ist das *Aktuelle* im eigentlichen Sinne, es ist dieser Punkt, den Freud im Auge hat, wenn er sagt, daß »nichts in effigie erschlagen werden« kann.

Aus dem Französischen übersetzt
von Peter Müller

[10] A. d. Ü.: Dieses Ausfüllen des Lochs strukturiert die Ersatzbildung, deren Grundlage ja das Fehlen ist.

[11] Das Objekt *a* ist dieser Logik zufolge jenes reale Objekt, für welches es keinen »symbolischen« Ersatz gibt.

[12] Ibidem, S. 110.

[13] Freud, S.: »Was wir Dinge nennen, sind Reste, die sich der Beurteilung entziehen«. Entwurf einer Psychologie. G.W. Nachtragsband, Frankfurt/M., S. Fischer, 1987, S. 429.

[14] Ibidem, S. 131 und S. 100.

[15] Ibidem, S. 351.

Cristina C. Burckas

Angst als strukturierendes Moment: *Warum ist es uns so wichtig, die Dimension der Angst zu bewahren?*[1]

Die Frage nach der Rolle der Angst bei den psychischen Prozessen kommt schon sehr früh in Freuds Werk auf. Ausgehend von seinen Untersuchungen über die Aktualneurosen[2], bei denen der ökonomische Aspekt der Angst im Vordergrund steht, gelangt Freud 1926 in seiner Arbeit *Hemmung, Symptom und Angst* zur Konzeptualisierung der Angst als Affektsignal, wobei die Angst eine Reaktion auf eine Gefahr darstellt, welche die Kastration betrifft. Wenn Freud bis dahin die Angst als Produkt der psychischen Hilflosigkeit des Säuglings durch Reizüberflutung sah, verschiebt sich in diesem Text die Gefahr von einer anfangs ökonomischen Situation auf deren Bedingung, den Objektverlust:

> Das Vermissen der Mutter wird nun die Gefahr, bei deren Eintritt der Säugling das Angstsignal gibt, noch ehe die gefürchtete ökonomische Situation eingetreten ist. Diese Wandlung bedeutet einen ersten großen Fortschritt in der Fürsorge für die Selbsterhaltung, sie schließt gleichzeitig den Übergang von der automatisch ungewollten Neuerstehung der Angst zu ihrer beabsichtigten Reproduktion als Signal der Gefahr ein. [3]

D. h., die Angst bezieht sich auf die ursprüngliche Reaktion, auf die Hilflosigkeit im Trauma, die dann später in der Gefahrensituation als Hilfssignal reproduziert wird, um die traumatische Situation zu vermeiden. Die Gefahr, um die es sich hier handelt, ist die Kastrationsgefahr. In diesem Sinne spricht Freud von einer neuen Auffassung der Angst.

1 Lacan, J.: Seminar Nr. X, Die Angst (unveröffentlicht).

2 Freud, S. (1895): Über die Berechtigung, von der Neurasthenie einen bestimmten Symptomkomplex als »Angstneurose« abzutrennen. G.W. I, Frankfurt/M., S. Fischer, S. 315.

3 Freud, S. (1926): Hemmung, Symptom und Angst. G.W. XIV, Frankfurt/M., S. Fischer, S. 168.

An diese Auffassung Freuds knüpft Lacan an. Dabei präzisiert er, um welches Konzept der Kastration es sich handelt, wenn Angst als Signal aufkommt: es ist das Konzept der symbolischen Kastration.

Was ist damit gemeint?

Im weitesten Sinne hat die symbolische Kastration damit zu tun, daß der Mensch ein sprechendes Wesen ist. Als Menschen werden wir in eine Sprachwelt hineingeboren und müssen uns über ein Sprachsystem zurechtfinden. Als sprechende Wesen orientieren wir uns, so Lacan, über eine Frage. Diese Frage, die sich auf das Sein des Subjekts bezieht, kann aber nur über einen Umweg gestellt werden, über das Begehren des *Anderen.* Gemeint ist hier der *Andere* der Sprache, nicht ein Wesen aus Fleisch und Blut, sondern ein Ort. Der Ort der Signifikanten. An diesen Ort richtet das Subjekt seine Frage: *che vuoi?*[4] – »Was will er (mir)?« Es ist die Frage nach dem Begehren des *Anderen.*

Der *Andere* als Ort der Signifikanten kann aber nur Signifikanten hervorbringen. Dabei fehlt ein Signifikant; an einer Stelle hat der *Andere* keine Antwort. Ein Beispiel dafür könnte ein Kind sein, wenn es seine Fragen über Sexualität und Tod an die Eltern richtet: hier haben letzten Endes auch die Eltern keine Antwort.

Dort, wo der *Andere* keine Antwort mehr hat, beginnt das Genießen. Das Genießen steht bei Lacan für das, was außerhalb des Symbolischen ist. Weil es sich außerhalb des Symbolischen befindet, kann man darüber nichts sagen. Das ist die Stelle, wo Mangel im *Anderen* ist. Ein wesentlicher Aspekt bei der Konstituierung des Subjekts.

Warum wesentlich? Weil nur an dem Ort, wo der *Andere* keine Antwort hat, wo im *Anderen* Mangel ist, sich Raum öffnen kann für eine Frage des Subjekts; die Frage nach dem Begehren des *Anderen*: Was will er (mir)?

Nur dort, wo sich ein Raum im *Anderen* öffnet, kann das Subjekt eine Beziehung zum *Anderen* herstellen. Nur dort hat das Subjekt Existenz.

Indem das Genießen nicht symbolisierbar ist, indem ihm ein Signifikant fehlt, bleibt im *Anderen* ein Rest, welcher der Schaffung von Bedeutung über Signifikanten widersteht. Diesen nicht symbolisierbaren Rest, der nicht repräsentierbar ist und sich jeglicher Bedeutung entzieht, benennt Lacan mit dem algebraischen Zeichen »a«. Ein seit jeher verlorenes Objekt, welches als solches die Ursache des Begehrens ist. Weil hier das Objekt fehlt, kann der

[4] Lacan, J.: Subversion des Subjekts und Dialektik des Begehrens im Freudschen Unbewußten. Schriften II, Olten, Walter, 1975, S. 190.

Andere zum Begehrenden werden. Gleichzeitig führt dieses fehlende Objekt im *Anderen* die Kastration des *Anderen* ein.

Das ist bei Lacan die symbolische Kastration. Im Gegensatz zur imaginären Kastration, bei der das fehlende Objekt einem imaginären Schaden entspricht, den das Subjekt erlitten hat, ist bei der symbolischen Kastration das fehlende Objekt strukturbedingt und eng mit der Wahrnehmung des Begehrens des *Anderen* verbunden.

Wenn also das Subjekt sich dem Ort nähert, an dem der *Andere* begehrt, kommt Angst als Signal auf.

Wir sehen, bei Lacan ist auch das Verhältnis zwischen Objekt und Angst ein anderes als bei Freud. Die Angst ist nicht wie bei Freud das Signal dafür, daß das Objekt fehlt. Das fehlende Objekt ist für Lacan gerade das, was dem Subjekt einen Anhaltspunkt gewährt. Es kommt zur Auslösung von Angst, wenn an diesem Platz, an dem das Subjekt einer Abwesenheit begegnet, plötzlich ein Objekt präsent wird. Die Angst ist insofern nicht mehr das Signal für einen Verlust wie bei Freud, sondern sie ist das Signal für das Fehlen eines Verlusts oder Mangels. Sie ist Signal für den Mangel des Mangels. Mit dem unergründlichen Begehren des *Anderen* konfrontiert, dem das Subjekt hilflos ausgeliefert ist, ist die Angst die einzige Art, noch etwas vom Subjekt des Begehrens zu bewahren, indem das Signal einem Objekt am Ort des Mangels gilt, mit welchem es sich identifiziert.

Ohne dieses Objekt »a«, welches die Ursache des Begehrens ist, gibt es keine Angst. Wenn Angst aufkommt, ist dies also ein Zeichen dafür, daß etwas vom Begehren des *Anderen* ins Spiel gekommen ist.

»*Ich brauche einen Mann.*« Es waren diese Worte der Freundin, an ihn gerichtet, als er sexuell versagt hatte, die eine undefinierbare Angst in ihm auslösten. Er hatte damals den unwiderstehlichen Drang verspürt, seinen Vater zu besuchen, der im Krankenhaus lag. Während er dort war, fiel plötzlich sein Blick auf den Mann im Bett neben dem Vater, und der Gedanke schoß ihm durch den Kopf: »Er gefällt mir.«
In den folgenden Tagen kam ihm wiederholt die Vorstellung von zwei Männern in einer sexualisierten Beziehung, die eine intensive Angst bei ihm auslöste. Seitdem kann er diese Vorstellungen nicht mehr loswerden. Der Weg zum Psychiater und die regelmäßige Einnahme von Anxiolytika waren ein erster Versuch gewesen, die Angst zu beseitigen, die diese Vorstellungen begleitete. Doch die Angst ließ nicht nach. Damit war der Weg zu einer Analyse offen.

In seiner Analyse spricht er dann von seiner Angst und dem, was sie auslöst. Dabei kommt es zu einer Verschiebung der Angst auf eine neue Vorstellung: es ist die Angst, die dreijährige Tochter könne vom Balkon der Wohnung fallen. Auch dieser Gedanke läßt ihn nicht zur Ruhe kommen. Aber das Sprechen darüber ermöglicht die Entfaltung weiterer Gedanken, die um diese Gefahrensituation kreisen. Obwohl er stets neue Vorsichtsmaßnahmen trifft, um die Gefahr auszuschalten, fallen ihm jedoch immer wieder neue Gefahrenquellen ein, an die er bisher nicht gedacht hatte. Er weiß es selber: die nächste Gefahr wird ihm einfallen, kaum daß er die eine beseitigt hat.
Er sucht auch regelmäßig einen Arzt auf, welcher die Einnahme von Anxiolytika kontrolliert, die er schon seit längerer Zeit in großen Mengen auf Grund der Angst konsumiert. Auch zu diesem Arzt spricht er von seiner Angst und von den homoerotischen Vorstellungen. Der Arzt versucht seinen Patienten zu beruhigen, indem er ihm sagt, das sei ganz normal, jeder Mann habe manchmal solche Vorstellungen. Doch diese Worte erschrecken ihn zutiefst. »Wenn er so etwas meine, könne er nicht mehr zu ihm kommen«, erwidert er dem Arzt. Der Arzt versucht es nochmals, indem er ihm jetzt versichert: »Nicht nur er meine das, so stehe es in den Büchern.«
Diese Worte lassen ihn sprachlos. Fluchtartig verläßt er das Sprechzimmer des Arztes.
Die Tage darauf ist er in einem Zustand großer Verwirrung. Nichts macht mehr Sinn. Er meint nicht mehr zu wissen, wer er ist; hat das Gefühl, ein anderer zu sein. Seine Angst ist plötzlich ganz verschwunden.

Soweit der Ausschnitt aus der Geschichte dieses Analysanten. Ausgehend von einer Situation, bei der er ein erstes Mal bei seiner Freundin sexuell versagt, ist es ihm nicht mehr möglich, sein narzißtisches Bild wie bisher als geschlossene Ganzheit zu bewahren. Durch die Worte der Freundin ist plötzlich ein Riß in das Bild seines narzißtischen Spiegels gekommen, den seine Potenz bisher zu verdecken vermocht hatte.

Indem an dieser Stelle ein Riß aufkommt, kann aber auch etwas vom Begehren des *Anderen* ins Spiel kommen. Die Frage: *Was will er mir?* (Qu'est qu'il me veut) ist die primäre Reaktion auf ein Begehren, das hier noch als reines Genießen wahrgenommen wird, welches das Subjekt zu verschlingen droht. Eine unerträgliche Position, vor der das Subjekt ausweicht, indem es seine Frage nach dem Begehren des *Anderen* auf der Ebene des Anspruchs stellt: *Was will er <u>von</u> mir?*

Auf dieser Ebene geht es jetzt nicht mehr um das Sein als Ganzes, sondern um ein Teilobjekt, das abfallen kann. Zum Beispiel, was begehrt die Freundin, wenn sie ihm sagt: »Ich brauche einen Mann?« Braucht sie ihn, oder braucht sie etwas von ihm? Indem sie etwas von ihm braucht, betrifft es nicht mehr ihn im Ganzen.

Dies führt die phallische Dimension ein: *Was will die Freundin von ihm?* Doch selbst die Freundin wüßte es nicht zu sagen, denn das Begehren setzt am Mangel an. Das Begehren setzt dort an, wo im *Anderen* keine Antwort ist.

Das ist die Ebene der symbolischen Kastration. Wenn beim Analysanten also hier Angst aufkommt, geht es um Kastrationsangst.

Aber durch die Erfahrung mit der Kastration kann sich Raum im *Anderen* öffnen, an dem sich das Subjekt als Begehrendes konstituieren kann. Zum Beispiel schaffen die Worte der Freundin »Ich brauche einen Mann« Raum für die Frage: »Was ist ein Mann?«, die auf das Begehren des Analysanten verweisen könnte.

Indem diese Frage sich über Signifikanten entfaltet, kann Sinn entstehen und Bedeutung aufkommen. Damit das Begehren des Subjekts sich über Signifikanten artikulieren kann, muß das Begehren des *Anderen* aber ein *Enigma*, ein Rätsel bleiben.

Indem der Analysant gleich nach dieser Episode seinen Vater aufsucht, scheint er die Worte der Freundin: »Ich brauche einen Mann« jedoch in ein Bild umgesetzt zu haben, das diesen Satz darstellt. Es ist der Versuch einer Antwort auf das Rätsel, welches das Begehren des *Anderen* dem Subjekt stellt. Der Gedanke, »er gefällt mir«, der den Analysanten am Krankenbett des Vaters befällt – eine Verschiebung vom Vater auf den Mann im Nebenbett, die hier nur eines kurzen Weges bedurfte –, ist der Beginn einer Reihe von Vorstellungen, deren gemeinsamer Nenner die Darstellung einer sexualisierten Beziehung zwischen zwei Männern ist. Der Analysant umgeht so die Dimension des Begehrens, indem er auf die Ebene des Symptoms ausweicht.

»Symptome werden geschaffen, um das Ich der Gefahrensituation zu entziehen.«[5]

Das Symptom stellt einen Versuch dar, dort, wo ein Mangel im *Anderen* ist – auf dem sein Begehren wurzelt –, eine Bedeutung zu schaffen. So könnte die Bedeutung der zwanghaften Vorstellungen etwa lauten: »Der *Andere*

[5] Freud, S. (1926): Hemmung, Symptom und Angst. G.W. XIV, Frankfurt/M., S. Fischer, S. 159.

will mich als Sexualobjekt genießen.« Dies wäre eine Antwort auf die Frage: *Was will er von mir?*, die jedoch nicht die Ebene des Begehrens berührt, die die Frage: *Was will er mir?* betrifft. Es ist ein Versuch, mit der Ebene des Begehrens fertig zu werden, indem das Symptom ein phallisches Objekt schafft, das sich dem verschlingenden Genießen entgegensetzt. Indem es ein Objekt schafft, verhindert das Symptom, daß der Analysant hier psychotisch wird.

Daß es sich hier um homoerotische Aspekte handelt, ist dabei nicht das Wesentliche. Wesentlich ist, daß diese zwanghaften Phantasien homoerotischen Inhalts ein Versuch des Subjekts sind, sich mit den *Anderen* der Sprache über das Begehren zu verknüpfen.

In der Analyse richtet der Analysant seine Frage nach dem Begehren an den *Anderen* der Übertragung. Dadurch kommen neue Signifikanten auf, mit welchen die Angst sich verknüpfen kann: auch die Vorstellung, die Tochter könnte vom Balkon fallen, löst jetzt Angst aus.

Es ist weiterhin die gleiche Frage, die sein Symptom treibt, diesmal nur von einer anderen Position aus gestellt. Bis dahin schien die Frage: »Was begehrt der *Andere von* mir?« aus der Perspektive der Identifikation mit einer Frau gestellt worden zu sein. Nun scheint der Analysant die Frage über die Identifikation mit der Tochter zu stellen, also von der Position eines Objekts her, das fallen kann. Es geht jetzt um ein Objekt, das abtrennbar ist. Die Tochter fällt als ein Objekt, von dem er sich trennen muß.

Wenn er etwas verlieren kann, ist er von der Kastration tangiert. Dies deutet auf den Moment in der Analyse, in dem sich etwas von der Kastration über die Angst zu artikulieren beginnt.

Der Analysant sprach auch zum Arzt von seiner Angst. Aber der Ansatz ist hier ein anderer. Der Arzt versucht den Patienten von seinem Symptom zu befreien, indem er ihn von der Schuld entlasten will, die die verbotenen Vorstellungen hervorrufen: Es gibt keinen Grund für Schuld, denn es ist nicht verboten, solche Gedanken zu haben.

Doch anstatt Beruhigung kommt höchste Unruhe und Perplexität bei seinem Patienten auf. Wie läßt sich das erklären?

Aus einer psychoanalytischen Perspektive hatten die zwanghaften Vorstellungen als Symptom die Funktion, dem Begehren des *Anderen*, das sich der Bedeutung entzieht, eine Bedeutung zu unterstellen, und zwar indem das Subjekt sich mit einem Objekt identifiziert, das der *Andere* genießen kann.

Aber auch wenn die Dimension des Begehrens vermieden wurde, indem die Frage nach dem Begehren des *Anderen* auf der Ebene des Anspruchs gestellt wurde, so hatten die Symptome des Analysanten doch eine orientierende Funktion in bezug auf das Begehren. Wenn etwas verboten ist, ist es nicht möglich. An die Stelle eines von seiner Struktur her unmöglichen Objekts – des Objekts »a« – war hier ein Objekt gesetzt worden, welches aufgrund eines Verbots nicht möglich war.

Auf diese Weise konnte etwas von der Dimension des Mangels bewahrt werden, die wesentlich für die Existenz des Subjekts ist.

Das verlorene Objekt, das für den Mangel steht, ist dem Subjekt aber nur über das Phantasma zugänglich. Ausgehend von dem Begriff der *Phantasien* bei Freud, ist das Phantasma die Struktur einer unbewußten Phantasie, durch welche das Subjekt sein Verhältnis zu dem verlorenen Objekt »a«, mit dem es sich als Begehrendes identifiziert, darstellt. Das Phantasma bildet die Grundlage dafür, daß das Subjekt sich als Begehrendes konstituieren kann. Gleichzeitig hat das Phantasma die Funktion einer Barriere, die das Subjekt davor schützt, dem unergründlichen Begehren des *Anderen* hilflos ausgesetzt zu sein, was die Auflösung des Subjekts zur Folge hätte.

Die Vorstellungen homoerotischen Inhalts waren in diesem Sinne ein Versuch, ein Phantasma über ein Verbot zu artikulieren, indem das *Enigma* als etwas Unmögliches mit dem Verbotenen vertauscht wurde. Wenn es aber nicht verboten ist, »wenn alle Männer solche Phantasien haben«, fällt das aus, was hier dem Phantasma seine Konsistenz gab.

Wenn das verlorene Objekt, auf welches sich das Subjekt stützt, nicht mehr über ein Verbot auf der Ebene des Phantasmas artikuliert werden kann, fällt es ins Reale. Das Reale heißt hier, außerhalb der symbolischen Ordnung, die über das Gesetz der Signifikanten Sinn möglich macht.

»Wenn der Arzt das so sagt, dann könne er nicht mehr zu ihm kommen« ist ein letzter Versuch des Analysanten, etwas von dieser Dimension, die Sinn schafft, zu bewahren. Aber die Worte des Arztes »nicht nur er sage das, so stehe es in den Büchern« vermögen dem Subjekt hier auch keinen Anhaltspunkt zu geben. Das Subjekt wird dadurch nicht berührt, denn diese Worte erlauben ihm nicht, etwas vom Unmöglichen über einen imaginären Anhaltspunkt zu verknüpfen.

Statt dessen haben sie in diesem Kontext die Wirkung eines archaischen Gesetzes, das nicht mehr über Signifikanten gedeutet werden kann, und dem der Analysant hilflos ausgeliefert ist.

Indem das verlorene Objekt keinen Anhaltspunkt mehr bietet, auf den das Subjekt sich stützen kann, hat auch die Angst keine Funktion mehr. Wort-los verbleibt dem Analysanten nur noch die Flucht.

Wenn die Angst als Signal vor einer Gefahr bisher die letzte Möglichkeit war, vor dem unergründlichen Begehren des *Anderen* etwas vom Subjekt zu bewahren, ist dies jetzt nicht mehr der Fall.

»Symptome werden geschaffen, um das Ich der Gefahrensituation zu entziehen. Wird die Symptombildung verhindert, so tritt die Gefahr wirklich ein ...«[6] Unvermittelt mit dem unergründlichen Begehren des Anderen konfrontiert, bewirkt dies die Auflösung des Subjekts. Genau das sagt der Analysant: er weiß nicht mehr, wer er ist. Nichts macht mehr Sinn. Es ist ihm nicht mehr möglich, sich über die Dialektik des Begehrens zu orientieren.

Doch der Analysant spricht in seiner Analyse von diesem Ereignis. Und indem sein Sprechen am Ort des *Anderen* der Übertragung auf der Ebene der Signifikanten gehört werden kann, können an diesem Ort auch wieder Signifikanten aufkommen, die auf die Spur seines Begehrens verweisen. Jedoch indem diese Spur wieder aufgenommen wird, bleibt es dem Subjekt nicht erspart, die Dimension der Angst zu durchqueren.

Wenn die Angst Signal für den Mangel des Mangels ist, kann das verlorene Objekt, auf welches der Mangel verweist, nur über die Angst angegangen werden. Dies ist die Ebene, auf der der Analytiker sich halten muß. Es ist die Angst, die dem Analytiker die Richtung in bezug auf das Begehren des Subjekts weist, und die immer neu entstehen wird, so oft das Subjekt sich der Stelle im *Anderen* nähert, die dem unmöglichen Objekt gilt, welches für die Ursache des Begehrens steht.

Wie wir gezeigt haben, kann der Versuch, die Dimension der Angst zu vermeiden, verheerende Auswirkungen haben. Es kann also in der Analyse nicht darum gehen, den Analysanten von seiner Angst zu befreien.

Insofern ist es wichtig, die Angst nicht als ein pathologisches Element zu betrachten, sondern als einen subjektiven Prozeß der psychischen Strukturierung. Man kann sagen, daß die Angst in diesem Prozeß die Zeit betrifft, die zwischen einem unmöglichen Genießen und der Konstituierung des Subjekts als Begehrendes liegt. Die Aufgabe der Analyse ist es, dem Begehren seine Beweglichkeit dort zurückzugeben, wo ein versagtes Genießen das Subjekt zu ersticken drohte.

[6] Freud, S. (1926): Hemmung, Symptom und Angst. G.W. XIV, Frankfurt/M., S. Fischer, S. 175.

Als sie davon erfuhr, war es wie ein Schlag für sie: die Mutter hatte vor ihrer Ehe schon einmal ein Kind zur Welt gebracht. Das war lange vor ihrer Geburt; es soll ein Junge gewesen sein. Auf Grund der damaligen außergewöhnlichen Situation wurde dieses Kind in einem Waisenhaus großgezogen. Die Mutter hatte zeitlebens nie etwas von dieser Geschichte, noch von der Existenz eines Bruders erwähnt. Sie erfuhr davon erst kurz bevor sie ihr Land für immer verlassen mußte. Erst wollte sie davon nichts wissen; es fiel ihr schwer, es mit dem Bild zu vereinbaren, das ihr von der Mutter geblieben war. Am liebsten hätte sie es gleich wieder vergessen.
Jahre waren seitdem vergangen, als ihr eines Tages eine Cousine aus der Heimat schrieb, sie sei kürzlich einem Mann begegnet, dessen Lebensgeschichte vermuten lasse, daß er der Bruder sei. Erst hatte sie den Gedanken gehabt, diesem Mann zu schreiben, doch die Worte blieben aus. Die Nachricht verstörte sie sehr. Die Möglichkeit, daß dieser Mann ihr Bruder sei oder daß sie entdecken könne, er sei es doch nicht, löste eine unerträgliche Angst in ihr aus.
Etwa zwei Jahre später: In ihrer Analyse kommen Erinnerungen der letzten Momente hoch, bevor sie damals ins Exil mußte. Es sind Erinnerungen, die ihr erstmals erlauben, etwas von dem auf immer Verlorenen, welches über das Exil in ihr Leben trat, mit ihrer Geschichte zu verknüpfen. Da ist es ihr plötzlich klar: sie will sich mit diesem Mann treffen. Egal, ob es ihr Bruder ist, oder ob er es nicht ist. Sie weiß, das wird sie nie wissen können. Es ist ihr nicht mehr möglich, die Mutter nach der Wahrheit zu fragen. Die Mutter ist schon lange tot.

Es ist die Nachricht von der Existenz eines Bruders, von der Mutter zeitlebens verheimlicht, die bei dieser Analysantin das Begehren der Mutter ins Spiel bringt. Auf diese Weise mit dem Begehren des *Anderen* konfrontiert, schreckt sie davor zurück und will nichts davon wissen.

Indem sie versucht, das Ganze zu verdrängen, gelingt es ihr vorübergehend, die Unruhe zu beseitigen, die die Begegnung mit dem Begehren der Mutter in ihr Leben gebracht hatte. Als jedoch der vermeintliche Bruder leibhaftig wird, ist diese Strategie nicht mehr wirksam. Allein der Gedanke an diesen Mann vermag unerträgliche Angst in ihr auszulösen.

Diese Angst, ausgelöst durch das unerwartete Auftauchen dieses »heimlichen« Bruders, hat mit dem Phänomen des Doppelgängers zu tun, wie Freud es in seinem Text über *Das Unheimliche*[7] ausarbeitet. Für Lacan ist diese Arbeit Freuds der Kernteil, um die Fragen der Angst anzugehen.

[7] Freud, S. (1926): Das Unheimliche. G.W. XII, Frankfurt/M., S. Fischer, S. 129.

Der Doppelgänger bezieht sich auf den Moment, an dem das Subjekt sich plötzlich in das reine Objekt des Begehrens des *Anderen* verwandelt. Der Vampir deckt in diesem Text die Struktur des Begehrens des *Anderen* auf. Ein *Anderer*, der dem Objekt weder Gutes noch Böses will, sondern nur das eine: Blut saugen – das ist sein Begehren. Alles andere ist ihm gleichgültig. An diesem Punkt verliert das Subjekt seine Autonomie; es ist hier dem Begehren des *Anderen* hilflos ausgesetzt. Dies ist eine untragbare Position für das Subjekt und löst seine Flucht aus.

Die Angst als Signal an der Schwelle zum Begehren des *Anderen* ist der letzte Schutz, die letzte Schranke vor dem reinen Begehren. Es ist der Moment der maximalen Angst, den der Neurotiker zu vermeiden versucht, indem er auf die Ebene des Anspruchs ausweicht.

Die traumatische Angstsituation bei Freud, die durch Reizüberflutung entsteht[8] und welche die schützende Barriere durchbricht, die das Subjekt vor seiner Auflösung bewahrt, entspräche bei Lacan dem Begriff des Begehrens des *Anderen*.

Erst als die Analysantin in ihrer Analyse etwas von dem auf immer Verlorenen über Signifikanten artikulieren kann,[9] wird es ihr möglich, die Stelle leer zu lassen, an der der *Andere* begehrt, und sich dadurch als Subjekt des Begehrens zu konstituieren. Als ihr dies möglich ist, kann sie auch diesen Mann, mit dem Zweifel zu treffen, daß er nicht das passende Element ist, welches die Leerstelle ausfüllen würde. Dieses Element ist auf immer verloren; auch dieser Mann kann es nicht sein.

Wenn sie denken kann, daß er nicht der Bruder ist, ihn aber trotzdem treffen kann, heißt das, daß sich hier die symbolische Kastration eingeschrieben hat: dort, wo der *Andere* begehrt, fehlt ein Signifikant.

Die Kastration wird auf symbolischer Ebene wirksam, als sie erkennen kann, daß es keine Antwort auf das Begehren der Mutter gibt. Auch wenn ein genetischer Test plötzlich feststellen sollte, ob es ihr Bruder ist oder nicht, wird immer etwas fehlen: die Worte der Mutter. Dort ist ein Loch im Realen.

Die Angst hat hier die Funktion gehabt, zur Dimension des Begehrens zu führen.

[8] Freud, S. (1926): Hemmung, Symptom und Angst. G.W. XIV, Frankfurt/M., S. Fischer, S. 168.

[9] Burckas, C. (1999): Écrire l'exil, The Land of Exile, Panel, New York, http:/www. Apres-coup.org/

In seinem Seminar X, *Die Angst* stellt Lacan im Zusammenhang mit der Frage nach dem Statut des Objekts des Begehrens folgende Frage: »Warum ist es uns so wichtig, die Dimension der Angst zu bewahren?«[10]

Wir sahen, die Angst als Signal ist die Wahrnehmung des Begehrens des *Anderen* (l'angoisse est la sensation de l'Autre). Als solche hat sie einen direkten Bezug zu dem, was Lacan als Objekt »a« konzeptualisiert. Als verlorenes Objekt ist es alles andere als ein adäquates Objekt, welches die Sehnsucht des Menschen nach Harmonie erfüllen würde. Es ist kein Objekt, welches das Subjekt ergänzt und ihm seine Ganzheit garantiert. Eine solche Garantie gibt es nicht. Indem der Mensch ein Sprachwesen ist, kann das Objekt immer nur ein verfehltes sein. Je stärker der Versuch unternommen wird, das verlorene Objekt auszugrenzen, desto bedrohlicher kehrt es in Form eines Objekts wieder, das schutzlos einem grenzenlos genießenden *Anderen* ausgeliefert ist.

Der »sichere« Weg für uns Analytiker – so Lacan – geht über das Studium der Funktion der Angst. Durch sie muß unser Weg uns führen.[11]

[10] Lacan, J.: Seminar Nr. X, Die Angst (unveröffentlicht).
[11] Lacan, J.: Seminar Nr. X, Die Angst (unveröffentlicht).

André Michels

Angst, zwischen Genießen und Begehren

I

Lacans Angstseminar habe ich zum erstenmal Mitte der siebziger Jahre in einem sogenannten Kartell während meiner Straßburger Ausbildungszeit gelesen. Zu diesem Zeitpunkt waren bereits über zehn Jahre seit den öffentlichen Vorträgen von 1962/63 im Pariser Hôpital Sainte-Anne vergangen. In der Fassung, die wir zusammen lasen, war es uns, als hörten wir noch das gesprochene Wort. Im darauffolgenden Herbst setzte er seinem Seminar jedoch ein jähes Ende, nach einer einzigen Sitzung über »Die-Namen-des-Vaters« (*Les-Noms-du-Père*), um es dann wieder im Januar 1964 an der École Normale Supérieure aufzunehmen. Dieser Bruch war ebenfalls gleichbedeutend mit einem Stilwechsel und einer diskursiven Wende, die nicht für jeden seiner Zuhörer nachvollziehbar waren und die ihm die ältesten unter ihnen sogar nie verziehen haben. Möglicherweise fühlten sie sich, insbesondere durch das Heraufkommen einer jüngeren Generation, in ihrer Vorrangstellung bedroht.

In dieser oft sehr leidenschaftlichen, von Aufbruchsstimmung und Übertragungsresten bestimmten Atmosphäre machten wir uns mit Begeisterung an die Arbeit, wobei uns das neu »Entdeckte« manchmal in einem etwas zu grellen Licht erschien. Die uns zur Verfügung stehende Version war die wortwörtliche Transkription des Seminars, die uns um so lebendiger vorkam, als uns kein Seufzer, kein Stöhnen erspart blieb. Im Buchhandel war damals erst ein Band davon – *Die vier Grundbegriffe der Psychoanalyse* aus dem Jahre 1964 – erschienen. Waren in der redigierten Fassung die Wiederholungen gestrichen und die grammatische Form sozusagen fixiert, so verblieben in der mündlichen Version viele Leerstellen, dunkle Passagen und Unverständlichkeiten. Fragen nach Sinn und Bedeutung waren der regelmäßige Anlaß zu heftigen und schwierigen Diskussionen, die zum unverzichtbaren Teil unserer Auseinandersetzung mit einer noch im Entstehen begriffenen, unabgeschlossenen Theorie wurden. Der Text nahm somit lebendige Gestalt an und wurde selbst Teil eines in Bewegung geratenen Denkens, in dem nichts festgelegt war; jede Formulierung galt als vorläufig, weil sie ja in einer darauffolgenden Seminarsitzung wieder in Frage gestellt werden konnte. Solange ein Werk nicht abgeschlossen ist, behält es diesen provisorischen Charakter. Die an die Aussage eines einzelnen gebundene Autorität war alles andere als autoritär. Sie erdrückte uns nicht, sondern beflügelte uns in unseren eigenen Denkversuchen. Nicht jeder wußte dies zu nützen, aber die Möglichkeit dazu lag in dieser spezifischen Form der Tradierung der Psychoanalyse begründet.

Das Fragmentarische, Unvollständige, manchmal Unentscheidbare unserer Fassung brachte die Lektüre nicht ins Stocken, sondern wies, was für die meisten von uns von unschätzbarem Wert war, auf die Eigenart der mündlichen Überlieferung hin. Sie haucht nämlich dem Text ein Leben ein, das mit seiner schriftlichen Fixierung oft wieder verlorengeht. Dadurch wird ihr Wert zwar nicht geschmälert, aber entscheidend für Theorie und Praxis bleibt es, beide Ebenen, die gleich ursprünglich gegeben sind, nicht zu verwechseln. In diesem Spannungsfeld, dem Ort der Angst, entwickeln sich Vergessen und Versprechen, Witz und Traum. Die Deutung setzt ihrerseits diese Differenzierung in die Tat um, was besonders anschaulich am Beispiel des Traums illustriert werden kann. Um dem Vergessen entgegenzuwirken, greift der Analysant gerne auf das Schreiben zurück. Er verfügt dann zwar über reichlich Material, mit dem er aber nicht unbedingt viel anzufangen weiß. Das mehrmalige Erzählen derselben Traumsequenz erlaubt dagegen oft, ihre Schwachstelle(n) aufzuzeigen, wo die Deutung ansetzen kann. Der mündlichen Version mißt Freud deshalb, bei aller Ungewißheit, eine derartige Präzision zu, daß er uns dazu ermutigt, sie wie einen »heiligen Text«[1] zu behandeln, in dem also kein Buchstabe zuviel ist. Er vermochte somit in der Deutung »eine völlige Umwertung aller psychischen Werte«[2] wiederzuerkennen, wodurch »die leiseste Möglichkeit ... wie die volle Gewißheit«[3] betrachtet und behandelt werden kann. Mit dieser Formulierung verankert er die Psychoanalyse in der mündlichen Überlieferung, der Lacan mit seinem öffentlich vorgetragenen Seminar eine zusätzliche Dimension verliehen hat. Sie deckt das auf, was längst geschrieben steht, und versucht es anders zu lesen, um ihm einen neuen Sinn abzugewinnen. Darin findet die Analyse ihre Voraussetzung und Berechtigung.

[1] Freud, S. (1900), *Die Traumdeutung*, G. W. II/III, S. 518.
[2] Ibid., S. 520.
[3] Ibid., S. 521.

Seit Lacans Tod und mit dem Abschluß (*clôture*) seines Werkes befinden wir uns in einer anderen logischen Zeit, die seiner Aussage (*énoncé* und *énonciation*) einen anderen Status verleiht. Wir haben es mit einem vorwiegend mündlich überlieferten und von Lacan nur sehr partiell redigierten Text zu tun, an dessen Niederschrift aber im nachhinein eine Polemik entbrannt ist. Er selbst hat sich in erster Linie als Leser, zum Teil als Übersetzer Freuds angesehen und wollte somit wesentlich zur Überlieferung des analytischen Diskurses beitragen. Ihr wird einzig und allein die Dialektik zwischen Mündlichem und Schriftlichem gerecht, welche wiederum zu einem besseren gegenseitigen Verständnis dieser beiden Dimensionen beiträgt, die von Anfang an vorhanden sind, jedoch erst nachträglich, in der Handhabung der Übertragung, ihre Begründung finden. Das gesprochene Wort stößt sich an dem, was längst geschrieben steht, durch das Sprechen jedoch erst aufgedeckt wird. Die dabei freigesetzte Angst war bereits mit der Niederlegung der Schrift immobilisiert. Ihr plötzliches Auftauchen vermag jeden Sprachfluß ins Stocken zu bringen. Das Subjekt seinerseits stolpert über den Bruch des Buchstaben, der es wie an den Rand eines Abgrunds versetzt. Es wird um so mehr von Angst und Schwindel gepackt, als diese Kluft sich mitten in seinem Sprechen auftut und ihm den Boden unter den Füßen wegzieht. Aber erst darüber hinaus, d. h. wenn es die Angst nicht mehr zu vermeiden sucht, wird ein Sagen möglich, das ihm erlaubt, mit seinen Sprachgewohnheiten zu brechen. Somit erfährt das Subjekt, daß in seinem Sprechen etwas anderes mitspricht und daß es selbst von anderswoher gesprochen wird; es bekommt auch etwas von einem unbewußten Text mit, der dort aufgebrochen wird, wo sein Sprechen abbricht.

Von diesem Vorgang zeugen ebenso Lacans Seminare, in denen er – so behauptet er – die Position eines Analysanten einnimmt. Auch wenn sie sehr sorgfältig vorbereitet sind, begnügt er sich nicht damit, sie einfach vorzulesen. Er läßt sich vielmehr auf ein Sprechen ein, das vor allem von seinem Umgang mit dem Unbewußten spricht. In seinen Seminaren vollzieht sich damit zugleich eine Arbeit an seiner Übertragung auf Freuds Werk. Mehr als dessen theoretischen Gehalt interessierte ihn daran die textliche Struktur, ja man könnte sagen, er hat es erst in seiner Textlichkeit konstituiert. Eine wesentliche Rolle fiel dabei der Übersetzung zu, die von der angelsächsischen Psychoanalyse kaum oder gar nicht problematisiert wurde. Sie erlaubte Lacan dagegen, Freuds Werk als Ganzes betrachtend und sich vor allem an der Schrift orientierend, diese anders zu lesen, als sie geschrieben wurde. Damit wandte er Freuds eigene Methode auf seine Schriften an, indem ein einziger Buchstabe zum Ausgangspunkt einer neuen Lesart werden konnte. Nur unter dieser Bedingung, d. h. der Auffindung des Neuen, ist die Überlieferung der Psychoanalyse gewährleistet.

II

Da er nicht direkt zugänglich ist, bedarf der Text, irgendein Text, einer Übersetzung, die wieder zu neuen Versionen davon führt, während das Original unerreichbar und unauffindbar bleibt. Sogar wenn alle vergangenen, gegenwärtigen und zukünftigen Versionen zu demselben Text gehören, so bleibt dennoch eine unaufhebbare Differenz zwischen ihnen und dem Original, das zwar, als ein eher hypothetisches, nie real existiert hat, dem aber eine darum nicht minder große heuristische und strukturelle Funktion zukommt. An diesem virtuellen Ort, der sich jenseits des Buchstabens befindet, die Schrift sozusagen transzendiert, auf den sich die Deutung bezieht und von dem das Neue ausgeht, ist die Angst angesiedelt. Am Original vollzieht sich jeweils ein »Verrat«, in welchem wir das Werk eines Subjekts – *traduttore traditore* – wiedererkennen, das sein Erbe nur anders weitergeben kann, als es ihm selbst übertragen wurde. Die von den Ahnen hinterlassenen Spuren sind nämlich alles andere als eindeutig, sie sind oft irreführend und in jedem Fall einer Deutung bedürftig. An der Struktur der Sprache zerschellt jeder Ganzheitsanspruch und holt sich der Narzißmus eine blutige Nase. Die Spaltung, die mit jeder Übertragung oder Übersetzung einhergeht, entfremdet ein Subjekt sogar seiner eigenen Sprache. Es kann über sie immer nur in einer anderen Sprache sprechen, und es kommt ihm vor, als wäre es von ihr, von der Sprache des Anderen her gesprochen.

Sosehr es auch seiner Muttersprache verbunden ist, sie hegt und pflegt, sie seine »eigene« nennen möchte, die Entdeckung des Fremden, des radikal Anderen in ihm selbst löst unwiderruflich eine mehr oder weniger große Angst aus. Immer wieder stolpert es über seine Doppelzüngigkeit, an der es zwar seine Freude haben kann, die es aber auch dazu führt, etwas anderes zu sagen, als es meint. Der Psychotiker verträgt diesen »Verrat« an der Sprache besonders schlecht, er kann ihn sogar vollends zum Verstummen bringen. Seine Angst erreicht ihren Höhepunkt, wenn er, allein durch das Sprechen, mit einer *Spaltung der Zunge* konfrontiert wird. Das Subjekt ist nämlich in mindestens zwei Sprachen zu Hause, in deren Differenz sich ein (Ab-) Grund auftut, der zugleich Ort seiner Angst und womöglich der einzige Grund ist, von dem es sich wirklich betroffen fühlt.

Einen Grund »bekommt« das Subjekt nicht im Raum, sondern erst in einer zeitlichen Dimension, die nicht von der Uhr gemessen, sondern von der Angst skandiert wird. Sie bestimmt seinen Werdegang, betont sozusagen seinen Lebenslauf. Eine Analyse besteht ihrerseits in einer subtilen Dosierung der Angst, die der Analytiker jeweils abzuwiegen sucht, bevor er sie wie eine bittere Pille verabreicht. Nicht zuviel und nicht zuwenig, um nichts zu überstürzen und nichts hinauszuzögern. Angst betrifft aber nicht nur den Analysanten, sondern ebensosehr den Analytiker, dem sie sowohl Inhalt als auch Augenblick der Deutung nahelegt. Als wesentlicher Zeitfaktor wird sie somit zu einem unabkömmlichen Instrument für die Auffindung des Neuen. Sie bestimmt die Bereitschaft des Subjekts, etwas »fallen« zu lassen, auf ein Quentchen Genießen zu verzichten, um einen nächsten Schritt zu ermöglichen.

Angst taucht als Begleiterscheinung des Genießens oder vielmehr der Unbefriedigung auf, die es bedingt. Sie wird somit zur Voraussetzung des Begehrens, das nicht anders kann, als auf ein längst verlorenes Objekt »vorauszuschauen«. Diese elliptische Formulierung gibt vielleicht am ehesten die paradoxe Position des Subjekts wieder, das als begehrendes wesentlich gespalten ist: zwischen der ältesten Vergangenheit und der entferntesten Zukunft, zwischen zwei gleichfalls unerreichbaren und unbegreiflichen Zeitdimensionen, zwischen zwei Gestalten oder Bekleidungen des Nichts. Die Analyse, als Grenzgang zwischen beiden und als Deutung des Begehrens, ähnelt unter Berücksichtigung der Angst einem manchmal nicht ungefährlichen, in jedem »Fall« aber schwindelerregenden Seiltanz.

Den Unterschied zwischen Genießen und Begehren hat Lacan zum erstenmal in seinem Seminar aus dem Jahr 1957/58, »Die Bildungen des Unbewußten«[4], klar umrissen. In den darauffolgenden Jahren standen sowohl Begehren[5] als auch Genießen[6] im Zentrum seiner Überlegungen, während im

[4] Lacan, J. (1957/58), *Les formations de l'inconscient, Le Séminaire, livre V,* Le Seuil, Paris, 1998, S. 251–268.

[5] Lacan, J. (1958/59), *Le désir et son interprétation, Le Séminaire, livre VI*, unveröffentlicht.

[6] Lacan, J. (1959/60), *L'éthique de la psychanalyse, Le Séminaire, livre VII*, Le Seuil, Paris, 1986.

Angstseminar aus ihrer Differenzierung der Geburtsakt des Subjekts wird. In seinen Etappen, die wir nachzuvollziehen versuchen, bestimmt er sowohl Ablauf als auch Beendbarkeit der Analyse, die, wie bereits angedeutet, durch die Angst als ihrem wichtigsten Zeitfaktor skandiert wird.

Lacan bezeichnet sie als »zeitliche Dimension ..., jene der Analyse«[7], die, so können wir hinzufügen, jene der Übertragung ist. Ihre Handhabung bedingt die Übersetzung der Signifikanten des Subjekts auf eine andere Ebene, auf die Ebene des Anderen, jenseits von Geschehen und Geschichte. Eine Analyse beginnt ja damit, daß es dem Analysanten gelingt, einen anderen Blick auf das zu werfen, was ihn bis dahin anging. Die sogenannten Vorgespräche entsprechen der »Instanz des Blicks« *(instant du regard)*[8], die Lacan als erste Phase einer logischen Zeit bezeichnet. Sie ist sowohl Bestandsaufnahme als auch ein erster Schritt darüber hinaus. In diesem Bereich siedelt sich die Psychotherapie an, die um so wirksamer ist, als sie an die konservativen Kräfte appelliert. Ihr Tribut an die Suggestion ist jedoch um so höher, als sie das Reale nur beschwören kann, dessen bestimmende Wirkung jedoch zurückweist. Ihr Wert wird dadurch zwar nicht geschmälert, da mit der Konsolidierung des Bestehenden, wie in der Ökonomie, oft Zeit gewonnen und Kräfte gesammelt werden können, die neue Investitionen erst möglich machen. Die Freudsche Subversion dagegen ist ihr ein Dorn im Auge.

Eine besondere Schwierigkeit ist also an die Bedingungen gebunden, die den Übergang auf etwas ganz anderes hin vorbereiten und damit eine neue Phase der Analyse einleiten. Nicht ausreichend aber wäre es, jemanden auf die Couch zu legen, wenn er sich nicht zuvor an den Seilen, die ihn (fest-)halten, zu schaffen gemacht hat, um sie etwas zu lockern. Durch die zahlreichen, von ihm eingegangenen Bindungen ist er ja bestrebt gewesen, seine Angst auf ein Mindestmaß zu reduzieren. Ihre Freisetzung, schon bei der geringsten Bewegung, geht am besten progressiv und nicht abrupt vor sich. Dies ist bereits der Fall, wenn in einer gewohnten Situation, bei aller »Voraussicht« des Wiederholungszwangs, etwas Unvorhersehbares, eine reale Komponente auftritt. Ihr kommt die Bedeutung einer mathematischen Unbekannten zu, mit der das Subjekt fortan zu rechnen hat. Seine erste Reaktion ist, daß es die Einbruchsstelle besetzen und über diesen Faktor X ver-

[7] Lacan, J. (1962/63), *L'angoisse, Le Séminaire, livre X,* unveröffentlicht, Sitzung vom 27.2.1963.

[8] Lacan, J. (1945), *Le temps logique et l'assertion de certitude anticipée* in *Écrits,* Le Seuil, Paris, 1966, S. 205.

fügen möchte, der ihm einen derartigen Schock versetzt hat, um ihm in Zukunft nicht mehr ausgeliefert zu sein.

Davon gehen manche Psychotherapieformen aus, die zwar das Verhalten beeinflussen möchten, aber auch dabei stehen bleiben. Mag diese Verfahrensweise oft notwendig und gerechtfertigt sein, problematisch wird sie aber, wenn sie allzu systematisch angewandt wird, da sie einem schwerwiegenden Mißverständnis Vorschub leistet, das ein Subjekt dazu führen kann, vorher und nachher, innen und außen zu verwechseln. Bei aller Kontrolle der Situation verliert es dann gerne die Orientierung in Raum und Zeit. Was heute wichtig ist, kann morgen falsch sein. Wenn äußere Gefahr an Stelle einer inneren Bedrohung tritt, kann das nur ein Ablenkungsmanöver sein: zwar ein erster Bemeisterungsversuch, aber nichtsdestoweniger irreführend. Das Reale, an dem das Subjekt scheitert oder sich spaltet, stammt eher aus dem Inneren, es ist vom Trieb erzeugt, der als »Grenzbegriff« und Wächter sozusagen an der Schwelle zwischen innen und außen[9] steht. Der Trieb und seine Repräsentanz sind für die Topologie von Körper und Seele verantwortlich, die – ähnlich einem Handschuh – von innen nach außen gewendet werden kann. Sie weist dabei eine erstaunliche Stabilität (der Form) auf, auch wenn durch diese Inversion eine große Angst ausgelöst werden kann.

III

Der Bezug zwischen Angst und Realem bedarf aber noch einer weiteren Ausführung. Im Zusammenhang mit dem Traum weist Lacan auf »die Zweideutigkeit ... der Funktion des Realen im Wecken« hin: »Das Reale kann durch den Zufall (*accident*), das kleine Geräusch, das Wenige-an-Wirklichkeit (*peu-de-réalité*) dargestellt werden, das bezeugt, daß wir nicht träumen. Andererseits aber ist diese Wirklichkeit nicht wenig, denn was uns weckt, ist die andere Wirklichkeit, die hinter dem Mangel, dem Fehlen dessen, was die Vorstellung vertritt (*derrière le manque de ce qui tient lieu de représentation*), versteckt ist – es ist der *Trieb*, sagt uns Freud.«[10] Der hier unternommene Versuch der Definition des Realen ist auch für unsere Suche nach dem angstauslösenden Moment entscheidend. Diese schwierig anmutende Text-

[9] Freud, S. (1915), *Triebe und Triebschicksale,* G.W. X, S. 214.

[10] Lacan, J. (1964), *Les quatre concepts fondamentaux de la psychanalyse, Le Séminaire, livre XI*, Le Seuil, Paris, 1973, S. 59.

stelle wird uns erst verständlich, wenn wir sie als Lektüre von Freuds Begriff der »Vorstellungsrepräsentanz« auffassen. Als Signifikant der Urverdrängung wird »der psychischen (Vorstellungs-)Repräsentanz des Triebes die Übernahme ins Bewußte versagt ... Mit dieser ist eine Fixierung gegeben; die betreffende Repräsentanz bleibt von da an unveränderlich bestehen und der Trieb an sie gebunden.«[11]

Alles scheint auf die Stabilität des Apparats hin angelegt zu sein, der auch die Verdrängung untersteht. Diese betrifft nicht den Trieb selbst, sondern seine Repräsentanz oder – präziser – sie geht von dieser aus und findet in ihr ein Standbein, einen letzten Halt sozusagen, wie am Rande eines Abgrunds, an dem das Subjekt mit dem »ganz Anderen«, Unbekannten, Unheimlichen konfrontiert wird. Das Symbolische trifft an derselben Stelle auf das Reale, und zwar an dem Ort, wo die Angst ein Höchstmaß erreicht. Sie ist also nicht so sehr gegen eine äußere, als vielmehr gegen eine innere Gefahr gerichtet, die aus dem »Kern unseres Wesens«[12] stammt. Dieses Reale, diese »andere Wirklichkeit« – so nimmt Lacan an –, sei schon am Anfang der »Traumdeutung« gegenwärtig und in Irmas offenem Mund wiederzuerkennen, der einen Einblick in das Unförmige (*informe*)[13] des Körperinneren gewährt, wo das Gewohnte, das Beruhigende des (unbewußten) Körperbildes sich auflöst. Unter dem Einfluß der Angst verwandelt es sich in eine Fratze, die als Ungeheuer, als Monstrum unsere Alpträume beherrscht und uns weckt. Der am Weiterträumen Gehinderte ist dann zuerst darauf bedacht, die Fragmente seines Egos zusammenzuhalten und seine Brüche zu glätten, bevor er sich der Einheit seines Körperbildes vor dem Spiegel zu vergewissern sucht.

Der Mund, als Stellvertreter für das Nichtdarstellbare, wird somit zum Ort der »Offenbarung des Realen, in dem, was er am Undurchdringlichsten hat, des Realen ohne jede Möglichkeit einer Vermittlung, des letzten Realen, des wesentlichen Objekts, das kein Objekt mehr ist, sondern jenes Etwas, vor dem alle Worte haltmachen und alle Kategorien scheitern, das Objekt der Angst schlechthin«[14]. Die Angst tritt an der Grenze des Sagbaren auf; sie weist sozusagen auf die innere Begrenzung einer Schrift hin, sie bleibt für

[11] Freud, S. (1915), *Die Verdrängung*, G. W. X, S. 250.

[12] Freud, S. (1900), *Die Traumdeutung*, G. W. II/III, S. 609.

[13] Lacan, J. (1954/55), *Le moi dans la théorie de Freud et dans la technique de la psychanalyse, Le Séminaire, livre II*, Le Seuil, Paris, 1978, S. 186.

[14] Ibid., S. 196.

den Neurotiker in der Regel unfaßbar, während der Masochist, indem er sich der Geißelung unterwirft, ihre Spuren am eigenen Leib sowohl nachvollziehen als auch nachlesen kann.

Diese radikale Definition der Angst läßt sie als Produkt der Urverdrängung, als Zeuge der symbolischen Verankerung erscheinen. Sie deutet darauf hin, daß wir von anderswoher gesprochen werden und über Sprache nur verfügen können, wenn wir uns ihrer Lehre unterwerfen. Vielleicht ist das Stottern, das ja meist schon mit dem Erlernen der Sprache, des Sprechens beginnt, nur der gescheiterte Versuch, diese Lehre abzulehnen. Die Theorie des Unbewußten legt uns jedoch eine Umkehrung dieses Verhältnisses zur Sprache nahe, was mit einer großen Verunsicherung oder Angst einhergeht: das Subjekt wird der Sprache nicht mächtig, es gelingt ihm nicht, sie zu meistern. Um so mehr ist es davon überzeugt, von ihr selbst oder ihren Statthaltern abgelehnt zu werden. Das ist nicht immer der Fall, aber trifft z. B. zu, wenn die Erzieher des Kindes nicht die Eltern sind, wenn durch irgendeinen Umstand die Kontinuität in der Übertragung der Sprache unterbrochen wird oder wenn es durch das – vielleicht minimale, aber unverständliche – Eingreifen einer Lehrperson in seiner Überzeugung der »Zurücksetzung«[15] bestätigt wird. Auch wenn diese Faktoren nicht die eigentliche Ursache des Übels sind, so tragen sie dennoch dazu bei, es ans Tageslicht zu fördern. Der Stotterer ist dann oft ein Leben lang darauf angewiesen, sein Verhältnis zur Sprache oder die Instanz ihrer Überlieferung zu rekonstruieren.

Eine andere Lesart könnte vom Bezug zwischen mündlicher und schriftlicher Tradition ausgehen. Diese Dualität setzt eine Spaltung voraus, welche in der Legasthenie oder Dyslexie ein unüberwindliches Hindernis zu sein scheint. Lese- oder Schreibschwierigkeiten treten selten isoliert auf und stellen nur zwei Aspekte derselben Problematik dar, die auf einer radikalen, bereits mit den ersten Sprachversuchen auftauchenden Angst fußt. Die daraus resultierende Strategie der Angstvermeidung besteht darin, daß das Kind fortan wie auf zwei verschiedenen Ebenen funktioniert, die sich nie oder nur ausnahmsweise begegnen: was es sagt, kann es nicht schreiben und/oder umgekehrt, wovon es alle Möglichkeiten Abstufungen und Variationen gibt. Um dieser unmöglichen Übersetzung von einer Dimension in die andere zu begegnen, entwickelt es manchmal ein phänomenales Gedächtnis und ein

15 Mit diesem Ausdruck bezeichnet Freud die beim Kind so häufige Angst, in der Geschwisterreihe, d. h. in der Liebe der Eltern, »zurückgesetzt« zu werden.

überdurchschnittliches Verständnis der Dinge, die es zwar festhalten, nicht aber aufzeichnen kann. Sein Symptom tritt folglich an der Schnittstelle zwischen Mündlichem und Schriftlichem auf und deutet auf ihre, zumindest für die westliche Zivilisation, ebenso große Verbundenheit wie Differenz hin. Das vermehrte Auftreten von sogenannter Dyslexie wäre demnach auch ein kulturelles Phänomen und die Folge einer, für die heutige Generation komplexeren »Einschreibung« und »Überschreibung« der symbolischen Ordnung, welche die Überlieferung von Sprache und Schrift bestimmt.

Die Überwindung der Kluft zwischen beiden schafft erst die Voraussetzung zur Metapher. Die Dialektik, die sich so entwickelt, bewirkt ein Hin und Her des Übersetzens und Übertragens, das jedesmal einem »Abschnitt« gleichkommt, eine neue Schnittstelle einführt. Die damit einhergehende Angst schiebt dem infiniten Regreß einen Riegel vor, gegen welchen der Zwangsneurotiker mit aller Wucht anrennt. Die Skandierung eines unbewußten Textes, als welche wir Sprache und Sprechen verstehen, versucht er zu hintergehen, damit ja nichts verlorengehe. Die Unmöglichkeit jedoch, auf einen Ausgangspunkt zurückzukommen oder ein ursprüngliches Objekt zu bewahren, konfrontiert das Kleinkind bereits mit dem Erlernen der Sprache, mehr oder weniger brutal mit deren ursprünglichem »Versagen«, das Freud der »Urverdrängung« zuordnet.

Der Psychotiker entwickelt seinerseits, derselben Konstellation gegenüber, eine ganz andere Strategie, die ihm zu mehr Sicherheit verhelfen soll. Deshalb versucht er das Symbolische von den anderen Dimensionen, dem Realen und Imaginären, abzutrennen, um es als autonome, »reine« Instanz an sich von allen äußeren Einflüssen zu bewahren. Die somit vermiedene Angst hat jedoch einen sehr hohen Preis, da sich an ihrer Stelle ein Wahn oder sonst ein anderes psychotisches Phänomen entwickeln kann. Hinzu kommt eine »imaginäre Katastrophe« – nach einem Ausdruck Lacans – die nicht mehr vom Symbolischen kompensiert oder ausbalanciert wird. Wenn die Sprache dann nicht mehr in der Lage ist, den Körper zu beleben, erstarrt dieser oft zur Katatonie. Genauso verlieren die Worte dabei ihre metaphorische Kompetenz, so daß sie, wortwörtlich genommen, sogar töten können. Losgelöst vom Symbolischen verliert das Reale seinerseits seine Kontingenz und wird zur reinen Notwendigkeit, zum Träger eines Sinnes, der um so bedrohlicher ist, als er nicht in Frage gestellt werden kann. Der Psychotiker richtet sich dann so ein, daß er verschiedene reale Faktoren zu vermeiden versucht, die bei ihm eine allzu große Angst auslösen. Wenn sie dennoch auftreten, bedeuten sie eine Gefahr für das mühsam Aufgebaute, das mit einem Schlag zerstört werden kann. Die Konsistenz des Symbolischen selbst wird dabei in Frage gestellt, weil es in seiner Funktion, einen Teil des Realen zumindest abzutrennen, um ihn sich unterzuordnen, gescheitert ist.

Das »Versagen«, von dem Freud spricht, ist dagegen durch die Überschneidung des Symbolischen mit dem Realen bedingt, die für beide Dimensionen konstituiert ist, obschon sie immer nur eine partielle sein kann. Es betrifft aber nicht nur »die Übernahme ins Bewußtsein«[16], wie er annimmt, sondern ist ein Hinweis auf das radikalste Versagen der Worte, das jedoch in jedem Sagen mitspricht und es sogar begründet. Dem Versagen entspricht eine mangelhafte, fehlerhafte Beschaffenheit des Symbolischen, die jeden Totalitätsanspruch verhindert: ich kann demnach nur etwas sagen dadurch, daß ich nicht alles sagen kann. Mit dem Verlust des Ganzen ist aber nicht alles verloren, im Gegenteil. Damit erst fängt eine Zeit an, welche nicht die Uhr, sondern die Angst angibt, und welche wir, im Gegensatz zur chronologischen, die *subjektive* oder *logische Zeit* nennen können.

IV

Sie unterliegt der »Fixierung« des verdrängten Materials im Unbewußten, die darin besteht, »daß die Verdrängung die Triebrepräsentanz nicht daran hindert, im Unbewußten fortzubestehen, sich weiter zu organisieren, Abkömmlinge zu bilden und Verbindungen anzuknüpfen«[17]. Die Triebrepräsentanz entfaltet sich also auf Grund ihrer Abweisung, die sie nicht zu binden vermag, sondern zur Abspaltung ihrer Inhalte führt; der äußeren Beeinflussung weitgehend entzogen, können diese sich um so ungehemmter in der Phantasie entwickeln. Die Triebrepräsentanz »wuchert dann sozusagen im Dunkeln und findet extreme Ausdrucksformen, welche, wenn sie dem Neurotiker übersetzt und vorgehalten werden, ihm nicht nur fremd erscheinen müssen, sondern ihn auch durch die Vorspiegelung einer außerordentlichen und gefährlichen Triebstärke schrecken«[18]. Gemeint ist die durch die Verdrängung sozusagen geförderte Entwicklung eines paradoxen Genießens, das – wie eine im »Zwischenreich«[19] der Phantasie abgelagerte Zeitbombe –

[16] Freud, S. (1915), *Die Verdrängung*, G. W. X, S. 250.
[17] Ibid., S. 251.
[18] Ibid.
[19] Freud, S. (1917), *Vorlesungen zur Einführung in die Psychoanalyse*, G. W. XI, S. 391.

auf seinen Augenblick wartet. Der Schreck entsteht als Reaktion auf eine unvorhersehbare, aus dem Inneren stammende Gefahr und vor allem auf die Fremdartigkeit dieses Genießens, das dem Subjekt unverständlich ist und oft bleibt. Es manifestiert sich in seinen sowohl körperlichen als auch seelischen Symptomen; es bleibt an die Dimension des Symbolischen gebunden, aus dem es ausgeschlossen ist und als dessen nach außen hin verlagerter, »extimer«[20] Kern es dennoch angesehen werden kann.

Der Schreck kann auch ein Vorstadium zur Angst sein, die, als Produkt der »Übersetzung«, einen Teil vom Genießen abtrennt, ihn sozusagen bindet. Sie ist nicht nur Resultat einer Spaltung, sondern trägt aktiv zu dieser bei, insofern man sie zuläßt. Das Subjekt sieht jedoch nicht ein, weshalb der Preis dafür Angst sein soll, und bezieht den Widerstand gegen die Deutung aus dem einmal Genossenen, auf das es zu verzichten nicht bereit ist. »Nur ein Signifikant vermag dem Genießen Einhalt zu gebieten«, sagt Lacan, und damit die Triebbindung einzuführen, auf die Freud immer wieder als Angel- und Referenzpunkt der Praxis hingewiesen hat.

Die Spezifizität der Psychoanalyse und das, was sie von anderen Therapieformen unterscheidet, besteht also darin, daß sie der triebhaften Verankerung der Angst nachforscht. Nur unter dieser Voraussetzung vermag sie eine andere als eine rein suggestive Wirkung zu erreichen. Auf ihrer nach rückwärts gerichteten Progression versucht sie nicht so sehr Angst einzudämmen, als vielmehr sie aus einer manchmal tödlichen Legierung mit dem Genießen zu befreien. Als unverzichtbarer Faktor der analytischen Dynamik, zugleich Resultat und Signal der Triebbindung, weist sie auf eine wesentliche Skandierung hin, die den Übergang in eine andere zeitliche Dimension bestimmt. Sie deckt somit eine logische Zeit inmitten ihres chronologischen Ablaufs auf und ist dabei von Erleichterung, manchmals sogar Enthusiasmus begleitet, was den Analytiker aufhorchen läßt.

In einer ersten Phase orientiert sich der Analysant vorwiegend an einem zeitlichen Rahmen und ist oft auf ein mehr oder weniger striktes Einhalten der Zeit bedacht. Deshalb »mißt« er der Pünktlichkeit, der Länge oder Frequenz der Sitzungen eine große Bedeutung bei. Er möchte wissen, welches die Dauer der Analyse überhaupt sei. Für ihn bedeutet es ein Ringen mit der Zeit, die ihm zusteht, ja, die ihm schlechthin zur Verfügung steht, also letzt-

[20] Mit »extim« bezeichnet Lacan den Status eines Objekts, das, in der Intimität des Subjekts vorzufinden, ihm dennoch in einer radikalen Fremdheit entgegenkommt; es ist das Objekt des Genießens und zugleich seiner Begrenzung.

lich, auch wenn er sich dessen nicht bewußt ist, ein Ringen mit dem Tod. An diesem Punkt wird klar ersichtlich, wo die Psychoanalyse den Hebel ansetzt. Ihr ganzes Bemühen zielt auf die Anerkennung einer zeitlichen Dimension hin, in der sich Schicksal und Tragik des Daseins abspielen und zugleich auch überwunden werden können. Dazu liefert uns die Angst, wenn auch keinen Schlüssel, dennoch einen ersten Zugang.

Folglich ist für die Ausübung der Analyse sowohl die Einhaltung eines zeitlichen Rahmens, als auch seine Subversion von Bedeutung. Der Analytiker trägt zu beiden bei, ohne jedoch etwas erzwingen zu können. Es bleibt ihm oft nichts anderes übrig als abzuwarten, bis die Zeit für etwas ganz Neues gekommen ist, bis zwischen den Worten oder jenseits des Buchstabens die *Zeit des Unbewußten* lokalisierbar wird. Sie wird also von der Metapher, einem Witz, Versprecher oder Traum erschlossen und findet in der Angst ihren lautesten Verkünder. Letztere liefert dem Kliniker einige wertvolle Hinweise über die subjektiven Bedingungen und Folgen einer Skandierung, die einen wirklichen Lebenseinschnitt bedeutet und einen mehr oder weniger schmerzvollen Objektverlust verursacht. Der bestehende sowohl zeitliche als auch technische Rahmen wird dabei jeweils durchbrochen, wodurch die Analyse erst recht in Gang kommt.

Sie wird durch eine diskursive Wende eingeleitet, die sich in abgewandelter Form immer wieder erneuert. Die verschiedenen Phasen, die sie durchläuft, reihen sich jedoch nicht in einer chronologischen Abfolge aneinander, sondern sind vielmehr einer logischen Sequenz oder Zeit unterworfen. Lacan teilt sie in drei »zeitliche Instanzen« auf, die einer »logischen Bewegung«[21], d. h. der Bewegung der Sprache, selbst entsprechen. Diese bezieht ihre zeitliche Referenz aus einer Diskontinuität, die bereits in ihrem ursprünglichen »Versagen«, nämlich das Reale als Ganzes sagen zu können, angelegt ist. In jedem Sprechen spricht etwas von diesem ersten Anrennen gegen die Grenzen der Sprache mit, die, von Anfang an, an die Fragen von Sexualität und Tod gebunden sind. Bei aller Freude am Erlernen der Sprache befindet sich das Kind, sobald es darauf stößt, wie vor einem Abgrund, an dessen Rand ihm das Unermeßliche, Unheimliche von etwas ganz anderem, vollkommen Fremdem entgegentritt, das es nicht auf einen Begriff zu bringen vermag.

[21] Lacan, J. (1945), *Le temps logique et l'assertion de certitude anticipée*, in *Écrits*, Paris, Le Seuil, Paris 1966, p. 204.

An dieser Grenze geht ihm jede objektive Evidenz, jede Zuversicht verloren, wovon die nun auftretende Angst ein untrügliches Zeichen ist. Ihm bleibt dann keine andere Wahl, als den Weg der subjektiven Wahrheit einzuschlagen, für die aber jede Garantie fehlt. Jedes authentische Sprechen wird somit zu einer Grenzerfahrung, zu einer Wiederholung sozusagen seines Geburtsaktes, der jedoch, wie jedes wirklich Neue, große Angst auslöst. Die Psychoanalyse versucht sie zwar in Grenzen zu halten, das ihr eigene Maß zu definieren, ohne sie aber eigentlich zu bekämpfen, weil sie aus ihr eine Verbündete machen möchte. Sie weist nämlich darauf hin, daß eine innere Begrenzung stattgefunden hat, welche für das Subjekt eine strukturelle und damit auch strukturierende Bedeutung hat. Im Gegensatz zu anderen Psychotherapieformen versucht die Psychoanalyse, ihre Chiffre aufzudecken und zu entziffern.

Der Analysant steht dann oft wie an einem Scheideweg. Er hat die Wahl zwischen einem beruhigenden, dem Lustprinzip unterworfenen Sprachspiel und einem Sprachakt, in welchem ihm die Sprache selbst entwunden und entwendet wird. Dieser wesentliche, die Analyse erst ermöglichende Schritt bedeutet, daß er vom Unbewußten her gesprochen wird und somit den »Kern seines Wesens« als außerhalb seiner selbst situiert. Die Extremität seiner symbolischen Verankerung, aus der er selbst, als Subjekt, ausgeschlossen ist, bleibt für ihn jedoch unerreichbar. An dieser Grenze des Sagbaren angelangt, kann er nur noch in der Übertragung das agieren, was in seinem Unbewußten niedergelegt ist, nämlich den tragischen Gehalt des Ödipuskomplexes. Er »kann von dem in ihm Verdrängten nicht alles erinnern, vielleicht gerade das Wesentliche nicht ... Er ist vielmehr genötigt, das Verdrängte als gegenwärtiges Erlebnis zu wiederholen, anstatt es ... als ein Stück der Vergangenheit zu erinnern. Diese mit unerwünschter Treue auftretende Reproduktion hat immer ein Stück des infantilen Sexuallebens, also des Ödipuskomplexes und seiner Ausläufer, zum Inhalt und spielt sich regelmäßig auf dem Gebiete der Übertragung ab.«[22]

Wenn die Erinnerung ausbleibt und die Sprache versagt, wird er mit einem Wiederholungszwang, mit einer Form des Genießens konfrontiert, die, wenn sie ihm auch nicht gänzlich unbekannt ist, ihn dennoch sehr verunsichert. Nicht selten gelingt es, den Bezug zum ersten Andern herzustellen, der ihm begegnet ist und dessen traumatischer Schatten weiterhin auf ihn fällt. Nach-

[22] Freud, S. (1920), *Jenseits des Lustprinzips*, G. W. XIII, S. 17 f.

dem dieser »prähistorische Andere«[23] längst untergegangen ist, bleibt ein Quantum Genießen an die von ihm hinterlassenen Spuren gebunden, das sich auch noch im Erwachsenenalter zersetzend auswirken kann. Das Subjekt bleibt dann wie von einem »mythischen« Genießen erfüllt, demgegenüber alles andere nur Abklatsch, schlechte Nachahmung oder mißratene Kopie ist.

V

Der Neurotiker, insbesondere der Hysteriker, meint sich im Besitz eines Originals zu wissen, auf das er unter keinen Umständen verzichten möchte. Groß ist demnach die Versuchung, das Unbefriedigende an jedem Genießen durch sogenannte Genußmittel wettmachen zu wollen. Der Verzicht, der ihn erst zu einem sozialen Wesen macht, fällt ihm um so schwerer, als dabei eine Art Umwandlung in eine andere Währung, von Genießen in Begehren stattfindet. Der damit einhergehende Verlust, der stets von Angst begleitet ist, führt die Operation der subjektiven Spaltung ein, so wie sie Lacan in seinem Angstseminar darlegt,[24] und die er, ähnlich einer »logischen Zeit«, in mehrere Phasen aufgliedert.

In der ersten davon, die Freud als *Vorzeit*[25] bezeichnen würde, scheint das Subjekt vor seiner Spaltung über alles Genießen zu verfügen. Dieses Gefühl von Totalität und Erfülltsein versucht der Alkoholiker immer wieder herzustellen. Es gibt also eine ursprüngliche Erfahrung des Genießens, die um so gefährlicher ist, als sie außerhalb der Sprache (*hors-langage*) stattfindet. Nur die Phantasie vermag ihre Wirkung in Grenzen zu halten, indem sie eine Übersetzungsebene schafft, die oft ein Leben lang von Nutzen sein kann. Von Freud als »Schutzdichtung«[26] definiert, dient sie den anderen Bildungen des Unbewußten (*formations de l'inconscient*) als Vorlage. Sie sitzt der Urverdrängung auf und trägt somit auch zu einer Fixierung des Triebes bei, die meistens von einer großen Beständigkeit ist. Die Phantasie prägt deshalb der »psychischen Realität« ihre Struktur auf. Dahinter steckt eine so-

[23] Freud, S., *Briefe an Wilhelm Fließ,* Brief vom 6. Dez. 1896, S. Fischer, Frankfurt a. M., 1986, S. 224.

[24] Lacan, J. (1962/63), *L'angoisse, Le Séminaire, livre X*, unveröffentlicht, Sitzungen vom 6. und 13. März 63.

[25] Vgl. dazu Michels A., *Zur Frage der Kausalität*, Jahrbuch für klinische Psychoanalyse, Bd. 2, edition diskord, Tübingen, 2000, S. 69–89.

[26] Freud, S. (1986), ibid., S. 253.

wohl ethische als auch klinische Grundproblematik: Fixierung ist nämlich nicht gleichbedeutend mit Bindung. Erstere ist ein Produkt der Verdrängung,[27] die paradoxerweise das traumatische Genießen fördern kann. Die traditionelle Ethik verfügt nicht über die Begrifflichkeit zu einer solchen Unterscheidung. Ihr Gebäude kann also durchaus auf tönernen Füßen stehen, d. h., sie kann auf einer Verdrängung aufgebaut sein und ihr selber erliegen. Die Bindung dagegen führt eine qualitativ andere Ordnung ein, nicht nur als Folge eines Verzichts, der noch allzusehr einer Metaphysik des Willens untersteht, sondern vielmehr eines Verlusts und einer ihn begleitenden Trauer, wozu das Subjekt aber zuvor einen Ozean, manchmal auch eine Wüste der Angst durchqueren muß.

Eine Durchquerung (*traversée*) findet ebenso während einer Analyse statt: das Genießen entflieht dabei wie aus einem Reservat, es wird aus seinem »Paradies« verwiesen. Was man gewöhnlich als »Sündenfall« bezeichnet, stellt eine konstituierende Transgression dar, wodurch Mann und Frau erst zu sexuellen Wesen werden. Der Preis dafür ist zwar der Tod, aber der kann noch warten. Fast könnte man sagen: »Am Anfang« ist das Genießen ... das in eine Urszene eingebunden und eingeschrieben wird. Es wird dadurch verwandelt und in eine Münze konvertiert, die in Umlauf gebracht werden kann. Was somit zirkuliert, ist eine phallische Instanz, die Voraussetzung einer jeden Symbolisierung. Das Subjekt gewinnt seinerseits einige Distanz gegenüber dem Autoerotismus seiner Anfänge, um zum sozialen Wesen, zum Subjekt des Begehrens zu werden.

Die subjektive Spaltung (*division du sujet*) entsteht demnach mit dem Auftauchen der Dimension des Anderen im Leben des Kleinkindes. Es durchläuft mehrere Phasen oder Zeitabschnitte, die durch die Angst skandiert werden und die wir als orale, anale und phallische unterscheiden, wobei jedesmal ein anderer Körperteil von einem Schnitt markiert wird. Mit der phallischen Phase, die Freud erst im Anschluß an »Jenseits des Lustprinzips« reartikulieren konnte, wird die Spaltung effektiv und damit ein Ausweg aus der ödipalen Konstellation möglich. Der sogenannte »Untergang des Ödipuskomplexes« entspricht zwar einer Verdrängung, aber er ist auch »mehr als eine Verdrängung, er kommt ... einer Zerstörung und Aufhebung des Komplexes gleich«[28]. Über den Ausgang aber entscheidet letztlich erst die

[27] Freud, S. (1915), ibid., S. 250.
[28] Freud, S. (1924), *Der Untergang des Ödipuskomplexes*, G.W. XIII, S. 399.

Angst oder vielmehr der Umgang mit ihr. An jeder Schwelle, bei jedem Übergang (von einer Phase in die andere) und dem damit verbundenen Verlust (am Genießen) ist sie am Werk. Als Agent der »Aufhebung« trägt sie sowohl zur Bewahrung als auch zur Überwindung des Vergangenen bei.

Es ist also nicht erstaunlich, wenn der Analytiker sich mit der Angst verbünden möchte, weil sie ihm einen Weg sowohl aus der Verführung durch das Lustprinzip, als auch aus den Zwängen der Wiederholung zeigt. Ohne Angst keine Metapher, kein Witz und auch kein Lachen. Sie wird zu einem Mittelding, sowohl Bedingung als auch Produkt der Übersetzung von Genießen in Begehren. Jenes ist wie eine Knetmasse, der die Angst erst eine Form, eine Struktur zu geben vermag, an der sich das Begehren orientiert. Ein Subjekt kann nämlich nur insofern begehren, als es die Angst auch zuläßt.

Eine Analyse besteht demnach weitgehend in einer Neuauflage der Subjektspaltung, die als zeitliches Gefüge aufgedeckt und in ihre verschiedenen Phasen aufgegliedert wird. In dieser Zeitspanne entwickelt sich die Übertragung, in welcher die Angst als bestimmender Zeitfaktor eine wichtige Rolle einnimmt. In der Position der Vermittlerin verdeckt sie aber zugleich die Sicht für eine klaffende Leere, die sich inmitten der analytischen Prozedur auftut. Sie zeugt davon, weist darauf hin und lenkt zugleich davon ab. Oft bedarf es geraumer Zeit, bis der Analysant sich dorthin hinaus- und somit an den Kern des Unbewußten heranwagt.

Diese zeitliche, von der Angst skandierte Struktur bestimmt sowohl den Verlauf als auch die Beendbarkeit der Analyse. Freud formuliert dazu, sozusagen zum Abschluß seiner klinischen Laufbahn: »Man hat oft den Eindruck, mit dem Peniswunsch und dem männlichen Protest sei man durch alle psychologische Schichtung hindurch zum ›gewachsenen Felsen‹ durchgedrungen und so am Ende seiner Tätigkeit.«[29] »Penisneid« und »Ablehnung der Weiblichkeit« sind sehr spezifische Ausdrucksformen der Angst bei Mann oder Frau, die jedoch keineswegs eine Endstation bedeuten. Es handelt sich vielmehr um eine narzißtische Wunde, um ein imaginäres Hindernis, das aber nicht unüberwindlich ist. Das Subjekt wird, seinem Geschlecht entsprechend, mit der Negierung des Phallus, also einer imaginären Instanz, konfrontiert.

Ein nächster Schritt könnte darin bestehen, in der so geschaffenen leeren Mitte das wiederzuerkennen, was in keiner Dimension und unter keinen

[29] Freud, S. (1937), *Die endliche und die unendliche Analyse*, G.W. XVI, S. 99.

Umständen dargestellt werden kann. Es ist der Beweggrund der Angst überhaupt, deren zeitlichen Fügung Freud vielleicht nirgends näher gekommen ist als in der so großartig gelungenen Entfaltung des Phantasmas »Ein Kind wird geschlagen«. Der Kern des Unbewußten, seine leere Mitte, ist dort zeitlich lokalisierbar, nämlich als zweite Phase, die nie bewußt war und nicht erinnert werden kann, aber nichtsdestoweniger einer logischen Notwendigkeit entspricht. »Diese zweite Phase ist die wichtigste und folgenschwerste von allen. Aber man kann in gewissem Sinn von ihr sagen, sie habe niemals eine reale Existenz gehabt. Sie wird in keinem Falle erinnert, sie hat es nie zum Bewußtwerden gebracht. Sie ist eine Konstruktion der Analyse, aber darum nicht minder eine Notwendigkeit.«[30]

Die Angst hat dieselbe Struktur wie das Phantasma, dessen Durchquerung erst eine andere zeitliche – nicht chronologische – Dimension aufzeigt, die der Frage der Beendbarkeit der Analyse einen völlig anderen Sinn gibt. Nachdem die Angst die Kur skandiert und jede ihrer Phasen eingeleitet hat, setzt sie ihr auch einen Schlußpunkt, indem sie die Möglichkeit zu einem logischen Schließen schafft. Eine nach den Kriterien einer abzählbaren Folge von Sitzungen durchgeführte Analyse wäre demnach nicht abschließbar.

[30] Freud, S. (1919), *Ein Kind wird geschlagen,* G. W. XII, S. 204.

Hiltrud Amuser

Lieber ein Ende mit Schrecken als ein Schrecken ohne Ende

Die Gräfin unternahm jeden Tag stundenlange Spaziergänge. Wenn sie auf dem Land war, ging es in die Weinberge oder am langen Sandstrand entlang. Nicht daß es schöner gewesen wäre, es war einfach anders, sie hatte freien Lauf.

In der Stadtwohnung verzichtete sie aber auch nicht auf ihren Ausgang, obwohl sie sich der Gefahren, denen sie ausgesetzt war, wohl bewußt war. Dort ein Übergang, da eine Baustelle, dort ein Hund, kein Problem, sie hatte alles unter Kontrolle, wie immer, und deshalb wollte sie auch keine Begleitung.

Alleine kam sie besser zurecht. Sie konnte auch das ewige Hü und Hott nicht mehr ertragen, ›denn dann weiß man ja überhaupt nicht mehr, woran man ist‹, dachte sie. Und wenn nichts Unvorhergesehenes geschah, ging ja auch alles gut, zumal Vorsicht ihr höchstes Gebot war.

Die Hochhäuser waren ihr allerdings schon etwas unheimlich. ›Daß die Menschen aber auch immer so hoch hinaus wollen‹, dachte sie eines Tages bei einem Spaziergang und schreckte prompt vor einem der Häuser zurück. Sie war von einem unheimlichen Gefühl erfaßt worden, und wie ein Blitz schoß ihr ein Gedanke durch den Kopf: »Ein Erdbeben, das Haus fällt zusammen und ich werde begraben.« Angst überflutete sie und ihr ganzer Körper begann zu zittern. Lacan bezeichnet die Angst auch als das, »was nicht täuscht«, weil sie das Dasein eines Subjekts in seiner Beziehung zum Objekt *klein a* bezeugt, zu jenem ursprünglich verlorenen Objekt, von dem Freud in der *Traumdeutung* spricht.

»Furchtbar, diese Augenblicke, es ist nicht das erste Mal«, sagt sie, »sondern es wiederholt sich in gewissen Abständen immer wieder.« Erinnern und Wiederholen ist in diesem Fall bei ihr kein therapeutischer Erfolg, sondern die Krankheit, an der sie leidet. Dabei weiß sie gar nicht, was ihr geschieht, sie steht auf einmal da, mit einem Gefühl, als ob sie den Boden unter ihren Füßen verloren hätte, als ob die Welt zusammengestürzt wäre, voller Angst und Panik und ohne jeglichen Orientierungssinn.

»Wo bin ich, wo stehe ich?« Die Frage nach dem Sein, nach dem Ort und nach den anderen kommt auf. »Ein Glück, daß es nur einige Sekunden dauert, sonst wäre es unerträglich.« Sie befindet sich in einem Zustand, der die integrale Wiederherstellung des in sich gebrochenen, in sich zerfallenen Subjekts ermöglichen soll, natürlich nur als punktuelle Extremsituation, ohne eigentlich erlebbar zu sein. Wie in einer Traumsituation, wo der Übergang vom Schlafen zum Erwachen häufig nicht als eine Darstellung des Gedankeninhalts auftritt, sondern wo der Zustand selbst, in dem die Person sich befindet, den Vorgang der Selbstwahrnehmung repräsentiert. Ein Befinden, das wir auch als die Erfahrung des Außer-sich-Seins benennen können, das zugleich aber auch die einzige mögliche Erfahrung des Bei-sich-Seins darstellen würde.

Der Fürst war bereit zum Start und sein Körper gespannt wie ein Bogen, er zitterte vor lauter Aufregung. Er roch die Wüste mit ihrer unendlichen Weite, und ein Gefühl der grenzenlosen Freiheit überkam ihn. Die Gräfin verstand seine Erregung, sie teilte seine Leidenschaft. Auch für sie war es das höchste der Gefühle, und während sie mit ihm ausritt, flüsterte sie ihm leise Liebesworte ins Ohr.

Wer reitet so spät durch Nacht und Wind?
Es ist der Vater mit seinem Kind
Er hat den Knaben wohl in dem Arm
Er faßt ihn sicher, er hält ihn warm.

Mein Sohn, was birgst du so bang dein Gesicht,
Siehst Vater du den Erlkönig nicht?
Den Erlkönig mit Kron und Schweif
Mein Sohn, es ist ein Nebelstreif?

Mein Vater, mein Vater und hörest du nicht
Was Erlkönig mir leise verspricht?

Ich liebe dich, mich reizt seine schöne Gestalt
Und bist du nicht willig, so brauch ich Gewalt.
Mein Vater, mein Vater, jetzt faßt er mich an!
Erlkönig hat mir ein Leids getan.

Es ist einfach nicht zu glauben, ja fast ein Ding der Unmöglichkeit, denn es war doch bestimmt nicht ihre Absicht, so eine gute Amazone, die sie war.

Wie konnte sie nur vom Pferd fallen? Und dazu noch so ein schwerer Unfall. Unfaßbar, aber jetzt kann sie der Erlkönig bestimmt nicht mehr fassen.

Sie versteht es selber nicht, denn ihre Liebe zu den Pferden kommt von weit her. Als kleines Mädchen stand sie schon vor der Haustür, wenn ihr Nachbar hoch zu Roß vorbeikam und sie bis zu seinem Tor mitnahm, man kann fast sagen, sie ist mit den Pferden aufgewachsen, und daß, obwohl ihr Vater gar keine Pferde mochte, denn er hatte Angst vor ihnen.

Sie kann sich an den Unfall nicht erinnern, und außerdem hat sie seitdem so viele Gedächtnislücken. Manchmal wird die Verzweiflung sehr groß, ihr fehlen die Worte.

Ihre Beziehung zur Sprache, zu Fremdsprachen und zu den Wörtern war völlig übertrieben und ihre Wißbegierde unermeßlich. Sie erinnerte einen an den Film »Fahrenheit 287«, wo die Texte auswendig gelernt wurden und die Menschen sich in Bücher verwandelten, vor lauter Angst, daß die Schrift verlorengehen könnte.

Sie hegte anscheinend die Hoffnung, daß sie, wenn sie der Sprache mächtig wäre, eine Einheit und einen Sinn und etwas Ganzes, in sich Geschlossenes erzeugen könnte, sie war sich offenbar nicht bewußt, daß wir bei unserem Sprachgebrauch eine Auswahl treffen, d. h. einige Worte fallenlassen, ausgrenzen und andere heranziehen, einschließen, damit ein Signifikant zustande kommt; denn der Signifikant bedeutet als solches nichts, er gewinnt seine stets flüchtige Bedeutung allein aus der Verweisung auf andere Signifikanten.

Dieses Fort-da-Spiel der Signifikantenkette erlaubt uns, das, was man Objekt nennt, überhaupt als solches zu denken und in ihrer Diskontinuität ein Subjekt zu manifestieren.

Sie aber erfüllte die cartesische Prämisse: »Wo ich denke und spreche, da bin ich.« Am liebsten wäre sie wie ein lebendiges Wörterbuch durch die Welt gewandert, mit dem geheimen Wunsch: »Aufschlagen und nachschauen, bitte«.

Der Aufschlag war sehr hart, linke Gehirnhälfte verletzt, Hämatom. Es mußte geöffnet und nachgeschaut werden, als ob ein heimlicher Wunsch in Erfüllung gehen sollte. Anscheinend wollte sie schon immer wissen, wie es in ihrem Kopf aussah und was in ihrem Kopf vorging. Es ist nur nicht ganz klar, welchen Kopf sie meint mit dieser Aussage, den Kopf ihrer Mutter oder ihren eigenen? Gibt es einen Unterschied, eine Differenz?

Die Mutter hat sie schon immer verfolgt. Sie wollte ihr Leben lang wissen, was in ihrem verwirrten Kopf vorging, weshalb sie schizophren geworden war und warum es dann keiner bemerkte. Fragen über Fragen hatte sie im Kopf, die sie nie zur Ruhe kommen ließen. Sie hat oft Angst bekommen. Angst vor dem Begehren des anderen, davor, diesem hilflos ausgeliefert zu sein? »Was will sie denn bloß von mir?« Mitten in der Nacht hat sie angerufen und mich immer ausfindig gemacht, dabei war sie doch immer unterwegs gewesen, ständig auf Reisen, möglichst weit weg und wenig zu Hause.

Ein Eingriff fand statt und etwas wurde herausgeschnitten. Durch dieses Verschwinden und Verlorengehen konnte eine Lücke entstehen, vergleichbar mit dem Schrei, der sich einen Weg bahnt durch diesen offenen Mund, um sich in den Abgrund der Stille zu stürzen; oder wie die Metapher des Töpfers, der, ausgehend von der inneren Leere, erst das Gefäß erzeugen und herstellen kann.

Auf jeden Fall war sie seit dem Unfall nicht mehr die gleiche wie vorher. Eine wiederherzustellende Einheit, die Aufhebung der fundamentalen Spaltung ist unmöglich geworden. Eine Mutilation hat stattgefunden, eine Differenz ist hergestellt worden.

Ihr Kopf ist nicht der Kopf ihrer Mutter, sondern ihr eigener Kopf, denn eine Gehirnoperation ist nicht das gleiche wie Schizophrenie.

Lyotard bezeichnet das Subjekt als ein Produkt der Repräsentationsmaschine, daß, so wie es von ihr hervorgebracht wird, mit ihr auch verschwindet. Unser Hauptproblem besteht also nicht darin, die richtige oder echte Repräsentation zu definieren, sondern die Ausschließung oder die Verwerfung all dessen, was für nicht darstellbar gehalten wird und somit unerträgliche Vorstellungen erweckt. Zu diesen unerträglichen Vorstellungen gehört die Amnesie. Die Unfähigkeit, Bilder als »unsere Bilder« wiederherzustellen.

In diesem Zustand befand sich in der Rehabilitation der Spiegel, vor dem sie oft stundenlang stand. Er ist zu Bruch gegangen, wodurch sein Rahmen für das Gespenst als solches stand. Sie fand sich zurückgeworfen in eine Welt der Prämaturation, in der die Gespenster des zerstückelten Körpers und die Zerrissenheit der Bilder zu Hause sind, die die Grunderfahrung menschlicher Subjektivität bildet.

Ein vehementes Repräsentationsbedürfnis befällt sie, und sie fängt an zu malen, eine Technik, die ihr erlaubt, eine ertragbare Distanz zu entwickeln, einen Rahmen herzustellen und über den Prozeß des Erwerbs von neuen Repräsentationen eine neue Fähigkeit der Anpassung der Entwicklung des Selbst und der Objekte zu erzeugen.

Die Kunst ist nicht dazu da, um die Rätsel zu lösen oder einen Sinn zu verleihen, sie enthält keine Botschaft, keine Aussage und keinen Anspruch. Das Kunstwerk in sich selbst hat keine Bedeutung, sondern im Gegenteil, die Kunst besteht darin, sich diesem Sinnlosen zu stellen, aber genau darin nimmt das Subjekt eine Stellung ein, es bezieht einen Ort.

Wenn sie an diese Zeit zurückdenkt, wird sie immer von einer besonderen Nostalgie erfaßt, ein Gefühl der Unbekümmertheit und Sorglosigkeit kommt ihr in Erinnerung. Ganz am Anfang natürlich nicht, aber später, als sie anfängt zu zeichnen, eingebettet in der Institution. Leider waren es nur sechs Monate, vielleicht hätten es neun sein müssen.

Wer weiß, auf jeden Fall hatte sie damals keine Erinnerungen, die Vergangenheit war wie ausgelöscht, sie war eine ganz andere und hatte ihre Ruhe.

Das liegt aber schon wieder einige Jahre zurück, jetzt überwältigt sie ihre Geschichte manchmal wieder, die Angst und Verzweiflung bemächtigen sich ihrer. Die Angst ist dabei in der Tat ein Knotenpunkt, doch einer, der sich keinesfalls auflösen ließe, im Gegenteil, zum Glück ist ihr Symptom eingegrenzt und abgekapselt, es dauert nur einige Sekunden, und nach Lacans späterer Definition des Symptoms verleiht diese besondere signifikante Formation ihr eine Konsistenz, indem sie ihre grundlegende Beziehung zum Genießen strukturieren kann. Sollte sich das Symptom also auflösen, würde sie als Subjekt auseinanderfallen und nicht nur herunterfallen, so hart es auch klingen mag.

Man kann dieser Lesart zufolge nur dem zustimmen, was M. Safouan einmal mit den folgenden Worten geäußert hat: »Das Symptom ist ein Gut für das Subjekt« – und bitte nicht daran rütteln, würde ich sagen.

Claus-Dieter Rath

»Angst essen Seele auf«[1]

Nach einigen Sitzungen erwähnt Gregor die Angst. »Welchen Inhalt hat die Angst?« – »Die Angst ist einfach da.«

Sie befällt ihn meist spätnachts und hindert ihn am Einschlafen. Der Tag war fast restlos durch sehr anstrengende Arbeit und aufwendige Entspannungsrituale ausgefüllt. Nahrung nimmt er erst jetzt, vor dem Zubettgehen, zu sich und befolgt dabei die Richtlinien einer bestimmten Ernährungslehre. Er schläft dann nur wenige Stunden und fühlt sich tags darauf zerschlagen, hilflos, umherirrend.

Wieder und wieder klagt er über permanente Spannungen und die Mühen, die es ihn kostet, Befriedigung zu finden; der »Trieb« quäle ihn. Es bleibe immer ein Rest an Unbefriedigung. Und Entspannung fordere einen zunehmend hohen Preis.

Das »Nichtzustandekommen des psychischen Effekts« der Ejakulation, also »der Lustempfindung des Orgasmus«, ist eine der Hemmungen, die Freud in *Hemmung, Symptom und Angst* anführt.[2] Neben den Störungen der Sexualfunktion, der Lokomotion und der Arbeitstätigkeit erwähnt er auch die der Nahrungsfunktion; sie bestehe am häufigsten in einer »Eß*unlust* durch Abziehung der Libido«, doch auch »Steigerungen der Eß*lust* sind nicht selten; ein Eßzwang motiviert sich durch Angst vor dem Verhungern, ist wenig untersucht«[3] (beide Hervorh. v. CDR). Gregors Nachtmahl erscheint zunächst als Hinweis auf eine Hemmung: er versagt sich tagsüber die Nahrungsaufnahme. Als Symptom könnte sein nächtliches Eßritual (erst) dann gelten, wenn es sich als Kompromiß zwischen einer Triebstrebung und deren Abwehr erwiese und wenn dabei »wenigstens *eine*« seiner Bedeutungen »der Darstellung einer sexuellen Phantasie« entspräche.[4]

[1] Vortrag beim 1. Kongreß der Assoziation für die Freudsche Psychoanalyse (AFP), »Angst und psychische Struktur«, Karlsruhe, 25.–27. Oktober 1996.

[2] Freud, S. (1926d [1925]): Hemmung, Symptom und Angst. GW XIV, Frankfurt/M., S. Fischer, S. 114.

[3] Ebda., S. 115.

Es gehört ja zu den Besonderheiten der Psychoanalyse, daß sie Symptome nicht nur als ein Leidens-(An-)Zeichen auffaßt, sondern als – gleichsam sprechende – Hinweise auf eine spezifische Kombination aus Hemmung und Lust, aus Leiden und Genießen. Mithilfe eines Symptoms vermag das Subjekt dieses Gegensatzpaar zu einem Kompromiß zusammenzufassen und damit die Hemmung ansatzweise zu überwinden und die Angst zu bändigen.

Eines Tages klagt Gregor darüber, daß es ihm schlecht ergangen sei; er sei in alte Gewohnheiten zurückverfallen und habe sich vor der Analysesitzung unterwegs mit belegten Brötchen und Pasteten vollgestopft. Das habe er früher immer so gemacht, um Gefühle wegzudrücken und mit der sexuellen Erregung fertig zu werden; er habe danach stets an Verdauungsproblemen gelitten.

Nachdem er vor einigen Jahren mit einer bestimmten Frau regelmäßiger verkehrte, habe sich die Konzentration vom Körperlichen, von den Verdauungsproblemen, wegverlagert auf das Psychische; jetzt habe er dafür das psychische Elend. Dazu gehören nicht nur sich verschärfende Rituale, sondern auch, daß eine »volle«, restlose Befriedigung – im Sinne einer »Lustempfindung« – beim Geschlechtsverkehr an bestimmte Bedingungen gebunden ist: es bedarf entweder *einer* Frau und anschließender Masturbation, oder *einer* Frau und danach *noch einer* – was natürlich zu praktischen Verwicklungen führt. Es geht dabei um folgende Regel: die erste Frau wurde befriedigt, die zweite blieb stets unbefriedigt, doch konnte Gregor dann Erfüllung finden. Das Nicht-Genießen auf seiten der Frau ist also eine Bedingung – vielleicht ein Versuch, sich ein Begehren offenzuhalten?

Die Bedingung »eine Frau und noch eine« verweist auf Züge des väterlichen Appetits: Dieser war nämlich zweimal verheiratet, wobei die zweite Frau denselben Vornamen trug wie die erste. Und er machte dem Ruf seines Familienzweigs, »mächtige Esser« zu sein, alle Ehre: ein Gericht, das ihm geschmeckt hat, ließ er sich gerne ein zweites Mal servieren. In doppelter Hinsicht also sprach der Vater gern *einer zweiten Portion* zu.

4 Freud, S. (1905e): Bruchstück einer Hysterie-Analyse, GW V, Frankfurt/M., S. Fischer, S. 206.

Seine Spannungen, sagt Gregor, spüre er an den Genitalien, aber auch anderswo am Körper. Der Zustand erscheint ihm nicht als mit bestimmten Vorstellungen verbunden, sondern eben als »Trieb«.

Zu der festgefügten Abfolge von Entspannungsritualen gehört der Besuch zweier Orte, deren Namen wie die Speise klingen, mit der er sich während der Pubertät einmal zwanghaft vollgefressen hatte und was ihm jetzt wie ein Masturbationsersatz erscheint. Man könnte sagen: dem Masturbieren substituierte sich die Mast.

Die Analyse tue ihm nicht gut; jetzt habe ihm jemand gesagt, er sehe traurig aus. Seine Trauer beziehe sich aber nicht auf ein verlorenes Objekt, sondern »auf meinen früheren Zustand«. Später einmal taucht eine Szene von Kindheitsglück auf: die Erinnerung an den Sonntagmorgen, an dem er mit der Mutter in deren Bett vergnüglich frühstückte. Das Bett habe – er kann sich nicht erinnern, wieso – im Arbeitsraum des Vaters gestanden; als er dort, wie er sagt, mit der Mutter »naschte«, sei der Vater »weg« gewesen.

Am Platz des Vaters – in dessen Arbeitsraum, im Bett der Mutter – zeigte Gregor einen gewissen Appetit, der sich nicht nur auf das Morgenmahl, sondern auch auf die körperliche Nähe der Mutter bezog.

»Naschen«, also »Leckereien genießerisch verzehren«, ist ursprünglich eine Lautnachahmung des Knabberns und Schmatzens[5]; dieses Genießen hat meist etwas Heimliches: »das Kind nascht in der Speisekammer« heißt, es genießt an etwas, das ihm nicht zusteht (und das durch die Großen auch als Genußobjekt designiert ist). Im doppelten Sinne schmeckte ihm an jenem Frühstück *das Naschen der Mutter*: er genoß an seiner Ernährerin (gleichsam an ihrer Brust), vernaschte die Frau des abwesenden Vaters, *und* erlebte dabei eine Mutter, die am gemeinsamen Naschen mit ihm, dem Söhnchen, ebenfalls Gefallen fand.

Doch blieb der Genuß nicht ohne Reue.

Man kann sagen, daß ihm nicht nur sein Anspruch auf die Ersetzung des Vaters, sondern auch die Nähe des mütterlichen Begehrens – und Genießens – zum Problem wurde: Nähe der Brust der Mutter – als Objekt seiner Aktivität (sich nähren) wie seiner Passivität (sich verschlingen lassen) –, Nähe des Muttermunds, des Schlunds der Frau als einem »Angstobjekt par excel-

5 Duden Etymologie, S. 480.

lence«, wie Lacan einmal in bezug auf Freuds »Traum von Irmas Injektion«[6] bemerkt hat.

Der Vater sprach gern dem Essen zu, ansonsten aber war er maulfaul; sein häufiges Schweigen – auch eine Art von Abwesenheit – brach er selbst dann nicht, wenn er einmal jähzornig wurde.

Wortlos hat er eines Tages Gregor das Radio ausgeschaltet, als der bekannte Theaterkritiker Friedrich Luft sprach. Der Sohn weiß nicht, was den Vater dazu veranlaßt haben könnte; er vermutet: »Vielleicht war da etwas zu Gewagtes.«

Jene Sendereihe hieß *Die Stimme der Kritik*. Der Vater drehte also der Stimme der Kritik die Luft ab. Einer Stimme der Kritik, die auch Gregor innewohnte. Immer wieder klagt dieser später über muffige Luft im Raum und betont, wie wichtig frische Luft für ihn sei. Dumpfe Atmosphäre ist für ihn verbunden mit einer Situation am familiären Mittagstisch, wo er als Jugendlicher einmal erleben mußte, wie ihm ein Gefühl verliebter Leichtigkeit genommen, gleichsam niedergeknüppelt, und Essen zu etwas Tötendem, Begrabendem wurde.

Gregors Naschlust, die zugleich als eine beißende praktische Kritik am Vater gelten kann und die etwas »zu Gewagtes« an sich hat, begegnet also Kastrationsdrohungen wie: von einer Frau vernascht – schmatzend zermalmt – zu werden, durch eine Überdosis Begehren vergiftet zu werden und die Luft abgedreht zu bekommen.

Die Übertretung, die jenes sonntägliche, heimelig-heimliche Naschen bedeutete, verweist auf sein heutiges Gefühl, deplaziert zu sein, fehl am Platze zu sein, und zwar auch in seiner eigenen Wohnung, die er erst aufsuchen kann, nachdem er eine Reihe von Ritualen absolviert hat. »Zu Hause ist es unheimlich, ich bin da nicht heimisch« – dort erlebt er seine unlustvolle Empfindung nicht nur als eine Spannung, sondern als Angst. Die unangenehmen Gedanken, die ihn nachts zu Hause befallen, haben mit erlebten Enttäuschungen und mit dem Tod zu tun.

Es »liege daneben«, wer sage, die Völlerei, mit der er sporadisch seine Askese durchbricht, bedeute ein Genießen; sie sei ein Verstoß gegen das, was

6 Lacan, J. (1954/55): Seminar II: Das Ich in der Theorie Freuds und in der Technik der Psychoanalyse (übers. v. H.-J. Metzger), Olten/Freiburg i. Br., Walter, S. 210 f.

der Körper fordert. »Alles für einen momentanen Genuß, dann ist es vorbei.« Und er schimpft auf die »perverse Gesellschaft«, die sich ungesund ernähre. »Dann kann man ja gleich wie die alten Römer nur noch genießen und mithilfe der Gänsefeder auskotzen, nur für den Genuß.« Hier ist die Abwehr bei der Zwangsneurose im Spiel, die verhindert, daß es zur Perversion kommt, wie in den Durchbrüchen im Falle der Ersatzmasturbation und später.[7]

Man sieht, daß das Genießen (i. S. der *jouissance*) nicht notwendigerweise mit einem Lusterleben (*plaisir*) zusammenfällt, wie es das Bild des »Genießers« (*jouisseur*) nahelegt.

Bewußt genießen kann er hingegen sein Nahrungs-Regime; als Befolger einer radikalen Nahrungslehre fühlt er sich als etwas Edleres, Besseres. Auch das Dehnen, Hinauszögern einer spezifischen Aktion erlebt er als Lust[8]; er kostet einzelne Momente seiner Entspannungsrituale aus, besonders das Wiedererleben einer Wahrnehmung (darunter *Verkehrs*zeichen), in einer Art Replay oder Wiederholung in Zeitlupe. Solch ein Nochmal-Zurück-zum-Ausgangspunkt, dieses »Wie war das gleich noch mal?«, scheint mit dem *Zweifel an der Ursache* verbunden, von der Lacan (in seinem Seminar *Angoisse*) in bezug auf die Zwangsneurose spricht.

Doch auch dieses Genießenkönnen der Schutzhandlungen und des Symptoms erfordert einen zunehmend größeren Aufwand. Es wird zudem durch die Analyse noch erschwert, die für ihn im Widerspruch und in zeitlicher Konkurrenz zu diesen Entspannungsformen steht; in den Analysesitzungen fühlt er sich wieder kindhaft und hilflos wie früher und fürchtet, »schwach« oder auch »weich« zu werden. Es kommt zur Angstentwicklung, gegen die ihn jene Zeremonien (Symptom) schützen.

Das nächtliche Eßritual und die Versagung, tagsüber zu essen, resultiert aus der übermäßigen Erotisierung des Essens. Einerseits vermeidet es eine

7 Vgl. auch die Arbeit von Frieda Fromm-Reichmann über »Das jüdische Speiseritual«; sie bemerkte in der Arbeit mit Analysanten, die sich – oft unter erheblichen Gewissensbissen – von den jüdischen Speiseritualen lösten, einen »Durchbruch derjenigen sexuellen Triebkräfte [...], deren Befriedigung durch die Vorschriften des Speiserituals unbewußt unmöglich gemacht werden sollten« (Fromm-Reichmann, F. (1927): Das jüdische Speiseritual. In: IMAGO, Bd. XIII, Wien: Int. Psychoan. Vlg. 1927, S. 245).

8 Lucien Israël spricht vom »Isomorphismus zwischen der analen Zurückhaltung und der Aufrechterhaltung des Genießens« (Israël, L. (1983): Die unerhörte Botschaft der Hysterie. München, Reinhardt, 1983, S. 103).

Wunscherfüllung an Naschereien, Imbissen und Leckereien, auch Dingen, die eine Mutter normalerweise kocht. Andererseits realisiert es nahezu einen Wunsch: es reproduziert jenes Bild von Kindheitsglück durch die Annäherung von Essen und Bett und stellt so eine Wiederkehr des Verdrängten im Symptom dar (Nähe des Objekts → Angstsignal → Angstanfall). Natürlich ist diese Eßszene nicht die letzte Instanz, sie ist wiederum selbst ein Signifikant, der auf andere Signifikanten verweist. Auf etwas anderes, das nicht gesagt werden kann.

Dies führt mich zum Problem der Regression. Freud hebt bei der Erörterung der Zwangsneurose die *Libido-Regression* als eine Form der Abwehr (neben der Verdrängung und der Reaktionsbildung) hervor; sie sei ein »Rückgreifen auf ältere psychische Bildungen«[9]. Es handle sich um eine Entmischung der Triebe, die einmal unter der Vorherrschaft des Genitalen eine Legierung eingegangen waren.

Die verbreitete Lesart dieser Fortschritts- und Rückschritts-Metaphorik ist aber irreführend. Man hört oft sagen, jemand sei in seiner Entwicklung auf dieser oder jener Stufe stehengeblieben oder auf sie zurückgefallen. Regression ist nicht einfach ein Schritt zurück auf der Lebenstreppe, gleichsam ein Rückfall des Subjekts auf die anale oder orale Stufe hinunter, denn die Entwicklungsstufen und Phasen bezeichnen lediglich etwas, das einmal auf dem Weg der Subjektwerdung eintritt: Freud unterstreicht, »wieviel von jeder früheren Phase neben und hinter den späteren Gestaltungen erhalten bleibt«[10].

Lacan, der ja selbst auch von einer berühmten Phase spricht, nämlich vom »Spiegelstadium«, hat den strukturellen Aspekt von Freuds Regressionsbegriff hervorgehoben und ihn differenziert.[11] Die Libidoregression zeigt, daß der *regressus* mehr als ein bloß defensives »Zurückgehen« oder Zurückweichen angesichts der Kastrationsdrohung ist; sie enthält zugleich ein offensives Moment: es werden »Ersatzansprüche gestellt«, wie wir es vom *Regreß* kennen, dem »Recht, auf etwas zurückzugreifen, etwas wieder an sich zu nehmen«, jenem Recht, auf das sich eine Regreß*forderung* beruft.

9 Freud, S. (1900a): Die Traumdeutung, StA 2, Frankfurt/M., S. Fischer, S. 524.

10 Freud, S. (1933a): 32. Vorlesung, StA 1, Frankfurt/M., S. Fischer, S. 533.

11 Lacan, J. (1954/55): Seminar II: Das Ich in der Theorie Freuds und in der Technik der Psychoanalyse (übers. v. H.-J. Metzger), Olten/Freiburg i. Br., Walter, S. 174–189; S. 188, S. 209–211.

Man kann diese *zeitliche* Regression also auch als eine *formale* Regression vom *Begehren* zum *Anspruch* beschreiben,[12] anders gesagt: von der Mehrdeutigkeit des Begehrens zur Eindeutigkeit der Forderung, des Anspruchs; anstelle einer Anerkennung des Mangels eine Forderung nach Fülle. Lacan nennt die Regression eine »Wiederkehr und Vergegenwärtigung von Signifikanten, die in verjährten Ansprüchen kursieren« (oder »geläufig sind«).[13]

Wenn Freud von einer Regression auf die »sadistisch-analerotische« Stufe spricht, bezeichnet er eine *erogene Zone*, an die bestimmte Signifikanten fixiert sind, und zugleich einen *Modus* des Sich-an-den-anderen-Wendens, nämlich einen aggressiven, einen sadistischen Übergriff. So kann man von einer Regression auf einen sadistischen Modus sprechen, wie er im oralen und analen Sadismus auftritt.

Oralsadistische und sadistisch-anale Momente – Triebambivalenzen von Libido und Aggressivität, die demselben Objekt gelten – spielen im Zusammenhang der Nahrung eine große Rolle. Die uns vertraute Nahrung, die »Leib und Seele zusammenhalten« soll, ist in mehrfacher Hinsicht ein Fremdkörper. Anders als bei der hörenden, tastenden oder sehenden Einverleibung schnappen wir beim Essen nach einem habhaften Stück Umwelt, um es zu zerbeißen, zu zermalmen und – zu einem Speisebrei verflüssigt – dann in Säurebädern und bakteriellen Milieus fast vollends aufzulösen; der so vernichtete Gegenstand unseres Wohlgefallens wird in unserem Körper verwandelt und endlich ausgeschieden. Es geht dabei nicht nur um ein orales Genießen, denn neben den an die Oralzone und ihr Objekt (die Brust) geknüpften Erregungen und Genußweisen betrifft die Nahrung weitere Partialtriebe, die an verschiedene Sinne des Körpers, an Magen, Eingeweide und weitere Stoffwechselorgane sowie an die Ausscheidungsfunktionen geknüpft sind.

Das Speisen ermöglicht neben solcher Sinnes- und Organlust ein einverleibendes Genießen des großen Anderen, im Sinne des Totemismus und der

[12] Ein Beispiel für topische und zeitliche Regression findet sich in Freuds letztem Text: Die Ichspaltung im Abwehrvorgang (1940e, G.W. XVII, Frankfurt/M., S. Fischer, S. 61 u. 62).

[13] Gegenüber der deutschen Ausgabe geänderte Übersetzung. »Car la régression ne montre rien d'autre que le retour au présent, de signifiants usités dans des demandes pour lesquelles il y a prescription.« Lacan, Jacques (1975): Die Ausrichtung der Kur und die Prinzipien ihrer Macht (übers. v. Norbert Haas). In: Schriften 1, Frankfurt/M.: Suhrkamp, 1975, S. 208; französisch in: Écrits, S. 618.
Lacan spricht im Seminar *L'angoisse* auch von »cette succession de demandes qui va toujours à une demande plus originelle historiquement parlant, et que se module la régression comme telle« (Seminarsitzung v. 5. Dez. 1962).

primären Identifizierung mit einer symbolischen Ordnung. Freud spricht in diesem Zusammenhang von der »Einverleibung der früheren Elterninstanz als Über-Ich«[14].

Wenn Gregor erklärt, er vermeide, »was ihm nicht bekömmlich ist«, »was ihm nicht bekommt«, dann klingt auch ein »Bekommen« im Sinne eines Anspruchs, einer Forderung, an: er meidet, was ihm nicht zusteht. Gewissenhaft befolgt er eine bestimmte Nahrungslehre, die eine Vielzahl von Speisen – darunter Fleisch – verbietet, und konzentriert sich auf »Rohkost« – womit er sich also schließlich doch etwas Rohes verschafft. Die so friedlich erscheinende *Rohkost* paart sich mit der *Roheit* der sadistischen Strebungen, die Gregor ständig zu unterdrücken hat. Bei seinen Eßanfällen durchbricht er dann aber diese Grenzen.

Ich habe mich gefragt, warum mir zu Gregors Symptom der Titel des Faßbinder-Films »Angst essen Seele auf« in den Sinn gekommen ist. Vielleicht, weil es dort um eine unmögliche, eine ordnungswidrige, Liebe geht – zwischen einer alten Witwe und einem jungen Ausländer.

Sicher weil Angst – als voll entwickelter Angstanfall und auf dem Wege der Symptombildung (bzw. Reaktionsbildung) – Seelentätigkeit beeinträchtigt, sobald sie die Funktionen des psychischen Apparats affiziert und die Leidenschaft der Ignoranz, des Nicht-Wissen-Wollens, nährt. Die verschiedenen Fluchtimpulse machen es dem Subjekt noch schwerer, Zugang zu seinem Begehren zu finden (bei der Zwangsneurose auf coole und zugleich äußerst starre Weise).

So beharrt Gregor ja auch immer darauf, daß er das Essen nicht genieße, sondern den Forderungen des Körpers nachkomme bzw. gegen sie verstoße; er trennt also den Trieb – das, was er den »Trieb« nennt – von der Vorstellung und schließt somit das Begehren aus. In der Tat sind weder sein Regime noch die Freßanfälle *plaisirs*, also Lustempfindungen, sondern voller sexueller *jouissance*; sie sind nicht das auskostende Vergnügen eines »Genießers«, sondern das qualvolle Bestreben, keinen Rest zu lassen.

Angst nagt an der Seele – doch nicht nur an der eigenen. Das radebrechende »Angst essen Seele auf« kann man auch als Einverleiben der Seele des

[14] Freud, S. (1933a): 32. Vorlesung, StA 1, Frankfurt/M., S. Fischer, S. 525.

Anderen lesen, also eine Grundform des Sich-zu-eigen-machens, der Identifizierung mit dem Anderen. (Totemismus: den Vater verzehren [Leichenschmaus], etwas mit der Muttermilch einsaugen.) Als Versuch, sich des Begehrens des großen Anderen zu versichern, mit dem man sich – essenderweise – identifiziert. Freuds *primäre Identifizierung* kann man auch so umschreiben: das Subjekt nährt sich an den Signifikanten des großen Anderen, es staffiert sich mit ihnen aus, so wie man vom Ausfüttern eines Kleidungsstücks spricht. Er will sich des Begehrens des großen Anderen »versichern« auf diesem Wege, denn die »angsterzeugende Funktion des Begehrens [ist] mit der Tatsache verbunden, daß ich nicht weiß, welches Objekt *a* ich für dieses Begehren [des großen Anderen; CDR] bin«[15]. Die Frage nach dem Begehren des großen Anderen lautet: »Was will er (von) mir …?« Bei Gregor ging es um einen großen Anderen, der sich in Schweigen hüllte.

Zum Schluß ergibt sich daraus eine Frage, die ich offenlassen muß: Welchen Zusammenhang gibt es zwischen Angst, Sozialangst und Totemismus? Freud spricht davon, daß das Schuldgefühl und die Gewissensangst[16] entscheidende gesellschaftliche Bindemittel seien. Und er spricht weiter davon, daß die Kultur wie eine *Zwangsneurose* strukturiert sei.

Konkreter auf die Psychopathologie unseres aktuellen Alltagslebens bezogen: Welche Bedeutung der Angstabwehr haben der Diätkult und, allgemeiner, die zwanghaften Körperkulte, die als Leerzeitfüllung und als Therapien angeboten werden?[17] Es geht dabei ja um eine Herausforderung der Psychoanalyse, wird doch von jenen Techniken behauptet, sie erübrigten eine Erforschung des Unbewußten.

[15] »L'angoisse se manifeste sensiblement dès le premier abord comme se rapportant – et d'une façon complexe – au désir de l'Autre. (…) la fonction angoissante du désir de l'Autre (est) liée à ceci que je ne sais pas quel objet a je suis pour ce désir.« (Lacan, J. (1962/63): Seminar L'angoisse, bislang nicht in einer offiziellen Fassung veröffentlicht, Sitzung vom 3. 7. 1963.)

[16] Freud, S. (1933a): 32. Vorlesung, StA 1, Frankfurt/M., S. Fischer, S. 523.

[17] Gehören nicht die »notwendigen« Verfahren, dem Körper und dem »Trieb« zu dienen, zu einer bestimmten instrumentellen Vernunft, die sich in der Zwangsneurose besonders deutlich zeigt?

Literatur

Freud (1905e): Bruchstück einer Hysterie-Analyse, G.W. V, S. 161–286, StA 6, S. 87–186

(Ders.) (1915c): Triebe und Triebschicksale. G.W. X, S. 210; StA 3, S. 75 *(Triebstrebung)*

(Ders.) (1920g): Jenseits des Lustprinzips. G.W. XIII, S. 3; StA 3, S. 213

(Ders.) (1926d) [1925]: Hemmung, Symptom und Angst. G.W. XIV, S. 111–205, StA 6, S. 233–306

(Ders.) (1933a): Neue Folge der Vorlesungen zur Einführung in die Psychoanalyse. G.W. XV; StA 1, S. 447

(Ders.) (1940e): Die Ichspaltung im Abwehrvorgang. G.W. XVII, S. 59–62; StA 3, S. 391–394

Lacan, Jacques: Seminar II (1954/55): Das Ich in der Theorie Freuds und in der Technik der Psychoanalyse. Olten u. Freiburg i. Br.: Walter 1980

Lacan, Jacques (1975): Die Ausrichtung der Kur und die Prinzipien ihrer Macht (übers. v. Norbert Haas). In: Schriften 1, Frankfurt/M.: Suhrkamp, 1975, S. 171–239

Lacan, Jacques: L'Angoisse (Le Séminaire 1962–63) [Transkription, Ed. du Piranha, Paris]

Reichmann-Fromm, Frieda: Das jüdische Speiseritual. In: IMAGO, Bd. XIII, Wien: Internationaler Psychoanalytischer Verlag 1927, S. 235–246

Eva-Marie Golder

Angst in der Übertragung

Noch selten hat mich die Arbeit mit jemandem so radikal mit der Frage der Angst in der Übertragung konfrontiert, wie dies der Fall in der Analyse war, von der ich hier berichten möchte. Obwohl es sich um einen Jugendlichen handelt – Anton ist heute vierzehn –, hat mich die Arbeit mit ihm wenigstens zu Beginn vor dieselben heiklen Probleme gestellt, denen wir auch in Sitzungen mit Säuglingen begegnen. Die Sprache war wohl da, sie schien aber vorerst für Anton im Umgang mit mir nicht verwendbar zu sein. Erst die Vermittlung über das Schnörkelspiel, das wir von Winnicott her kennen, erlaubte es ihm allmählich, von sich zu sprechen. Wochenlang kam er zu mir und sagte jeweils zu Anfang der Sitzung: »Je n'ai pas de sujet.« Übersetzt heißt das: »Ich habe kein Thema«, womit aber der Doppelsinn von »sujet« wegfällt. »Sujet« bedeutet sowohl »Thema« wie »Subjekt«. »Ich habe kein Subjekt«, »ich bin nicht Subjekt« ist ein Jahr lang die zentrale Frage Antons geblieben. Daß mein Standort und meine Stellungnahmen in der Arbeit mit ihm immer wieder hinterfragt werden mußten, ließ mir diese Analyse als eine der schwierigsten erscheinen.

Anton kam in meine Sprechstunde, nachdem er schon eine ganze Menge von Spezialisten in glatte Verzweiflung gebracht hatte. Seine Eltern konnten sich bisher nicht zu einer Trennung von ihm entschließen, weil ihnen diese als unerträglicher Mißerfolg erschien. Die Situation war jedoch so zugespitzt, daß sie sich zunehmend in Gefahr fühlten. Anton war nicht mehr bloß unflätig, er schien unberechenbar und gewalttätig zu werden, insbesondere seiner Schwester gegenüber.

In der Beschreibung seines Verhaltens kam weniger Haß zum Ausdruck, als vielmehr ein nicht unterdrückbares, triebhaftes Vergreifen an ihr. Sobald er seine Schwester sah, kam er ins Fluchen oder schlug auf sie ein. Im besten Falle beschränkte er sich auf eine obszöne Geste: die Hand zur Faust geballt, streckte er den Mittelfinger nach oben. Nicht nur in Frankreich ist das eine wohlbekannte Art, sich der Sexualität zu Beleidigungszwecken zu bedienen. Bei Anton stellte es sich jedoch rasch heraus, wie wenig metaphorisch der Gehalt war, der dahinter steckte. Mit der Sprache tat er sich sowieso schwer:

in Gegenwart seiner Mutter und seiner Schwester schwellte sie in ihm hoch und fuhr aus ihm in Form einer Schimpfkanonade heraus, wie wenn da nichts wäre, das dem entgegenstünde.

Obwohl er mehr als nur zögernd in die Sprechstunde kam, schien er sehr rasch zu erfassen, wozu ihm eine Arbeit mit mir dienen könnte. Anfänglich ließ er seine Eltern und seine Schwester die bedauerlichen Zustände beschreiben, ohne selber dazu mehr bemerken zu können als etwas, das für ihn die Situation zusammenfaßte: »Meine Schwester ist meine Feindin.« Er ließ mir Zeit, Worte zu finden, um das, was die anderen von ihm sagten, auf seine Bemerkung zu beziehen. Hörte man sich seine Geschichte näher an, so erschien es eigentlich ganz plausibel, daß er als kleiner Junge nach drei Jahren Einzelkinddaseins, mit dem sehr zweischneidigen Privileg, mit den Eltern viel zu lange im selben Zimmer geschlafen zu haben, bei der Geburt seiner Schwester Beatrice auf das plötzliche Ausgestoßensein aus dieser Geborgenheit mit Heftigkeit reagierte, zumal ihm seine Mutter nie irgendwelchen Widerstand leistete. Noch bis zum Zeitpunkt unserer Zusammenarbeit bereitete sie ihm jeden Morgen Häppchen zu, die er als Frühstück essen sollte, nach dem Anziehen der Kleider, die sie ihm am Vorabend sorgfältig neben sein Bett gelegt hatte. Nie aß er diese Häppchen, sondern fluchte über all das, was auf dem Frühstückstisch fehlte. Wenn dann das Fehlende am nächsten Morgen neben seinen erneut sorgfältig zubereiteten, jedoch immer noch verschmähten Häppchen stand, dann fluchte er eben über das, was abermals nicht auf dem Tisch stand. Der Vater fluchte dann seinerseits auch. Die Schwester weinte jeweils still vor sich hin und die Mutter huschte beängstigt umher, auf der Suche nach einer beruhigenden Lösung. His Majesty, the Baby ... Diese Assoziation mit dem Säugling half mir in den ersten Sitzungen, aus den Beschwerden der anderen Worte zu finden, die Anton zu verstehen gaben, wie sehr er in einer anachronistischen Situation lebte.

Auf meine Frage, was er von einer Arbeit mit mir erwarte, antwortete er: »Aidez-moi à l'ignorer.« – »Helfen Sie mir, sie/es/ihn nicht zu beachten.« Wiederum ist das Französische schwer zu übersetzen. »Ignorer« heißt sowohl »nicht kennen« wie auch »nicht beachten«. Der Artikel »L'« heißt sowohl »sie«, »er« oder »es«. Als ich ihn bat, sich genauer auszudrücken, wandt er sich unbehaglich auf seinem Stuhl: »Eben sie, meine Schwester, die da.« Die Worte kamen ihm mühsam über die Lippen, wie wenn er etwas Verbotenes ausdrückte. Die fehlende Distanz zu seiner Schwester – wie auch zu seiner Mutter – kommt im Französischen viel stärker zur Geltung. Er möchte sie nicht mehr die ganze Zeit beachten müssen, er bräuchte aber auch die Distanz des Unbekannten, Überraschenden, um sie endlich als andere, von ihm Getrennte erfassen zu können. In der Welt Antons gab es nur Selbstverständlichkeit, Eindeutigkeit; die Sprache verarmt zum Schema und wird als solche gefährlich wie ein Tabu.

Angesichts der Schwierigkeit Antons, von sich zu sprechen, gab uns anfänglich das Schnörkelspiel dic nötige Vermittlung, dank deren die Sprache sich auch für Anton endlich in ihrer Vielschichtigkeit offenbarte. Die Fortschritte des Jungen waren beträchtlich, Assoziationen wurden möglich, der Alltag erschien in seiner Rede als etwas, das ihn noch und noch auf die Probe stellte. Immer deutlicher kam zum Ausdruck, daß bei Anton zu Hause, so wie er dies erzählte, die Katzen offenbar besser über das Inzestverbot informiert waren als die Menschen. Jedenfalls hatte Anton mit Erstaunen beobachtet, wie die Alte ihr Junges jeweils fauchend wegjagte, wenn es ihr zu nahe kam. Es schien, als ob für Anton die Aggression die einzige Schutzmöglichkeit gegen sein inzestuöses Begehren wäre. Die Veränderungen des Jungen wurden auch von den Eltern beschrieben, eigenartigerweise jedoch nicht als etwas Besonderes, sondern eher beiläufig, wie wenn das gar nichts Neues wäre. Es schien in der Tat, als nähmen sie Antons Gegenwart nur dann zur Kenntnis, wenn er provozierte. Diejenige, die mir zu Beginn als das verletzlichste Familienglied erschien, die Mutter, erwies sich als weit robuster. Mehr und mehr erlaubte sie es sich, an sich zu denken, Dinge ohne die Familie zu unternehmen. Der Vater indessen, der anfänglich alles zu meistern wähnte, verfiel einer Depression. Darauf angesprochen, reagierte er mit großer Heftigkeit, als ich ihm vorschlug, er möchte doch etwas unternehmen, um an sich zu arbeiten. Er hätte keine Probleme, ich solle mich gefälligst auf die Arbeit mit seinem Sohn beschränken, der wieder unflätig werde, schmiß er mir wütend an den Kopf. Wieder tauchte massive Angst auf.

Diesmal stieg der Zorn in mir hoch, und als Antwort stellte ich ihm ein Ultimatum: seine Freiheit sei es wohl zu denken, er habe keine Probleme, er müsse jedoch wissen, daß all die Probleme, die er nicht zu haben wähne, in seinem Sohn auftauchten. Im weiteren würde ich es noch bis zum Ende des Schuljahres dulden, daß sein Sohn sich nicht an Grenzen halte. Länger könnte ich jedoch ein solches Verhalten nicht zulassen, dann müßte er sich einen anderen Analytiker suchen oder seinen Sohn in ein psychiatrisch betreutes

Internat schicken. Wütend schmiß er mir das Geld für die Sitzung auf den Tisch und zischte zwischen den Zähnen durch, daß ihm mit all dem Zaster, den er bei mir liegen lasse, gerade noch genug bliebe, um täglich Kartoffeln zu fressen.

Diese Szene fand drei Monate nach Beginn der Arbeit mit Anton statt. Sie löste bei mir, nach einem Moment großer Verblüffung, ein starkes Unbehagen aus: wie konnte ich nur so massiv eingreifen? Sehr »analytisch« tönte es nicht, eher ein wenig repressiv.

Die Einladung, einen Beitrag zum Thema »Angst« zu liefern, kam für mich wie gerufen, als Gelegenheit, nicht nur für mich, sondern für andere den Vorgang in Worte zu fassen, als ein Versuch, den Raum zu erweitern, der dieser Familie in den jeweiligen spekulären, dualen Aggressionssituationen neue Perspektiven schaffen sollte. Auch ich brauchte zu dieser Zeit einen Stützpunkt außerhalb der Sitzungen, denn das Risiko einer Zweierbeziehung bringt uns sehr rasch auf Holzwege.

Als erstes fiel mir auf, daß nicht das Symptom im Vordergrund stand, sondern die Angst, und zwar auf mannigfaltige Art. Der einzige, der davon frei schien, war Anton. Er beschränkte sich zunächst auf zwei entgegengesetzte Haltungen: entweder die aggressive oder die gehemmte, je nachdem. Die Zweifel, die mich in diesem Moment packten, das Unbehagen, so spontan repressiv geantwortet zu haben, ließen in mir selber Gefühle aufsteigen, die eindeutig mit »Angst« zu tun hatten, mit der Befürchtung, falsch gehandelt zu haben. Die Aufgabe, theoretisch und klinisch etwas über den Zusammenhang zwischen Angst und psychischer Struktur zu schreiben, schaffte für mich diesen »triangulären Raum«, wo die Übertragung hinterfragt und etwas über das Jenseits der Angst artikuliert werden konnte. Der Andere, in Form der Kollegen, denen ich meine Überlegungen und zum Teil auch schon die ersten Entwürfe eines Textes unterbreitete, erlaubten es mir, in meiner Antwort an den Vater etwas anders zu ahnen als eine bloße duale Gegenreaktion.

Die Übertragung als solche ist nicht an die Person des Analysanten gebunden, sondern spielt sich im Feld der Analyse zwischen dem Analysanten und dem Analytiker ab. Beide tragen zu deren spezifischen Ausdruck bei. Hier zirkulierte die Angst offensichtlich so, daß sie eben auch bei mir auftauchen mußte. Das Spezifische an der Haltung des Vaters war bisher sein Wille gewesen, alles zu meistern und mich nur dazu zu verwenden, die

Lücken seines Wissens auszufüllen. Das Auffallendste an der Haltung der Mutter war bisher die Fähigkeit gewesen, dieses tyrannische Wissen systematisch zu untergraben. Hysterie und Paranoia machten hier ihr Spielchen auf Kosten Antons. Die Sitzungen, die auf diese eine denkwürdige folgten, zeigten deutlich, daß die Eltern etwas anderes gehört hatten. Die Grenzen, die ich meiner eigenen Kompetenz gezogen hatte, zwang sie zu einer Wahl: entweder bewiesen sie mir, wie den mir vorausgegangenen Kollegen, daß auch ich unfähig war, ihnen zu helfen, was sie dazu gezwungen hätte, in einer anderen Stadt jemanden zu konsultieren, da ich ja sozusagen »die letzte« war, den Doppelsinn des Wortes inbegriffen, oder sie gaben klein bei und begnügten sich mit meinen Grenzen.

In den darauffolgenden Wochen machte Anton rasche Fortschritte. Immer seltener fiel ihm seine Schwester zum Opfer. Daß er mit seinen Händen jedoch nach wie vor in Konflikt kam, drückte sich auf eine andere Art aus: Anton wurde beim Stehlen in einem Geschäft erwischt, genauer gesagt stand er Schmiere, während sein Kamerad klaute. Auf der Polizeiwache hielt er mit diesem zusammen, obwohl man ihn unter dem Vorwand laufen lassen wollte, er selber habe ja nicht gestohlen. In der Sitzung nach diesem Vorfall erzählte er mir stolz, auf welche Weise ihn der Vater bestraft habe. Er führte eine Reihe eher stupider Strafen an, im Stil von »zweihundertmal schreiben: ich soll nicht stehlen«. Eindeutig war der Inhalt von keinerlei Wichtigkeit, was zählte, war das Interesse, welches der Vater ihm zuteil werden ließ, im Gegensatz zu seinem Kameraden, dessen Eltern der Missetat mit Gleichgültigkeit begegneten. War das ein Acting out oder ein notwendiger Übergang in seiner Suche nach Worten, die ihm noch fehlten? Die unbequeme Frage nach meinem eigenen Unvermögen, ihm schneller zu helfen, blieb hier noch offen. Daß dieses Schmierestehen etwas mit dem Ort des Subjekts und der Strukturierung zu tun hatte, durfte ich wenig später auf eine andere Art erfahren.

Zu der folgenden Sitzung kam er mit einer gegipsten Hand: eine Verstauchung des rechten Daumens. Der Vater, der ihn begleitete, brachte sein Erstaunen über den eigenartigen Zufall des Stehlens und der Verletzung zum Ausdruck. Wieder mit Anton allein, beim Schnörkelspiel, das wir immer noch betrieben, zeichnete ich seine Lieblingsgeste: die umgekehrte Faust mit dem gestreckten Mittelfinger. Zum ersten Mal wurde es möglich, von seiner Beziehung mit seiner Schwester anders als mit Aggressivität zu sprechen. Er protestierte nicht, als ich ihm den Gedanken unterbreitete, diese Geste könnte eine etwas besondere Art sein, der Schwester zu sagen, er möge sie gut leiden.

Eine Zeitlang war Ruhe, bis zu einem neuen Ausbruch. Der Vater verlangte, in einer Sitzung dabeizusein und über das Verhalten seines Sohnes zu sprechen. Diesmal erklärte Anton, warum er seine Zimmertür immer offenließ: nur so hörte er, wenn seine Schwester in der Nähe war. »So kann ich sie jedesmal nehmen.« Meine Reaktion war so rasch und so heftig, daß ich dem Vater ins Wort fiel, als er ihn fragen wollte, was er damit meine. Ich erklärte Anton kurz und bündig, daß für ihn alle Frauen der Familie verboten seien, daß er weder seine Schwester noch seine Mutter nehmen dürfe, sondern warten müsse, bis er einer Frau seiner Generation außerhalb der Familie begegne, die er liebe und begehre und mit welcher er sich geschlechtlich vereinigen möchte und die ihrerseits ihn ebenfalls begehre. Liebe sei etwas anderes als Selbstbedienung. Der Vater saß wie versteinert da und brummelte: »Ich verstehe nicht recht«, während Anton mich mit diesem Blick anschaute, dem wir sonst nur bei ganz kleinen Kindern begegnen, wenn sie plötzlich für etwas Verständnis bekommen.

Wenig später hatte Anton einen Traum, in dem es um eine Schutzhülle ging, die durchlöchert war. Angst stieg dabei in ihm auf. Zu den Löchern assoziierte er Löcher in seinen Gedanken und das, was er unfähig war auszudrücken. Jedesmal empfand er dabei Angst. Mit seiner Schwester ging es deutlich besser. Er hatte ein System erfunden, das es ihm erlaubte, die Tür seines Zimmers geschlossen zu halten. Er hatte eine Kontaktklingel angebracht, wie man sie in den Geschäften sieht, die klingelt, sobald ein Kunde die Tür öffnet. Es fiel ihm dabei nicht auf, daß er ja nicht von der Schwester gestört wurde, sondern daß er die Schwester störte. Anton fand über diese Vorrichtung eine Möglichkeit, sich in der konkreten Wirklichkeit gegen seine eigenen Phantasien zu schützen. Er setzte dabei einige seiner bevorzugten Signifikanten zusammen: das Berühren über die Klingel, der er namentlich im Geschäft, in dem er in den Diebstahl verwickelt war, begegnet war, die Schwester, das verbotene Nehmen. Er schützte sich vor der Überraschung des nicht Sichtbaren, indem er es hörte. Nur so fand sein aufgewühltes Begehren für einige Zeit Ruhe. Die Klingel stand fortan Schmiere für ihn. Das Unmittelbare des Ausbruchs wurde auf diese Weise mittelbar.

Zum zweiten Mal in dieser Analyse mußte ich mir an dieser Stelle einige unbequeme Fragen stellen: wie kam es, daß ich mit einer solchen Heftigkeit auf die Worte Antons reagierte? Wiederum war es Angst, in Form eines Unbehagens angesichts des inzestuösen Begehrens des Jungen. Das sichtliche Nicht-zur-Kenntnis-nehmen dessen, was die eigentliche Natur der Beziehung zwischen den beiden Geschwistern betraf, durch den Vater trug zu meiner Heftigkeit bei. War ich nicht dem Vater an der Stelle ins Wort gefallen, wo er wieder einmal intellektuell erfassen wollte, um zu bemeistern, statt dem Sohn klipp und klar eine Grenze zu setzen?

Der Raum der Übertragung zeichnet sich in dieser zweiten heftigen Intervention noch etwas klarer ab. Angst und Abwesenheit von Angst stehen sich hier gegenüber. War zu Beginn die letztere der wesentliche Zug Antons, so schien sie nun den Vater zu kennzeichnen. Antons Ausbruch suchte sich folglich in diesem Raum der Sprache eine neue Resonanz über das, was mir als Analytikerin zugeschoben wurde und was in der Übertragung in Form von Unbehagen und Heftigkeit zum Ausdruck kam. Auch hier stellte ich mir wieder die Frage der Zweckmäßigkeit eines solchen Eingriffs und ich war nicht beruhigt, ehe ich feststellen durfte, daß Anton diese Interpretation verwenden konnte. Zum ersten Mal seit ich ihn kennengelernt hatte, sprach er in bezug zu seinem Traum von Angst. Endlich eignete er sich dieses abgespaltete Gefühl an. Im Raum der Übertragung konnte dieses endlich freiwerden und über den kurzen und heftigen Wortwechsel zu seinem Autor zurückkehren.

Angst ist immer Kastrationsangst. Was in der Arbeit mit Anton manifest wird, ist die Verbindung zwischen dem Strukturierungsvorgang und dem Freiwerden der Angst. Solange der Junge zur Gewalt Zuflucht nehmen konnte, schien er die Angst von sich fernhalten zu können. Vom Moment an, wo er auf das Ausagieren verzichtete, mußte er sich mit seinem Leiden, seinen »Löchern«, wie er sagte, konfrontieren. Die Analyse Antons ist damit alles andere als beendet, sie steht noch im Anfang. Neue Fragen tauchen heute auf. Scheint er weniger in Gefahr zu sein, ein perverses oder straffälliges Verhalten zu entwickeln, so ist immer noch offen, ob er nicht zu einem zwanghaften Lebensmodus Zuflucht nehmen wird, der es ihm erlaubt, doch nicht alles aufzugeben. Die Arbeit geht weiter und wird nicht einfacher.

Regula Schindler

Fort-da: Aus der Analyse eines Phobikers

Es handelt sich um eine Falldarstellung, die dem Diskurs des Analysanden zu folgen und sich des metasprachlichen Überbaus möglichst zu enthalten sucht. Die Absicht ist, die Ranken, Windungen, Verschiebungen der Symptome, und die Zentrierung auf ein Hauptsymptom, hör- und greifbar zu machen. Im weiteren wird nachgezeichnet, wie das Phantasma sich schließlich in der Nußschale des Übertragungsraums oder -traums oder -traumas fassen ließ.

Damit verknüpfen sich Fragen und Vermutungen zur phobischen Struktur, zur analytischen Strategie, zum Ende der Analyse, dies in Anlehnung an und Absetzung von andern Strukturen (Hysterie, Zwang). Inwiefern ist die phobische Struktur neurotisch im engeren Sinn komplexer Verdrängungsmechanismen, inwiefern ist sie – und die Ubiquität phobischer Episoden in der Kindheit spricht dafür – eine *plaque tournante*, wie Lacan sagt, eine ungefestigte Drehscheibe, offen für Ausschläge in Richtung Neurose, Perversion, Psychose? Wie steht es um den *Namen-des-Vaters*, der sich hier in spezifischer Weise konkretistisch, geo- und/oder zoographisch manifestiert?

Soviel ist sicher: das in der Phobie manifestierte Sensorium für die *Zerbrechlichkeit der Welt*, für den stets und überall lauernden Zufall, Unfall, Einfall, ist und bleibt der unverzichtbare Motor dieser – und in gewissem Sinn jeder – Analyse. Analyse, wie man sehen wird, à l'envers, im Krebsgang: es ging, im Gegenzug zu gängigen, allzu flachen Formeln, zumindest auch darum, fragile Verdrängungen zu befestigen, störend Bewußtes zu vergessen. Insofern mögen Analysen mit Phobikern – von anderen möglicherweise »borderliner« genannt – paradigmatisch sein für die veränderten Formen des Leidens, die uns heute in der Praxis begegnen.

*

Der Zufall bescherte mir eines nun schon fernen Tages einen jungen Mann, der von »Analyse« keine Ahnung hatte; einen anfangssemestrigen Studenten, der unter schwersten phobischen Symptomen litt. Ständig nachwachsenden Fangarmen gleich, drohten diese Symptome seine Existenz zu ersticken; so suchte er über eine Therapie-Vermittlungsstelle Rat und Hilfe. Mit einer dreistündigen Analyse – damals noch von der Uni-Krankenkasse unterstützt – erklärte er sich ohne Zögern einverstanden.

Der junge Mann hatte im Umgang etwas animalisch Zutrauliches und Direktes und gleichzeitig Scheu-Distanziertes: dies nicht im Sinn einer neurotischen Gehemmtheit, schon eher dergestalt, als fände er sich überall etwas *fehl am Platz*, ohne deshalb viel Aufhebens um sich zu machen: fehl am Platz, dabei fügsam und drollig, solange man ihm nicht auf die Pelle rückt, ein wenig wie ein Seehund im Zoo eben. Wir nennen ihn deshalb den Phoken.

Fehl am Platz: ausgenommen vom kollektiven Symptom, das den signifikant ausgesteckten, auf- und eingeteilten menschlichen Raum für eine einigermaßen sichere Wohnstatt hält, sicher genug, um sich darin zu bewegen, ohne sei's zu ersticken, sei's den Boden unter den Füßen zu verlieren. Ein Phobiker hält diese Welt mit ihren Ein- und Ausgrenzungen – hie daheim, dort die Fremde, hie der Mensch, dort das Tier, hie das Leben, dort der Tod, hie sicher, dort gefährlich – für eine ziemlich unhaltbare Fiktion. Argumente der Art, es sei doch unwahrscheinlich, daß gerade dieses Flugzeug abstürzen, diese Brücke einbrechen werde, prallen an ihm ab: nicht, daß er das nicht wüßte – er ist schließlich kein Irrer –, aber das ändert nichts daran, daß der Absturz, der Zusammenbruch, der Einbruch des normalerweise ausgegrenzten *fort* ins *da* – anders gesagt, der Einbruch des Realen in die Realität – für ihn stets und überall möglich ist.

Und liegt er damit falsch? Was wären die täglichen news ohne die kleinen bis großen Unglücksfälle, Katastrophen, Verbrechen, die im Einzelfall unvorhersehbar, im allgemeinen aber nicht nur möglich, vielmehr in statistisch berechenbarer Häufung fällig sind? Was unterscheidet denn einen Phobiker von denen, die sich dennoch seelenruhig ins Auto oder Flugzeug setzen? Offensichtlich fehlt ihm etwas, das man »Urvertrauen« nennen mag: wobei es weniger um mitmenschliches Vertrauen/Mißtrauen geht, als vielmehr um Vertrauen ins hinlängliche Funktionieren eines Systems sprachlicher, technischer oder organischer Art. Ist seine Angst irrational oder vielleicht allzu rational? Ist sie bloß subjektiv oder vielleicht allzu objektiv?

Gehen wir davon aus, daß Angst immer Angst ist: ein Affekt, der jeden überfallen kann, phobische Menschen allerdings ungleich häufiger und heftiger. Die Angst ist, so Lacan, nicht ohne Objekt – eine Formulierung, die zunächst einmal nahelegt, daß es ihr sehr wohl um etwas geht, wenn auch nicht einfach um das, was sich als phobisches Angstobjekt manifestiert: bekanntlich dient das Angstobjekt dazu, die Angst zu halten und zu bannen.

Ein bekanntes Beispiel mag das vorerst illustrieren: Freuds *kleiner Hans* und sein Angstobjekt *Pferd*. Dieses Pferd enthält, in seiner Pferdhaftigkeit, das Unfaßbare: die Mutter, den Vater, den elterlichen Koitus, die Erektion, das Fallen, kurz: das rätselhafte Begehren und Genießen des Anderen, das Hans überfällt. Seine Angst ist ein Moment der Gewißheit: ich, Hans, bin diesem Begehren und Genießen ganz und gar ausgesetzt, weiß aber nicht, was man mir will – schlimmer noch, ich bin mir nicht einmal sicher, ob die Eltern es wissen.

Jedes Kind kennt Momente dieser Gewißheit. Der Heranwachsende, der Erwachsene tut gut daran, sie zu vergessen. Wie lebensnotwendig Verdrängung ist, zeigt die Phobie gerade insofern, als sie schlecht verdrängt. Die Verdrängung führt eine da/fort-Unterscheidung ein: wissen, daß etwas – ich, die andern, die signifikante Welt – *da* ist, bedeutet im selben Zug, daß es ein *fort* gibt: einen Rest oder Abfall, den das Signifikantennetz laufend neu produziert. Für den Phobiker ist da nie ganz da und fort nie ganz fort: deshalb setzt er auf Objekte – das Pferd –, deren *fort-da* er kontrollieren kann. Dort, wo andere verdrängen, entwickelt er eine aufwendige, räumlich-konkretistische Vermeidungsstrategie.

Phobiker sind angenehme Mitmenschen, solange man ihnen nicht zu nahe tritt. Sie belästigen uns weder mit einer Pseudodramatik der Person, noch mit aufgeblasenen Denkprozessen, noch mit Beziehungskisten. Sie sind und haben meist gute Freunde und Freundinnen, Kollegen, Bekannte. Meist gelingt es ihnen, ihre Mit-und Nebenmenschen geschickt und freundlich zu nutzen; ihr fein ausgebildetes Gespür für das Fiktive, Komödiantische der Personen, Positionen und Verhältnisse bewahrt sie in der Regel vor ausufernden Passionen. Ihr Problem ist – in Lacanschen Begriffen, deren Trefflichkeit die Phobie illustriert – nicht der kleine, vielmehr der große Andere: A, das signifikante System, der im System gefangene Körper, dessen innerer Zusammenhalt, dessen »Verheben«, jederzeit gefährdet ist, jederzeit auf- oder einbrechen kann. Und wenn ein ausgewählter Nebenmensch – ein Geliebter, eine Geliebte, ein väterlicher Vorgesetzter – aus der Reihe der harmlos Gleichen ausschert und mit dem System, mit groß A zu verfließen droht, ist es um den freundlich-coolen Gleichmut geschehen. Daß es, anders als in der Psychose, bei der Drohung bleibt, daß diese Drohung, anders als etwa bei der Zwangsneurose, in der Übertragung zugänglich wird, macht Analyse mit einem Phobiker, einer Phobikerin über weite Strecken möglich, spannend, manchmal sogar fruchtbar.

*

Der Phoke litt unter multiplen Raum- und Verkehrs-Phobien. Die Panikattacken konnten überall auftreten: vereinzelt daheim, mit großer Wahrscheinlichkeit in kollektiven Räumen – Kino, Uni –, am zuverlässigsten aber in Verkehrsmitteln. Züge und Flugzeuge waren schon längst von der Liste des Nutzbaren gestrichen, das biedere Zürcher Tram zeitweise ebenfalls; der Phoke mußte viel zu Fuß gehen. Das eigene Automobil war begrenzt brauchbar geblieben, ausschließlich auf Nebenstraßen, die seinen Innenschweizer Heimatort mit dem Wohn- und Studienort Zürich verbanden.

Anders gesagt: er wußte, daß der Andere groß A ihn jederzeit im Griff hat: daheim, als die undurchsichtige Mechanik des eigenen Körpers; draußen, in Form allgegenwärtiger mechanisch-symbolischer Regelwerke: Verkehrsvorschriften, Halteverbote, Ampeln, Warteschlangen, Stundenpläne; am brutalsten in Gestalt von Vehikeln, die allesamt einem individuellen oder kollektiven Sarg gleichen: Autos, Züge, Flugzeuge. Die schiere Vorstellung, in einem Autobahntunnel steckenzubleiben, konnte Panik auslösen: hier konzentrieren sich das sargartige Eingeschlossensein, die arbiträre Richtungs- und Tempovorgabe, das Halte- und Aussteigverbot, die Unsicherheit, ob, wann und wie man rauskommen wird, zu einem Multipack des Unerträglichen.

Das phobische Subjekt stößt dann, wenn es aus dem erstickenden *da* auszubrechen versucht, auf die Unmöglichkeit, den Raum zu verlassen, aus dem System auszutreten, sei's auch nur für einen Augenblick, für eine kurze Verschnaufpause. Er stellt keine großen Ansprüche an ein jeweiliges *da*, außer dem einen: *fort* können. Er fordert nicht dies oder jenes, bloß, ganz bescheiden, einen Raum, dessen Grenzen jederzeit aufhebbar wären: einen *da-mit-dem-fort*-Raum. Und stößt stets wieder auf die Unmöglichkeit, diesen Raum zu finden in einer Welt, die von den Signifikanten gerastert ist: man ist entweder noch da oder schon fort, entweder Tier oder Mensch, entweder Kind oder Erwachsener, entweder Frau oder Mann, entweder lebendig oder tot. Bist Du im *da*, ist das *fort* weg, und bist Du *fort*, gibt es Dich im *da* nicht mehr. Du hast keine Wahl außer der, Dein Dasein nach Vorschrift der Dir zugefallenen Signifikanten zu schlucken, d. h.,es gerastert, geschmälert zu genießen. Würde ich, wären die Würfel anders gefallen, anders genießen? Und: wo war ich, bevor sie fielen, bevor ich geboren wurde?

Es ist ein phobisches Talent, Mischwesen zu erfinden, die die Verordnungen und Verortungen des Systems A aufheben: sprechende Pferde, menschliches Gemüse, umherspazierende Spielkarten verdanken wir meist phobischen Künstlern, die selten große Lebenskünstler sind oder waren. Die virtuellen Kreaturen, die uns neuerdings beschert werden, bringen insofern nicht viel Neues. Wer ein signifikantes Raster aufzuheben versucht, gerät in die Fänge eines weiteren Rasters, das sich bald als ebenso beengend erweist wie das eben aufgehobene; schließlich wird's bei den Mischwesen, sobald sie einen Namen und eine Gestalt haben – ET, Tamagotchi etc. – auch bald einmal zum Ersticken eng.

Ein phobisches Subjekt weiß sehr wohl, daß die Signifikanten-Kerker dennoch die vorläufige Rettung sind. In dem Maß, wie es dagegen rebelliert, fürchtet es die Auflösung, den Absturz, und erwartet vom Begleiter oder Begleittier, es davor zu bewahren.

Wer mit Phobikern gearbeitet oder gelebt hat, kennt ihr spezifisches Alltags-Doppelgesicht: umgänglich, unpedantisch, locker-ironisch und maßlos fordernd zugleich. Hier ist's plötzlich nicht mehr auszuhalten, dort auch nicht: und das, was das Schlimmste zu sein schien, beispielsweise das Alleinsein, schlägt unversehens ins Gegenteil um: ich vertrage heute niemanden, wenn ich doch bloß allein sein könnte – aber eben mit wem, was? Mit dem *fort*?

Es gibt, so Lacan, »kein fort ohne da, ohne Dasein, wenn man so sagen kann. Aber im Gegensatz zu dem, was die gesamte Phänomenologie der Daseinsanalyse als radikalen Existenzgrund behauptet, gibt es kein Dasein mit dem fort. D. h., man hat keine Wahl.« (Seminar XI (1964), S. 251,Walter Verlag, Olten 1978). Und weil man die Wahl nicht hat, ergötzt man sich daran, sie sich mehr oder weniger spielerisch zu gönnen: man reist ins Ausland, hält sich Tiere, macht oder hört Musik, guckt fern, liest, stellt sich ein ganz anderes Leben, ein ganz anderes Genießen vor, das einem an just jener signifikanten Weggabelung entgangen ist.

*

Der Phoke hatte den unmöglichen Auftrag, den fehlenden Signifikanten eines *Daseins-mit-dem-fort* nicht bloß darzustellen, vielmehr zu inkarnieren; die Kluft zwischen *da* und *fort*, anders gesagt, zwischen Begehren und Genießen, leibhaftig zu überbrücken.

Dazu der Initialtraum der Analyse: er und seine Jugendfreundin beugen sich über eine Landkarte der heimischen Gegend, er erklärt ihr diesen symbolischen Raum. Plötzlich sieht er sich als eine Art Strichmännchen, als solitäre Comicfigur, wehenden Haarschopfs durch den Innerschweizer Luftraum auf den Gipfel des Innerschweizer Hausbergs namens *Pilatus* zuschießen und auf dem Betonkranz, der diesen Gipfel ziert, landen. Tatsächlich ist dieser Gipfel, genaugenommen sein Untergipfel, von einer Seilbahnendstation und einem Restaurant verunziert: im Traum des Phoken gibt es hier allerdings kein Leben, keinen oralen oder visuellen Genuß. Landung des Phoken auf Beton, panische Angst, Filmriß.

Der Phoke assoziierte zu diesem Traum einen ersten Orgasmus der Frühpubertät; meist viel zu scheu, sein Erleben zu schildern, teilte er der Analytikerin hier ein überwältigendes Erlebnis mit, eine Art Einbruch, Durchbruch eines ganz anderen Raums. Um so ernüchternder schließlich der Traum: der wahnwitzige Elan, aus den realitätssichernden Schranken, aus der graphisch-symbolischen Vorgabe des Andern auszubrechen und den Gipfel des Genießens einzuholen – die sogenannte Autoerotik ist, wie Lacan es in bezug auf den *kleinen Hans* zeigt, ein Einbruch des Genießens des Andern, und es wäre ja in der Tat läppisch, den Orgasmus als »eigenen« zu bezeichnen – dieser wahnwitzige Elan landet also, hoch oben, auf Beton. Viel zu hoch oben: die Rückkehr nach Hause, zum verbindlichen Skript der Landkarte, zu den Jugendjahren, zur Jugendfreundin ist unmöglich. Das Projekt, den Körper zum Verbindungsglied, zum Bindestrich, zur Kopula zwischen *fort* und *da* zu machen, zum Signifikanten, der das *fort* ins *da* einzuholen vermöchte, scheitert kläglich; das Phallus-Strichmännchen erstarrt panisch und/oder löst sich panisch auf.

Dieser in seinem beginnenden Erwachsenenleben nun schwer behinderte junge Mann hatte einige Jahre einer offenbar unbeschwerten Jugend verbracht: mit dieser Freundin und anderen Kameraden, unterbrochen von einem Austausch-Jahr in den USA, wo er eine kleine Starrolle gespielt hatte, am Fernsehen aufgetreten, herumgereist war etc. Wie und warum hatte sich dieses sowohl-als-auch – Star in der Fremde, verläßlicher Gefährte und Kumpel daheim – ins weder-noch verkehrt? Unsere holzschnittartige Hypothese lautet: die infantile Neurose, im Übergangsstadium der Adoleszenz kontraphobisch ausgelebt, holte den, der erwachsen werden mußte, wieder ein: und jetzt war sie wie aus Beton.

Der Kind-Phoke war der einzige Sohn eines Vaters gewesen, von dessen fragiler Funktion die folgende Deckerinnerung berichtet: der Vater wird mit gebrochenem Bein auf einer Innerschweizer Material-Seilbahn – man stelle sich darunter einen sargartigen Kasten vor – vom Berg ins Tal transportiert. Punkt-für-Punkt-Umkehrung des Initialtraums, genauer, der Initialtraum kehrt die Deckerinnerung Punkt für Punkt um: absolut unbehindert, sozusagen mit Düsenantrieb des Andern, durch die Lüfte rasen, statt kläglich behindert und halb schon eingesargt ins Tal transportiert zu werden. Bloß ist es der Sohn, der schließlich auf Beton landet: hoffnungslos *da*, während der Vater nie im Tal anzukommen scheint. Man bemerke aber auch den Comic-Strichmännchen-Status; wir sind hier nicht im Bereich des imaginären Selbst, schon eher im Bereich einer Funktion des Subjekts: es geht um die – notwendig scheiternde – Aufgabe, die mit der Freundin geteilte symbolische Ordnung der Landkarte mit dem Gipfel des Genießens zu verbinden.

Hierzu ein Einschub: eine Hörerin des erstmals als Vortrag präsentierten Fallberichts, Jutta Prasse, kommentierte den *Pilatus*-Signifikanten folgendermaßen: ich wasche meine Hände in Unschuld. Der Verleugnungsaspekt der phobischen Strategie kann hier nur gestreift werden. »Ich kann nichts dafür, ich war nicht dabei«: dieses phobische Sich-berufen auf groß A in Gestalt des Zu- und Unfalls – im Traum: Zu- und Unfall der phantasmatisch-phantastischen Erektion, Umkehrung des väterlichen Unfalls, Anspielung auf den Un- oder Zufall der Urszene – hat, wie alle signifikanten Bildungen, zweifellos auch die Funktion, Schuld abzuwehren; die Schuld, so wiederum der Traum, der Herkunft, Bindung, Verortung, die Schuld, die Existenz keinem anonymen Weltenlenker, vielmehr dem beschränkten und beschränkenden Begehren dieser Eltern und in deren Verlängerung dieser Freundin zu verdanken: die Last, verantwortlich zu sein gerade für das, wofür ich nichts kann und wo ich nicht mal dabei war. »On est responsable de son inconscient« / »man ist verantwortlich für sein Unbewußtes«; diese radikal-ethische Position Lacans ist dem Phobiker befremdlich bekannt, und wir schlagen vor: gerade deshalb muß er sich ständig davonstehlen. Er ist, der Fortgang dieser

Kur wird es zeigen, auf seine Weise furchtbar, da uneinlösbar verantwortlich für die, die ihm den Andern repräsentieren.

Zuerst, und in erster Linie, für die Mutter. Wie aus Beton die Mutter: eine offenbar schwer zwanghafte Frau, die ihre Tage mit Putzen des Heims verbrachte, und die über längere Zeit unfähig war, dieses Heim zu verlassen: für die lebensnotwendigen Einkäufe und die nicht weniger lebensnotwendigen sozialen Kontake wurde der damals etwa fünf- bis siebenjährige Sohn ausgeschickt.

Phallus der Mutter, wird man vielleicht schließen. Uns interessiert aber weniger die Übereinstimmung mit, als vielmehr die Abweichung vom normal-neurotischen Muttersohn-Status »imaginärer Phallus«. Wenn ein Subjekt, wie der Phoke, zum nicht bloß akzidentellen, vielmehr strukturellen Phobiker wird, ist mehr und anderes als das Begehren einer zwanghaften Mutter im Spiel gewesen. Bei den mir bekannten Fällen stand hinter der phobischen Struktur stets ein reales Gebrechen – Unfall, Krankheit, Sucht, frühzeitiger Tod – und damit ein sprachloses Genießen des Vaters, das dem Sohn/der Tochter eine durchaus faktische Ernährungs-, Unterstützungs- und Verbindungsfunktion aufgebürdet hat. Der Vater zeigte sich in entscheidenden Übergangsjahren des Kinds und/oder Jugendlichen seinerseits in einem jeweils sehr befremdlichen Übergangsstadium: zwischen da und fort, zwischen lebendig und tot.

Im Fall des Phoken zog der Unfall, der der Seilbahn-Erinnerung zugrunde lag, einen jahrelangen Spitalaufenthalt und ein endlos scheinendes Unvermögen des Vaters nach sich; unter anderem ging sein Geschäft in Konkurs.

Nun, der Vater hatte sich irgendwann erholt: daß der Sohn studieren, etwas Besseres werden sollte, war dann schließlich der Wille nicht bloß der Mutter, vielmehr des nun aus Phoken-Sicht wiederverschweißten Eltern- und Ehepaars: die Ersparnisse des Paars unterstützten seine Studenten-Existenz, und es wurde ihm mutterseits permanent vermittelt, er sei »en tüüre Sohn«.

Vielleicht, daß eben damit, mit dem nicht mehr rückgängig zu machenden Sich-Entfernen von daheim und mit der Verschweißung oder Wiederverschweißung des Elternpaars, der ihm auf den Leib geschriebene Verbindungsauftrag unhaltbar und schließlich hinfällig wurde. Die Eltern brauchten ihn nicht mehr, sie hatten einander, sie hatten ihn in die Fremde geschickt, und von dem, was dort, in der Großstadt, vor sich ging, verstanden sie nichts. Seine halb widerwilligen Bemühungen, das Gespräch aufrechtzuerhalten, versandeten in den Banalitäten rund um die Wäsche, die Ernährung, das Geld. Die in der ersten Zeit der Analyse sitzungsfüllenden Schwierigkeiten des Zirkulierens zwischen Zürich und dem frustrierenden Innerschweizer Heim traten, wie ein hinfälliger, überholter Skript, schließlich in den Hintergrund: der elterliche Auftrag an den einzigen, teuren Sohn war nun der, es in Zürich, an der Uni recht zu machen, damit sich die emotionale und finanzielle Investition irgendwann gelohnt haben würde. Damit wurde Zürich zum beengenden und banalen *da*, und ein neues *fort* war angesagt.

*

Die multiplen Nebenstraßen-Phobien mündeten nun in eine ganz bestimmte Hauptstraßen-Phobie des Wortlauts, Du mußt den *Gotthard* überqueren: dies im Zusammenhang der Paarbildung mit einer Mitstudentin, einer aus Phoken-Sicht sehr hübschen, vielseits begehrten, großstädtisch-weltgewandten und hysterischen jungen Frau. Schließlich wurde die immer wieder scheiternde Gotthard-Überquerung dem Paar zur idée fixe, zum Begleithündchen.

Warum ausgerechnet der *Gotthard*? Wir begnügen uns mit Stichworten: Nord-Süd-Verbindungs-Hauptachse; das Gotthardmassiv bildet bekanntlich sowohl einen realen Riegel im Raum als auch eine symbolische Grenze: hie die deutsche, da die italienische Sprach- und Lebensart. Dann, sehr bestimmend: die Südschweiz, der Tessin war seit längerer Zeit der bevorzugte Ausflugs- und Ferienraum der Freundin gewesen. Es ging also darum, sich in ihren Dienst zu stellen und sich im Überwinden dieser Grenze als Mann zu erweisen; ein Auftrag, eine Prüfung auch aus ihrer, der Freundin, Sicht.

Eine Prüfung, die nicht nur die früheren Zirkulier-Prüfungen, die auch die gefürchteten Uni-Prüfungen in den Schatten stellte. Eine ansatzweise paranoide Entwicklung, die leicht wahnhafte Angst vor einem Professor aufgrund seines, den Phoken durchdringenden und lähmenden Blicks, lief sich, der Zirkulier-Phobie analog, am Gotthardmassiv tot. Prüfung ist überall und immer – aber wozu, und veranstaltet von wem? Die Antwort also nun: veranstaltet vom *Gotthard*, um den möglicherweise katastrophalen Südschweiz-Genuß zu verbieten. Diese Antwort war doch eigentlich recht gewitzt: das neue Hauptachsen-Problem erlöste den Phoken von den unzähligen unlösbaren Nebenstraßen-Prüfungen und verhinderte vielleicht sogar, indem sie ein existentielles Problem auf ein Problem der Sexuierung fokussierte, einen psychotischen Zusammenbruch und Wahn.

Wir verweisen hier auf die Ausführungen Lacans, im Seminar III, »Les Psychoses« (55/56), zur »crainte de Dieu«, Gottesfurcht, die als schlimmste der Ängste alle anderen Ängste auslöscht. Was dem Racinschen Helden Gott, war unserem Helden nun der *Gotthard*.

Lucien Israel, dem wir in einer damaligen Supervisionsgruppe diesen Fall vorlegten, hatte die Vermutung geäußert, der Phoke sei ein Perverser; weiter wollte er sich nicht dazu äußern. Es schien mir wenig einleuchtend. Wenn aber die Phobie eine *plaque tournante* ist, eine Drehscheibe, die in Richtung Neurose, Psychose oder Perversion ausschlagen kann, so hat der *Gotthard*, bzw. das Scheitern des Phoken am *Gotthard*, diesem möglicherweise eine Entwicklung in Richtung einer perversen Fixierung erspart: er vereitelte, im Sinne eines konkretistischen Verbots, einer Barrierung im Raum, die Neigung des Phoken, sich als Instrument des Genießens des Andern – zuerst in Gestalt der Mutter, nun der Freundin – aufrechtzuerhalten. Wie auch immer: der *Gotthard* verunmöglichte zumindest eine Mesalliance, aus der er sich, als Phobiker, vermutlich schwer oder nie hätte lösen können. Der weitere Verlauf wird zeigen, daß das nur mit Hilfe einer Intervention des Realen gelingen kann: *Unfall*. Über einige Zeit lieferte der *Gotthard* kleine Unfälle à discrétion, ließ beidseitige Ermüdung aufkommen, und bereitete so den entscheidenden Unfall – auf den ich noch zurückkommen werde – vor.

Wir können im Signifikanten *Gotthard* – er bündelt reale und symbolische Elemente: Namen, Vaterbedeutung, räumlicher Riegel, geologisch-geographische Grenze – eine gelungene Verstärkung jener Grundfunktion vermuten, die Lacan *Namen-des-Vaters* nennt. Normalerweise unbewußt, setzt diese Funktion dem Subjekt symbolische Grenzen und erlaubt ihm im gleichen Zug, sich darin zu bewegen. Die für die Phobie so typische Konkretisierung von Grenzen, die Bündelung realer und symbolischer Elemente mit dem Effekt räumlicher Tabubildung, weist darauf hin, daß es am Ort des *Namens-des-Vaters* hapert. Die Vater-Instanz, die das Genießen verbietet, zähmt, um es zu erlauben, in lebbare Bahnen zu lenken, wird hier sozusagen mit Händen greifbar.

Lacan spricht denn auch vom *blason*, vom *Wappen* des phobischen Subjekts. Wir denken dabei an den Harnisch des Ritters, der das Familienwappen trägt: ein Gebilde, das sich typischerweise auf die geographische und mythische Herkunft beruft, auf die Familienburg, das Familientier. Das *Wappen* ist weder ein Fetisch, noch ein Wahngebilde: es hat Bezug zum Namen. Die strukturalen Voraussetzungen sind anders: Leere am Platz des *Namens-des-Vaters* im Fall der Psychose, Rebellion dagegen im Fall der Perversion, allzu fragile Einschreibung im Fall der Phobie. Andererseits ist es keine »bloße« Metapher.

Ein Wappen kann verblassen und seine Schutzfunktion verlieren. Die *plaque tournante* der Phobie kann phasenweise in Richtung Psychose eiern, ohne, zumindest in diesem Fall, einzurasten.

Daß der Phoke Grund genug hatte, sein verblassendes Innerschweizer Wappen durch das *Gotthard*-Wappen zu ersetzen, um sich gegen die Angst vor subjektiver Auflösung zu wehren, mag das folgende belegen.

Im Prüfungs- und Professoren-Zusammenhang war dem Phoken ein Angstszenarium der Pubertät wieder eingefallen: er sei, dies seine Worte, der *Prototyp* in einem *Experiment*, das von einem anonymen und unsichtbaren Lenker veranstaltet wird; die Eltern, Lehrer, Freunde seien bloße Staffagen, Nebenmarionetten, vom anonymen Lenker ins Spiel gebracht, um seine, des *Prototyps*, Reaktionen zu prüfen. Das erinnert an den »Strahlengott« und die »hingewunderten Männer« Schrebers. Das Szenarium war aber zeitlich und räumlich begrenzt geblieben und stieß dem Phoken nicht im Realen zu; die unbekannte Macht blieb unbekannt, erschien ihm nicht, wie einem Schreber, in der Gestalt eines Lehrers oder Professors der Realität. Es blieb beim Blick des Professors, und auch der löste sich, unter der Drohung des *Gotthards*, in irgendeinen Blick auf, in einen Blick des in der Weltwissenshierarchie zwar höherstehenden, schließlich und endlich aber harmlosen und seinerseits gefoppten Nebenmenschen.

Man bekommt hier die phobische Grundwahrheit mit: der Phobiker ist ein auserwähltes Objekt des Anderen und damit ein Protopyp der condition humaine; die kleinen andern, die Nebenmenschen, erweisen sich als harmlos und dumm, sie wissen nicht einmal, *daß* sie manipuliert werden. Er, der Phoke, weiß genausowenig, wer ihn manipuliert – das unterscheidet ihn vom Psychotiker –, aber er weiß sehr wohl, daß da Fäden sind, an denen er und die andern hilflos hängen und zappeln – das unterscheidet ihn von den Normal-Neurotikern. Man bemerke die Nähe der Phokentheorie zur Signifikantenlehre Lacans. Übrigens hat nicht zuletzt dieser Phoke mir Lacan nahegebracht, selbstverständlich ohne das Geringste von Lacan zu wissen. In einem seiner Träume hatte er der Analytikerin einen Platz zwischen Marx und Freud in einem Jazzlokal angewiesen – diese sozusagen telepathische Intuition der Mischgestalt Lacan hätte diesen gewiß gefreut.

Doch zurück zum *Gotthard*, dorthin, wo das Paar stets wieder stecken blieb. Langsam zeigte sich beidseitige Ermüdung. Ein Phobiker, eine Hysterika, das kann nicht gutgehen; sie wird von ihm stets wieder genau das verlangen, was er nicht leisten kann. Er soll den Meister spielen, der ihr, der Frau, das Genießen verschafft, notabene nachdem sie ihn geheilt hat. Ein Phobiker läßt sich nicht heilen, höchstens begleiten; sein demystifizierender Blick erkennt die hysterische Rettungskomödie für das, was sie ist, eine Torheit; das bekam auch die Analytikerin hin und wieder zu spüren. Die Beziehung fand ein dramatisches Ende in einem vom fastnächtlich alkoholisierten Phoken verursachten *Unfall*, der die Freundin ins Spital brachte. Daß er seine Freundin in wirkliche Lebensgefahr gebracht hatte, stauchte den Phoken begreiflicherweise zusammen. Er schien die Lust an seinen phobologischen Dilemmata, zumindest am Erzählen derselben in der Analyse, verloren zu haben.

*

Daß sich seit Analysenanfang dennoch einiges bewegt hatte im Szenarium des Phoken, zeigt vielleicht der folgende Traum: wieder ist er auf dem Berg, neben einer Seilbahnstation, diesmal schaut er in einen Abgrund: viele winzige rechteckige Häuslein – man erkennt die Hüsli der Innerschweiz – reihen sich dort unten aneinander. Panik: ich kann weder dableiben noch fortfahren: unmöglich, in die Bahn einzusteigen. Nun aber steigt ein Mann aus der Bahn und reicht ihm eine Zigarette. Zusammen mit dem Mann steigt er ganz normal in die talwärts führende Seilbahn. Hier muß er den berühmten Phallus nicht mehr inkarnieren; vielmehr ist dieser unmögliche Signifikant zu einem handhabbaren, austauschbaren, schenk- und empfangbaren Objekt geworden: ein etwas lächerliches Strichding, eine Zigarette repräsentiert ihn. Dafür haben Sohn und Vater, Sohn und Begleiter ihre Srichmännchen-Natur eingebüßt: sie erscheinen als gewöhnliche, normale Menschen, wie in einem realistischen, etwas langweiligen Film.

Daß er nun eine realistische, reichlich banale Lösung zumindest träumte – nie im Leben hätte er eine Seilbahn bestiegen –, bedeutete in der Sicht der Analytikerin einen Fortschritt für ihren Phoken: denn wo sollte er sonst leben können, wenn nicht in der menschlichen Realität? Was die Frage aufwirft, wie die Analyse eines Phobikers zu führen ist: bestimmt nicht wie die eines »reinen« Neurotikers (falls es den noch gibt), eher gegenläufig. Die überlebensnotwendigen Verdrängungen müssen sich festigen, es muß ihm gelingen, seinen Marionetten-Status im heillosen System zu vergessen. Ohne zu wissen, was ich tat, habe ich wohl dem Phoken über lange Strecken als Begleittier gedient: als das Hündlein, das, wenn der Weg am Abgrund und Einsturz vorbeiführt, zurückkommt, wedelt und dem gelähmten *Prototyp* ein Zeichen setzt, das bedeutet: ist doch nichts, komm, hier ist ein Pfad und Du hast schließlich Beine, gehen wir weiter. Diesem Begleittier wird ein Phobiker jenes unbekannte Wissen unterstellen können, das er einem Professor nie im Leben unterstellen würde: als Prototyp kennt er sich im Professoren-Wissen genügend aus, um rein gar nichts davon zu halten. Außerdem eignet sich ein Tier viel besser zur Bewappnung. Daß sein vorübergehendes Wappentier, die Analytikerin, auch noch weibliche Züge trug, mag ihm die folgende Wende erleichtert haben.

Die Beziehung zur Großstadt- und Wunschtessin-Freundin lief aus, und zufällig tauchte eine passendere Begleiterin auf: ein Land- und Bergmädchen, das von just diesseits, etwas schräg diesseits des *Gotthards* stammte, aus einer Gegend, wo man Romanisch spricht und Deutsch als sekundäre Hochsprache: das melodischste Deutsch übrigens, das man in der Schweiz zu hören bekommt, allweil ein wenig romanisch-romantisches *fort* im *da*. Diese rätoromanische Gegend und Sprache hat überdies eine ganz direkte Beziehung zum Namen des Phoken.

Der erste größere Autoausflug, von dem der Phoke berichtete, ohne lauernde Gefahren und Lähmungen auch nur zu erwähnen, führte ihn als Begleiter der neuen Freundin zum Begräbnis des Vaters am rhätischen Heimatort. Es schien der Analytikerin, als sei der ewig in der Seilbahn schwebende, ewig defekte Vater nun endlich dort angekommen, wo er hingehörte: *fort*, unter die Erde, diesseits des *Gotthards*, der nun aus dem geographischen Blickfeld geriet. Ob er über diese Freundin ein neues, nun endlich angemessenes *Wappen* fand oder den Harnisch gar nicht mehr brauchte, wissen wir nicht. Seine phobischen Symptome waren nun *fort*, zumindest nicht mehr der Rede wert. Er hatte uns nichts mehr zu sagen, außer, daß er nichts mehr zu sagen habe.

*

Die Analyse nahm aber noch eine letzte, überraschende Wende. Er kam getreulich weiter, redete kaum, wand sich auf der Couch mit allen Zeichen des

Unbehagens. Schließlich überwand er die tiefe Scham, die wohl immer dann auftaucht, wenn etwas vom Grundphantasma ins Spiel kommt; wenn es keinen anderen Ausweg mehr gibt, als *es* zu sagen, zumindest das, was davon sagbar geworden ist.

Es stellte sich heraus, daß er nicht gehen konnte, weil er befürchtete, nein absurderweise, wie er sagte, überzeugt sei, seine Analytikerin würde zusammenbrechen, wenn er gehe. Natürlich wisse er, daß er nur einer ihrer Analysanden sei, und daß die Idee absurder nicht sein könne, aber – Octave Mannoni hat diese Redensart aufgespießt und verewigt – je sais bien, mais quand même / ich weiß sehr wohl, aber dennoch.

Es war eben keine Idee, vielmehr das beinharte phantasmatische Grundgerüst, daß sich ein Subjekt im und gegen den ganz und gar gleichgültigen Andern aufgerichtet hat, um sich einen Sinn, einen Lebensauftrag zu geben. Sein Auftrag lautete: den defekten, den kastrierten, den immobilen Andern stützen, bewegen, wappnen; wenn ich's nicht tue, bricht er zusammen, und ich mit ihm. Mit sogenannten Allmachtsvorstellungen hat das gar nichts zu tun. Mit einem Erwähltsein schon: erwählt als prototypisches Prothese-Objekt jenes Andern, der ohne mich zugrunde ginge; oder der, schlimmer noch, ohne mich ewig zwischen Himmel und Erde eingesargt, immobil, absturzgefährdet in der Seilbahn verharren müßte: aufgehängt an den Fäden eines unsichtbaren, unberechenbaren Weltenlenkers.

Eine Durcharbeitung des Phantasmas in Richtung Mutter, Vater, Freundin gab es nicht. Alles schon gesagt. Ein Phobiker glaubt wenig ans Wort, er ist ein Mann der verhinderten, vermiedenen oder kopfsprungartig absolvierten Tat. So spricht denn auch Lacan nicht etwa vom Durcharbeiten, sondern vom Traversieren, also vom Durchqueren, Durchschreiten, Durchklimmen des Phantasmas: wir denken, sagt er, mit den Füßen. Nicht von ungefähr ist das stumme Durchklimmen harter Felswände, die den Abgrund säumen, in der frischen Luft des *fort*, eine Lieblingsbeschäftigung phobischer Naturen. Das meist stumme Durchklimmen des Phoken-Phantasmas in der Stickluft der Praxis dauerte ein gutes Jahr.

Selbstverständlich hatten Reden der Art, die Analytikerin würde den Phoken zwar vermissen, deshalb aber doch wohl nicht gerade zusammenbrechen, keinen Effekt; gehört es doch zum phobischen Phantasma, daß der Andere nicht weiß, wie absturzgefährdet er ist; er, der *Prototyp* der condition humaine, kennt sich da einigermaßen aus. Daß er oder irgend jemand darüber wirklich Bescheid wisse, würde ein Phobiker allerdings nie behaupten; er kennt sich im jederzeit Möglichen aus, das ist alles. Und hier bekommt man vielleicht einen Zipfel dessen zu fassen, was das phobische vom hysterischen Rettungsphantasma unterscheidet.

Das hysterische Subjekt unterstellt dem Andern ein Wissen über das Genießen: auch wenn der zu rettende Vater schließlich nicht weiß, gibt es noch das Wissen der Frau, das den Vater retten könnte. Ein Phobiker ist sehr viel ungläubiger und sehr viel nüchterner in bezug auf Wißbares, und die Mystifikation der Frau ist seine Sache nicht. Das macht ihn wohl den Frauen so sympathisch.

Mein Phoke mußte nicht auf der Couch verharren, weil irgendein Wissen, seines oder meines, noch fehlte: er mußte – bescheidener oder unbescheidener als ein Hysteriker – bei mir verharren, weil ihm die signifikante Funktion auf den Leib geschrieben war, den Bindestrich, die Kopula zu inkarnieren, die ein bißchen *fort*, ein wenig frische Phoken-, Meer- und Gipfelluft in die triste und immobile Sargexistenz der Analytikerin bringt. Daß er nichts mehr zu sagen hatte, ist nichts als logisch: Phokenluft, Phokenklima läßt sich nicht sagen, nur durch Phokenpräsenz beweisen.

Unter diesem Es-nicht-sagen-Können litt er allerdings gewaltig: er erschien immer wieder hoffnungsfroh strahlend zur Sitzung und schlich sich davon wie ein geschlagener Hund. Er schien dazu verdammt, endlos wiederkommen zu müssen. Er hatte kein Mittel außer dem der leiblichen Präsenz, um die Schuld abzuzahlen, und damit wuchs die Schuld stets wieder ins Unermeßliche. Das Bezahlen der Sitzungen brachte keine Linderung.

Schließlich fand er folgende Lösung: er kam nicht mehr zur abgemachten Sitzung, schickte das noch ausstehende Honorar, abzüglich der Summe für die letzte abgehaltene Sitzung. So ist uns der Phoke seit vielen Jahren etwas Kleines schuldig geblieben, vielleicht just in case, daß wir, wenn der Zusammenbruch eben doch noch einträfe, ihn jederzeit rufen könnten. Aber vermutlich war es seine Art und Weise, die Analyse wirklich zu beenden. Er konnte uns die Prothese seiner Präsenz erst entziehen, nachdem er sie durch ein symbolisches Minus, ein bißchen *fort* im *da* des Gelds, ersetzt hatte. Lacan schreibt das Objekt der Kastration bekanntlich minus phi. So oder anders: in der Phobologik schließt sich das *fort*-für-immer, und das im Fall der Fälle *da*, nicht aus.

Kürzlich bin ich im Telefonbuch zufällig auf den Phoken-Namen gestoßen; der amtlichen Kundgebung gemäß hat er seinen Platz als einer unter vielen gefunden. Die gebotene Diskretion erlaubt mir nicht, meine Freude darüber, in welch sprechender Weise Namen, Zivilstand, Beruf, Adresse seine Signifikanten nun neu bündeln, dem Leser mitzuteilen. Sollte er, aller Wahrscheinlichkeit zum Trotz, mit psychoanalytischer Lektüre, und just mit diesem Buch, in Berührung kommen, so möge er mir nachsehen, daß mir diese Analyse mitteilenswertes Material bot, ich ihn aber nicht damit behelligen wollte. In der gebührend entfremdeten Kunstfigur, die nun entstanden ist, würde er sich wohl kaum wiedererkennen; bestenfalls hat er die seltsame Reise mit Begleittier, die er damals unternahm, vergessen.

Hinrich Lühmann

Überlegungen zur Erinnerungsnot

Herr M. – um die vierzig Jahre alt – litt daran, daß er Wörter vergaß. Namen und Begriffe kamen ihm abhanden. Das Besondere war nicht, daß er vergaß, sondern daß er dann litt, daß er in extreme Angst geriet. Dem Vergessen sind wir alle unterworfen; es kann uns ärgern, doch wir wissen, das Vergessene wird sich, wohlverwahrt und letztlich nicht verloren, sobald es ihm genehm ist, wieder in Erinnerung bringen.

Solche Gelassenheit war Herrn M. unmöglich. Er stand unter dem Zwang, das Verlorene wiederzuerlangen – nicht irgendwann einmal, sondern sofort, Aufschub ausgeschlossen. Er verließ dann angstgepeinigt seinen Arbeitsplatz, fuhr in Bibliotheken, wälzte Lexika, marterte sich durch Vergegenwärtigung aller Umstände, die irgend zum verlorenen Wort in Verbindung standen, bis er es, wie er sagte: *wieder zur Welt* gebracht hatte. War dies nicht sogleich möglich, steigerte sich seine Angst zur Panik; er fürchtete verrückt zu werden und gab nicht nur das Wort verloren, sondern mit ihm auch seinen Verstand. Er fühlte sich dann einer Ohnmacht nahe; er sprach vom *Wegbleiben* der Wörter und setzte es mit dem Wegbleiben des Bewußtseins während einer Ohnmacht gleich. Er beschrieb diese Angst als Vorboten eines Vernichtungsgefühls. Er sagte: »Hätte ich Klaustrophobie oder Angst vor schwarzen Hunden – das wäre lästig genug, aber Fahrstühle könnte ich meiden und könnte, kommt ein Köter, die Straßenseite wechseln. Dem Wörtervergessen entkomme ich nicht – es sitzt in meinem Schädel.« Allerdings war es ihm bisher immer gelungen, sich zu retten. Entweder wurde in der höchsten Not das verschwundene Wort gleichsam herausgepreßt oder es gelang ihm durch Ablenkung dem Zwang zu entkommen.

Er hatte Vorsichtsmaßnahmen entwickelt. Notwendig war das Vermeiden von Situationen, in denen die Notwendigkeit, sich zu erinnern, sich ergeben könnte. »Immer wenn ich fürchten muß, daß sich mir die Fragen der folgenden Art stellen könnten: *Wie nennt man das – Wie heißt die Person*, dann biege ich gleichsam ab, weiche auf ungefährliche Themen aus, damit ich mir die Antwort nicht geben muß.« Sicherer war eine andere Maßnahme, die dadurch begünstigt wurde, daß sich eine feste Gruppe von Wörtern herausgebildet hatte, die immer wieder vergessen wurden. Andere Wörter, die er vergessen hatte, zogen, waren sie wieder erinnert, seine Aufmerksamkeit nicht mehr auf sich. Diese aber konservierte er auf einer Liste. Von dieser Liste gab es Kopien. Ein Exemplar führte er mit sich, ein zweites lag auf seinem Schreibtisch, ein drittes im Safe bei Bekannten. Die Liste war überschaubar; im Grunde blieb es bei einem festen Stamm von etwa 25 Wörtern, einzelne wurden gestrichen, wenn Herr M. sich ihrer wieder sicher glaubte, gelegentlich kamen neue hinzu. Er hatte sie zu memorieren versucht und konnte sie dann auch eine Zeitlang abrufen. Aber nach wenigen Tagen war jede Sicherheit der Erinnerung wieder geschwunden.

War Herr M. nicht in Erinnerungsnot, konnte ihn Vergewisserungslust überfallen: er prüfte, ob sein Gedächtnis wieder funktionierte, und suchte bewußt nach jenen Wörtern, die auf seiner Liste standen, oder riskierte Erinnerungsausflüge in riskante Bereiche, wo zu erwarten war, daß ihn sein Gedächtnis im Stich lassen würde. Z. B. begann er über seine Schulzeit nachzudenken und rekapitulierte die Namen seiner Klassenkameraden. Das Risiko war beherrschbar – notfalls, so sagte er sich, würde er sich an seine alte Schule wenden und die Klassenliste anfordern.

Die Angst des Analysanten war also nicht an die *Anwesenheit* »bedrohlicher« Wörter gebunden, was uns leicht bei Kindern begegnet, die bereits auf die Wörter »Werwolf« oder »Hexe« mit Angst reagieren mögen (und nicht erst, wenn sie eine bebilderte Geschichte dazu hören, lesen oder sehen). Hier war es anders: die Angst beruhte auf der *Abwesenheit* der Wörter. Diese hatten für ihn, waren sie wieder präsent, keinerlei Schrecken.

Am häufigsten kreisten seine Erinnerungskämpfe um die Wörter: »Sulfonamide« und »Ammoniak«. Er assoziierte *Onanie*, den Namen einer engen Verwandten *Monika*, den Geruch des Urins, er erinnerte sich an große Übelkeit nach der Einnahme von Sulfonamiden.

Im Alter von zwei Jahren und noch einmal, als er vier Jahre alt war, hing das Leben von Herrn M. an einem dünnen Faden; mehrere Monate verbrachte er in Krankenhäusern; zeitweise bestand ein Besuchsverbot, das auch für die Mutter galt, die er damals selten und nur durch eine Glasscheibe sah.

Ein Zusammenhang dieser wohl traumatischen Erfahrung mit der Erinnerungsnot des Analysanten ist angesichts der schmalen Grundlagen nur als Vermutung zu konstruieren. Vielleicht hat Herr M. diese Erfahrung drohenden Verlusts eines Liebesobjekts, nämlich seiner Mutter, auf Wortobjekte übertragen. Indiz für eine solche Übertragung blieb das Medikament »Sulfonamide«, das in einer Zeit, in der Penicillin rar war, sein Leben gerettet hat; daß er ohne Sulfonamide gestorben wäre, ist ihm gesagt worden. Das Ausbleiben dieses Wortes für etwas, das ihn am Leben hielt, in der Gegenwart wiederholt das Ausbleiben der Mutter in der Vergangenheit. Die Wörter entziehen sich – so wie sich das Liebesobjekt Mutter entzogen hat. (Eine kindliche Verschleifung von … *nami* … in *Sulfonamide* zu *Mami* analog der Verschleifung zu *Onanie* in den Assoziationen der Analyse liegt nahe, wurde aber nicht ausgesprochen.)

Von hier wäre die Angst zu verstehen, wenn Wörter ihm nicht gehorchen, »wegbleiben« wie die Mutter. Von hier verstehen wir die drohende Ohnmacht, ein »Wegbleiben«, wie er sagte, wenn er ohne Macht über die abwesenden Wörter zu sein glaubt. Wir verstehen das Ringen und Kämpfen, um sie wieder in seine Gewalt zu bringen. Das mühsame, immer gelingende Wiedergewinnen des Wortes unter höchster Angst entspräche der damals nach langem Warten erfolgten Wiederkehr der Mutter. Es ist anzunehmen, daß die Wiedersehensfreude das Ziel ist, das er in der Vergewisserungslust wieder erreichen möchte. Er erinnerte sich auch, daß er in den beengten Nachkriegszuständen zwar auf einer Isolierstation lag, daß im selben Gebäude auch eine Gebärstation untergebracht war, auf der seine Mutter dann, um dem Sohn näher zu sein, als Putzfrau Arbeit nahm. Dies mag seine Sprache vom Herauspressen und vom Wieder-zur-Welt-Bringen der Wörter grundiert haben.

Dies ist die Skizze einer Deutung, die nach und nach in der Analyse zur Sprache kam. Für eine weitere Aufklärung der verwickelten Beziehungen, die zwischen diesen Wörtern und einem Trauma bestehen mögen, fehlt weiteres Material. Der Analysant bestätigte die Deutung nicht. Seine Erinnerungsnot blieb bestehen, verlor sich aber im letzten Jahr der Analyse zusammen mit der Milderung seiner zwangsneurotischen Symptome.

Das Verständnis dieses Falles ist an Schranken gestoßen, die in der Analyse nicht aufzuheben waren, er bietet aber Hinweise auf eine Konstellation, in der Angst auftritt. Warum es insbesondere die Wörter der Liste sind, die vergessen werden, kann nur vermutet werden; eine solche Vermutung ist hier entwickelt worden. Warum ihre Abwesenheit auch Angst bereitet, die zur Panik führt, kann aus dieser Wiederholung der traumatischen Situation abgeleitet werden. Ich schlage nun vor, seine Angst auch aus dem aktuellen Geschehen, dem Sich-Entziehen der Wörter, abzuleiten und nicht allein aus dem, womit sie lebensgeschichtlich verbunden sein mögen. Daß Herr M. überhaupt ihrer gewiß sein, sie zur Verfügung halten wollte, gehörte zu den Symptomen seiner Neurose. Wenn sie nicht gelang, kam es zur Angst.

Bei Herrn M. war das Denken hoch besetzt, und zwar als ein ordnendes, arrangierendes, festlegendes Denken. Er gebärdete sich als sein Tyrann, der gleichsam neben ihm stand, es beobachtete, überschaute und in jedem Element begreifen und regulieren wollte. Er mußte seine Aufmerksamkeit wie einen Scheinwerfer auf jeden einzelnen Gedanken richten, ihn gleichsam aufrufen, um sich dann dem nächsten zuzuwenden.

Damit dies möglich ist, mußte für ihn die Sprache wie ein Schlagwortkatalog organisiert sein, ein Lexikon, das aus Oberbegriffen besteht, dem in fester Definition weitere Bedeutungen zuzuordnen sind. Wörter faßte er als Zeichen auf – als seien sie nur Träger eines endlichen Denotats. Er versuchte über das Netz des Symbolischen mit seinen ihm ganz eigenen Kohärenzen ein Gitter von ihm definierter Beziehungen zu setzen, als dessen Konstrukteur er agierte. So konnte er einen kontrollierbaren Zusammenhang definierter Bedeutungen herstellen. Sein Berufsfeld war die Verwaltung ausgearbeiteten Wissens und eines Wissens, das sich aus der Permutation bekannter Kenntnisse sicher erschließen läßt.

Das, was man so freie Assoziation nennt, war ihm lange ein Greuel. Er konnte sich nur schwer seinen Einfällen, ihren Zusammenhängen, ihrer Bewegung überlassen. In der Analyse reizte jede Deutung, die er nicht auf einer von ihm bestimmten Sinnstätte wieder festmachen konnte, eine Argumentationswut, der schwer zu widerstehen war. Im Sozialen machte er alles, um es begreifen zu können, das vor allem, was an das nicht zu begreifende Begehren anderer gemahnte, zum Zeichen, um daraus Sinn zu lesen und die Aktionen der anderen zu verstehen. Mit seiner Erklärungswut vermochte er seine Mitmenschen durchaus zu erwischen; dann nämlich, wenn er mit seiner geschärften Aufmerksamkeit für Zeichen die Signale von Körpersprache und Intonation festlegend übersetzte. Damit geriet er aber auch ins Absurde – z. B. las er die Tatsache, daß eine Frau, die ihn interessierte, in ihrem grünen Auto vorfuhr, sehr ernsthaft als ein Zeichen dafür, daß sie ihm gewogen sei – war doch Grün seine Lieblingsfarbe; unerheblich, daß sie diesen Wagen schon seit Jahren besaß. Daß – er arbeitete an einer Universität – Bücher von ihr an bestimmter Stelle ins Regal eingestellt worden waren, war wiederum ein Zeichen an ihn, daß er sie lesen solle – unerheblich war, daß von ihm dieselbe Aktion anderer als aggressiver Akt übersetzt wurde. Auch seine Neigung, die sozialen Beziehungen einem Komment zu unterwerfen, sich in Streit, Aggression und Unterwerfung mit seinen Nebenmenschen zu tummeln, hatte ihren Grund in seinem Sinnfixierungsbedürfnis: ist das Duell doch immerhin eine regulierte, begreifbare und beschreibbare Form des Sozialen und ein Mittel, das Angst machende Begehren der anderen zu kanalisieren und zu vereindeutigen.

Nun ist es aber so, daß solche Maßnahmen der Sinnkontrolle, wie sie Herr M. kultivierte, nur bis zu einem gewissen Grade wirksam sein können. Seine vor-saussuresche Hoffnung, man könne die Wörter auf ein Denotat festlegen, scheiterte an der Natur der Sprache.

Unser Sprechen verfehlt von Wort zu Wort eine endliche und abschließende Bedeutung. Mit jeder Schlinge, die wir auswerfen, einen Sinn zu fixieren, öffnen wir unsere Rede zu neuen Beziehungen. Indem wir reden, sind wir daneben. Aber weil wir verfehlen, weil ein fixierter Sinn sich entzieht, reden wir weiter. Herr M. wurde durch das Wörtervergessen damit konfrontiert, daß es eine *Adaequatio rei* nicht gibt.

Mag sein, daß Angst ihn bereits dort befiel, wo er dem Gleiten der Signifikanten ausgesetzt war, wenn er auf etwas traf, was nicht abschließbar ist und was ihn mitzunehmen drohte. Diese Angst sollte das kontrollierte Denken steuern. Vielleicht können wir sein Begehren auch als ein Spiel mit dem Grauenvollen erfassen, ein Genießen der Not, immer wieder den sinnschließenden Ausdruck zu finden und zu halten.

Entzog sich aber das schließende und besiegelnde Wort, war er mit der Wahrheit unserer Existenz als Sprechwesen konfrontiert. Das vergessene Wort vertritt als abwesendes eben nicht diesen oder jenen Sinn, der zu ihm in einem irgendwie gearteten Verhältnis stünde, sondern stieß ihn mit der Nase darauf, daß ein fester Sinn eben nicht zu haben ist. Und angewiesen auf die Sinnseite des Denkens, hakte er hier fest. Es scheint, daß in dieser Situation ihm alle Wörter gefährliche, haltlose Wörter waren – wenn eines versagt hat, warum sollten die anderen dann gewisser sein. Nichts war schlimmer, als in dieser Situation überhaupt zu denken. Die Angst würde dann exponenziell steigen. Immobilisiert stand er vor einem Riß der Welt und wußte nicht weiter. Es scheint, daß er dadurch radikal in ein Feld geriet, wo ihm nunmehr *jedes* Wort fehlte und jede Möglichkeit der Symbolisierung. Mit anderen Worten: das punktuelle Versagen hebelte den gesamten Mechanismus der Symbolisierung aus.

Wer scio sagt, ergo sum, wer sich von der Beherrschung des Wissens her definiert, der ist nicht mehr, wenn ihm sein Wissen schwindet; dann ist auch kein cogito mehr möglich und kein Sein. Ist einem das Symbolische aus scharf definierten Signifikaten zusammengesetzt, so bedeutet ein Nicht-bezeichnen-Können, daß das Subjekt, das in seinem Denkbewegungszwang das eigentlich den Signifikanten eigene Gleiten auf sich genommen hat, daß es als Stillgestelltes ihre Verbindung nicht mehr aufrechterhalten kann. Damit werden die Elemente disparat, sind ohne Zusammenhang, das Gebäude zerfällt. Die Hilflosigkeit ist das Erfahren der Unregierbarkeit der Signifikanten.

Haben wir damit etwas Grundsätzliches über die Panik erfahren? Wenn es in der Panik um den Zusammenbruch des Symbolischen geht, dann freilich ist der das Symbolische regieren wollende Zwangsneurotiker für diesen Zusammenbruch besonders disponiert.

Von der Annahme her, die Panik sei an ein zeitweises Zusammenbrechen des Symbolischen gebunden, will ich noch einen Schritt weitergehen.

Die sie erlitten haben, schildern sie als eine Überwältigung – nicht durch dieses oder jenes Bedrohliche, sondern durch ein Unnennbares: es gibt weder Wort noch Bild, das den »Gegenstand« der panischen Angst zu repräsentieren vermöchte. Von diesem Erlittenen ist nur zu sagen, daß es unwiderstehlich ist, eine ungeheure Macht und Kraft, die das Subjekt überrollt, eine Überflutung, eine Invasion.

Wenn der Mensch des Symbolischen beraubt ist, hält ihn nichts mehr, hält ihn auch nichts mehr zusammen. Er ist dann nur noch etwas von Körper, aber nicht mehr der Sprachkörper, der unserem Leib Struktur gibt, und auch nicht imaginäre Gestalt, die als umgrenztes Bild ohne das haltende Symbolische nicht mehr bestehen kann. Ist es dieses Etwas-von-Körper-Sein, Nur-Körper, der in der Panik erfahren wird?

Das weist auf den unsprachlichen Teil unserer Existenz hin, und von ihm nehme ich an, daß ihm das Subjekt in der Panik ausgeliefert ist, ihn ungefiltert und unstrukturiert wahrnimmt. Keineswegs Erinnerung an ein reales Trauma, das der Geburt, z. B., sondern stets lauerndes Substrat unserer Existenz, das dann zum Vorschein kommt, wenn zerreißt, wenn für einen Moment aussetzt, was uns als Sprechwesen ausmacht.

Erfährt das panische Subjekt das Leben, das uns lebt, dem wir ausgeliefert sind, dessen Teil wir sind? Pure Propagation, Werden, Vergehen und wieder

Werden, das durch den Bocksgott Pan nicht schlecht repräsentiert ist? Vielleicht also ist Panik dies: Daß wir im Zusammenbruch des Symbolischen halt- und gestaltlos in das Organische stürzen, in das Leben, das wir zu allererst, noch vor der Sprache sind. Zu denken ist an den Traum von Irmas Injektion, wo die nekrotischen Stellen und das weibliche Genitale zusammengebracht werden, bevor der Träumer durch ein Symbolisches, die Formel des Trimethylamin, gerettet wird.

In der Filmwelt der Gegenwart sind mit Dracula, mit Zombies und Lemuren Figuren entworfen, die die Grenze von Tod und Leben, Sterben und Wiederauferstehen im Wortsinn »verkörpern«. Der Film erlaubt, mit ihnen zu spielen und in Grauen zu wandeln, was, wäre es »real«, uns in Panik stürzen müßte. Es geht aber nicht darum, daß uns hier Schreckensfiguren vor Augen gestellt werden, sondern darum, daß diese Schreckensfiguren das sind, was wir auch sind: als körperliches Geschehen, als Werden und Vergehen; reine Lebenskraft vor allem Symbolischen. Am energischsten findet sie sich verkörpert in jenen Science-fiction-Filmen, wo alles Symbolische, das uns »o ja, bis an die Sterne weit« getragen hat, zusammenzubrechen droht vor dem Leben der aus Ei und Schleim hervorgekrochenen Biester. Von hier unsere Furcht und unser Ekel vor allem wimmelnden Getier. Und von hier der ganze Aufwand im Symbolischen, der der Strukturierung des Geschlechtlichen dient.

Dies könnte ein anderes Licht auf die Frage der Todesangst werfen, die ja gemeinhin mit »Panik« verbunden wird. Die Todesangst ist nicht die Angst vor dem biologischen Tod, über den das Unbewußte nichts wissen kann, sondern ist Angst vor dem Leben, dem wir ausgeliefert sind, wenn wir in dem ersterben, was uns zu Menschen macht. Ein Tod auch dies, aber nicht der biologische, sondern der Tod des Sprechwesens Mensch. Diesen können wir sehr wohl fürchten und erleiden, während jener in der Tat ganz außer uns ist. So daß ich zu sagen wage, die Angst der Panik ist keine Todesangst, sondern Lebensangst.

Valentin M. Nusinovici

Gegenübertragung und Begehren des Analytikers

Die Diskussion verschiedener Texte, die um das Problem der Gegenübertragung kreisen, nimmt in dem Seminar, das Lacan 1962/63 dem Thema der *Angst* gewidmet hat, einen recht bedeutenden Platz ein. In der Vorlesung vom 30. Januar 1963 geht es zuerst um einen Aufsatz von Margaret Little, dann, in der darauffolgenden Sitzung, stellen Granoff und Perrier Texte von Low, Szasz und Tower vor, die Lacan anschließend kommentieren wird, insbesondere den von Lucy Tower. Diese Aufsätze sind Beiträge zur großen Debatte, die damals die Gemeinschaft der Analytiker in Aufregung versetzte, als einige von ihnen die Gegenübertragung nicht länger für ein Hindernis hielten, das es zu analysieren und zu überwinden gilt, sondern darin im Gegenteil ein Mittel zum unbewußten Verstehen des Analysanten[1] sehen (womit für sie der Analytiker plötzlich nicht mehr der Spiegel des Analysanten ist, sondern wie dieser zu einer Person wird). Wenn sich Lacan lange mit diesen Texten aufhält, dann nicht deshalb, weil ihn diese Debatte besonders interessieren würde. Was die Gegenübertragung angeht, hat er eine entschiedene Auffassung, und er schließt sich weder dem einen noch dem anderen Lager an. Diese Aufsätze – sie sind fast ausschließlich von Frauen verfaßt – ziehen (retiennent) seine Aufmerksamkeit auf sich, weil sie auf ehrliche Art und Weise Erfahrungen mit schwierigen Fällen wiedergeben, indem sie die Überraschungen und die ausweglosen Situationen schildern und so vom Engagement, ja von der Leidenschaft dieser Analytiker zeugen. Aber er findet ihre Ausarbeitungen verworren (confuses) und will, indem er diese Beobachtungen aufgreift, zeigen, daß es zutreffendere Bezugspunkte gibt als die Gegenübertragung, um das Handeln dieser Analytiker zu verstehen.

Ohne näher auf diese Texte einzugehen, kann man zwei oder drei Fragen hervorheben, die sich aus ihrer Lektüre ergeben. Für M. Litte[2] ist der Patient jemand, der Bedürfnisse (besoins) hat. Der Analytiker wiederum verfügt

[1] A. d. Ü.: Der vom Autor gebrauchte Begriff *analysé* = der Analysierte wird durchgehend mit der von Lacan vogeschlagenen Partizip-Präsens-Form Analysant übersetzt.

[2] Little, M.: »R – The Analysts Total Response to his Patients Needs«. Int. Journal of Psycho-Analysis 38, 1957, S. 240–254.

über etwas, das er geben kann, indem er sich an seiner Gegenübertragung orientiert. Will die Antwort der Autorin eine »totale«[3] sein, wobei sie bis zu den realsten Interventionen greift, so hat das für uns wenigstens den Vorzug, uns die folgende Frage zu stellen: Was könnte der Analytiker zu geben haben?

Lucy Tower berichtet den Fall eines jungen Mannes, den sie zu sehr geschont hat, weil sie fürchtete, daß seine Frau psychotisch sei und der Kur entgegenwirke. Anläßlich eines Traums korrigiert sie dieses Urteil und »richtet«, wie sich Lacan ausdrückt, »das Begehren des Patienten neu aus«. Er, der eben noch depresssiv und passiv war, nimmt nun den Mangel seiner Analytikerin auf sadistische Weise aufs Korn. Sie hält dem gut in einer Position stand, die sie selbst als masochistisch bezeichnet, und nun nimmt die Analyse einen günstigen weiteren Verlauf. Wo soll man hier die Gegenübertragung erkennen? Im Traum, der die Situation besser einzuschätzen erlaubte? Oder in der anfänglichen Beurteilung des Paares? Hier taucht eine andere Frage auf: ist es unbedingt masochistisch, wenn man den Sadismus eines Patienten erträgt? Ist das immer ein Hinweis auf ein Genießen beim Analytiker?

Um dem Rechnung zu tragen, was die Gegenübertragung in der Sicht Lacans ist, muß man zunächst ein paar Worte über seine Konzeption der Übertragung sagen. Diese ist ein Phänomen, das an die Sprache und ans Sprechen gebunden ist, in Korrelation zur Subjektivität. Spezifisch für die menschliche Sprache ist der Signifikant. Die Gesamtheit der Signifikanten (battérie des signifiants) ist mit einem Mangel behaftet: der Punkt, woher der Signifikant entspringt, kann nicht signifiziert werden. Genau das nennt Lacan ein »vice de structure«[4] ein strukturelles Gebrechen. Der Andere ist barriert (S Ⱥ), wie das auch für das Subjekt der Fall ist ($). Wenn ich aus der Küchentür Rauch herauskommen sehe, dann ist das ein Zeichen. Der Rauch bezeichnet den Punkt, woher er kommt: den angebrannten Kochtopf. Höre ich unter den gleichen Umständen »immer brennt es«, dann sind das Signifikanten. Sie bezeichnen nicht den Punkt, woher der Rauch kommt, sondern lassen den grundlegenden Mangel hören, von dem her das Subjekt spricht ... und brennt.

Am Ursprung der Übertragung liegt dieses »strukturelle Gebrechen«. Das reale Loch im Anderen[5] polarisiert den Diskurs, der um es kreist. Das

[3] »tota response«, A. d. Ü.

[4] Lacan, J.: Die Angst. Seminar vom 30. Januar 1963.

Objekt *a*, Objekt des Phantasmas, öffnet dieses Loch, und auf Grund dieser Tatsache fördert (unterstützt) es die Übertragung (es ist das *αγαλμα*, das Alkibiades[6] infolge seiner Übertragung bei Sokrates unterbringt). Wenn die Struktur dergestalt den Platz der Übertragung bestimmt, welchen Platz hat dann der Analytiker einzunehmen? Er ist am Ort des Anderen, und dort ist die Adresse der Übertragung. Der Analytiker wird, zumindest in der Neurose, der »Behälter« des Objekts *a*. Und seine Aufgabe besteht darin – hier liegt einer der wesentlichen Punkte des Seminars –, dies nicht zu bleiben.

Daher ist er weder ein Spiegel noch eine Person. Er ist kein Spiegel, weil das Ziel der Analyse nicht darin besteht, daß sich der Analysant so sieht, wie er ist, sondern daß er trotz der Vorherrschaft dieses Bildes wisse, was das Objekt ist, das ihn als begehrendes und übertragendes Subjekt ausmacht. Der Analytiker hat daher den trügerischen Schein des Spiegelbildlichen zu durchbrechen, er repräsentiert für den Analysanten keinen Spiegel, er variiert die Krümmung des Spiegels, die bereits in der subjektiven Struktur angelegt ist.[7] Noch weniger ist er eine Person im Sinne eines kleinen anderen, denn die Übertragung ist Beziehung zum Anderen. Natürlich geht es nicht darum, eine exklusive Andersheit (altérité) zu fördern, sondern vielmehr die Beziehung zum kleinen anderen auf korrekte Art und Weise zu dieser Alterität ins Verhältnis zu setzen. In dieser Hinsicht hat der Analytiker so gut er kann das Beispiel einer »diskreten Brüderlichkeit«[8] zu geben, die der Ausdruck einer Zugehörigkeit zur Gemeinschaft der sprechenden Wesen ist.

Ausgehend hiervon ist die Gegenübertragung schlicht gänzlich in negativem Lichte zu definieren. Sie ist das, was sich der Übertragung widersetzt: die Vorurteile des Analytikers, die Gewißheiten seines Ichs (sein hastiges »Verstehen«), mit einem Wort alles, was ihn zur Verdrängung dessen führt, was er an Signifikantem vernimmt, besonders dann, wenn es sich um etwas grundlegend Mehrdeutiges oder sogar Sinnloses handelt. So, wie Lacan von der Gegenübertragung spricht, ist »gegen« im Sinne eines Hindernisses zu verstehen und nicht im Sinne einer entgegengesetzten Richtung. Was die Rückübertragung des Analytikers auf den Analysanten angeht – was von vielen als Gegenübertragung bezeichnet wird –, so sieht Lacan in ihr schlicht

5 Der große Andere, an dessen Ort sich der Analytiker in der Übertragung befindet, hat einen Mangel, der nicht im Symbolischen aufgeht (A. d. Ü.).

6 In Platons Gastmahl (A. d. Ü.).

7 Lacan, J.: Remarque sur le rapport de Daniel Lagache, Ecrits, Paris, Seuil 1966, S. 680.

8 Lacan, J.: L'aggressivité en psychanalyse, Ecrits, Paris, Seuil 1966, S. 124.

und einfach eine »Gegen-Indikation« (contre-indication).[9] Er drückt das sehr treffend aus: Kontraindikation gibt es hier insofern, als der Analytiker sein Objekt *a* beim Analysanten unterbringt, und sei's auch nur für einen Augenblick. Aber die Affekte, die der Analytiker verspürt, stammen nicht unbedingt aus der Gegenübertragung oder seiner Rückübertragung. Dadurch, daß der Analytiker das Objekt *a* des Analysanten enthält, verspürt er Affekte, und er hat diese nicht zu unterdrücken. Lacan sagt in der ersten Sitzung des Seminars sogar, daß die Angst des Analytiker-Anfängers eher ein Zeichen seiner guten Eignung sei.

Wenn aber tatsächlich nichts von der Wirksamkeit einer Kur auf die Gegenübertragung zurückgeführt werden kann, worauf dann? Lacan führt es auf das »Begehren des Analytikers« zurück, aus dem er eine Funktion macht, die über die jeweiligen Besonderheiten hinausgeht, die das Begehren des einzelnen Analytikers auszeichnen. In der Übertragung, in die Analysant und Analytiker einbegriffen sind, gibt es nur ein einziges Objekt *a*: das des Analysanten, an das sein Begehren im Phantasma ($\$ \diamond a$) gebunden ist. Damit das Phantasma, das eine sehr stabile Organisation darstellt, analysierbar ist, muß es etwas geben, das es in Frage stellt, es in der Art und Weise seines Funktionierens stört. Dieses Etwas, dieses x, das derart auf der Ebene des Objekts *a* eingreift, ist das Begehren des Analytikers.

Freud sagte, das Unbewußte des Analytikers verhielte sich wie ein Telefonhörer gegenüber dem Unbewußten des Patienten, und daß er es, ausgehend von dessen Abkömmlingen, wiederherstellen könne. Doch in der Folgezeit hat man die Gegenübertragung, als das Instrument des Analytikers betrachten können.

Paula Heimann[10] hat 1949 hier[11] in Zürich vorgetragen, daß die Gegenübertragung – definiert als emotionale Antwort – »im Inneren des Unbewußten des Patienten ein Forschungsinstrument« ist. Wie man sieht, wird hier die wissenschaftliche Ebene verlassen, in der Freud seinen Vergleich ansiedelte, und nun ging es nicht mehr darum, das Unbewußte »wiederherzustellen«[12], sondern es über eine »Einsicht« (insight) zu »verstehen«, denn

9 Lacan, J.: Le séminaire: Le transfert. Livre VIII, Seminar vom 8. März 1961, Paris, Seuil, S. 230.

10 Heimann, P.: On countertransference, Int. Journal of Psychoanalysis 31, 1950.

11 Der vorliegende Text ist eine neu bearbeitete Version eines Vortrags, den der Autor auf Einladung von Regula Schindler bei der Tagung der Association Freudienne Internationale im März 2000 in Zürich gehalten hat.

das Postulat Paula Heimanns war es ja, daß das Unbewußte des Analytikers das des Analysanten versteht.

Was Lacan im Anschluß an Freud behauptet, ist etwas ganz anderes. Das Unbewußte ist zu befragen. Es ist notwendig, daß »es sage, warum«. Man unternimmt eine Analyse, weil man merkt, daß das Symptom eine Ursache hat, und diese ein Rätsel geblieben ist. Das Begehren des Analytikers hält diese Befragung aufrecht und belebt sie und ruft die »Dimension der Erwartung« hervor, die das »Wirksame an der Analyse«[13] ist. Es geht dabei nicht, wie so oft in den Texten zur Gegenübertragung, um das Eindringen in das Unbewußte oder um das Ausforschen eines Unbewußten durch ein anderes. Das Begehren des Analytikers kommt nicht von einem außen, um zu einem innen vorzudringen, denn der Ort des Anderen ist weder »Innen« noch »Außen« (gerade um das zu zeigen, macht Lacan von der Topologie Gebrauch). Könnte man denn von der Erwartungsangst des Analysanten sagen, daß sie eher gegenüber einem Inneren (dem Unbewußten und dem, was daraus hervorkommen könnte) oder gegenüber einem Äußeren (z. B. dem, was sich aus der Deutung des Analytikers ergibt) bestünde? Es kann vorkommen, daß der Analysant gegenüber einer solchen Frage unentschieden bleibt. Wenn diese Frage nicht beantwortet werden kann, scheint mir das eher von einer korrekten Position des Analytikers in der Übertragung zu zeugen.

Vom Beginn des Seminars an warnt Lacan vor den Diskursen, welche die Angst fassen wollen, wie man einen Gegenstand mit einem Netz einfängt, denn nach seiner Auffassung »scheitert« hier »sogar das Netz des Freudschen Diskurses« in *Hemmung, Symptom und Angst*. Was vonnöten ist, sagt er, das ist ein Diskurs, in dem jede Masche (maille) »die Leere beläßt, in der die Angst steckt«[14]. Radikaler noch verkündet er dazu, »daß er selbst ohne Netz arbeiten wird«[15].

Es wäre eine allzu billige Beruhigung, wenn man sagte, daß die Angst kein Objekt hat. Sie ist nicht ohne Objekt. Aber dieses Objekt läßt sich nicht durch philosophische oder wissenschaftliche Diskurse symbolisieren.[16] Die-

12 Freud, S. (1912): Ratschläge für den Arzt bei der Psychoanalyt. Behandlung. G.W. VIII, Frankfurt/M., S. Fischer, 1969, S. 382.

13 Lacan, J.: Die Angst. Seminar vom 27. Februar 1963, unveröffentlicht.

14 Lacan, J.: Die Angst. Seminar vom 14. November 1962, unveröffentlicht.

15 In doppeltem Sinn: »ohne Netz« beim Fangen des Objekts, und »ohne Netz«, um die Beschädigung eines herabfallenden Gegenstands zu verhindern.

16 Lacan, J.: Die Angst. Seminar vom 30. Januar 1963, unveröffentlicht.

ses Objekt ist das kleine *a*, das Objekt des Begehrens – d. h. die Ursache des Begehrens und nicht dessen Ziel. Normalerweise erlaubt das Objekt *a*, das im Phantasma verhüllt ist, dessen Funktionieren, wie es auch die Existenz des Subjekts verbürgt. Die Angst signalisiert die Bedrohung durch das Hervorkommen des Objekts, und sie wird dann unerträglich, wenn diese Bedrohung konkretere Formen annimmt.

Wenn dieser Vorschlag Lacans zutrifft, d. h., wenn die Grenze der Angst von der Organisation des Phantasmas abhängt, erübrigt es sich, von einem »Fels der Kastration« zu sprechen. Wenn der Analytiker in der Übertragung der Sitz des Objekts *a* ist, dann muß er zu einer gewissen Enthüllung dieses Objekts beitragen, damit ein Schritt über die Grenze der Angst hinaus gemacht werden kann. Genau hier ist das Begehren des Analytikers gefragt, und nirgendwo anders wird klarer, daß Ethik, Theorie und Technik nicht vorneinander getrennt werden können. Wie kann eine Arbeit möglich sein, fragt Lacan am Ende des Seminars, »daß das Begehren des Analytikers dazu dient, daß wir die Dinge über die Grenze der Angst hinaus vorantreiben?«. »Es ist notwendig«, antwortet er, »daß der Analytiker so viel wie möglich sein Begehren in dieses unreduzierbare *a* hat eindringen lassen, um der Frage nach dem Begriff Angst eine reale Garantie zu bieten.«

Die Bezugnahme auf Kierkegaard durchzieht das ganze Seminar. Daß Lacan den Begriff »Angst« erst in der letzten Zeile des Seminars erwähnt, wo es um die entscheidende Frage nach dem Ende der Analyse geht, kann einen nur überraschen. Wenn Lacan Kierkegaard dort zitiert, wo er einen Weg weist, um über das Ziel hinauszugehen, das Freud als strukturelle Schranke erschien, dann, wie mir scheint, weil Kierkegaard der erste war, der »ohne Netz« arbeitete. Wenn er vom Begriff »Angst« sprach, unterwanderte er den philosophischen und sogar den etymologischen Sinn des Wortes »Begriff« (concept). Der Begriff »Angst« enthält einen »qualitativen Sprung«, der dem »quantitativen Übergang entgegensteht, der jeden Begriff trübt«. Aus diesem Sprung enspringt die Sünde, die Kierkegaard von der Verfehlung (faute) unterscheidet, die auf die Erbsünde verweist. Was Lacan als strukturelles Gebrechen bezeichnet – wie man sieht, mit einem gewissen Humor –, hat einen unmittelbaren Bezug zur Erbsünde. Die Grundlage des Glaubens an die Erbsünde, bringt er zudem vor, ist der Mangel im Anderen: Lieber nimmt das Subjekt den Fehler auf sich, als daß es anerkennt, daß es im Anderen keine Person gibt, die ihn des erwarteten Genusses beraubt.[17]

Die Angst selbst deckt den Mangel des Anderen zu, und sie ist an das Verfehlen gebunden. Damit sie das nicht bleibt und damit das Opfer nicht endlos wiederholt wird, muß das reale Faktum der Sünde geschaffen werden, sagt Kierkegaard (was man als Konfrontation mit dem Mangel des Anderen verstehen kann). Aber wie kann »der Mut, auf die Angst ohne Angst zu verzichten« (Kierkegaard), dem Neurotiker zuteil werden, der »sich weigert, seine Angst herauszugeben« (Lacan)?

Auf seiten des Analytikers besteht die Voraussetzung in der korrekten Stellung seines Begehrens gegenüber dem Objekt. So geht das Begehren des Analytikers gegen den »natürlichen« Lauf der Analyse, die ihn mit dem Ichideal bekleidet, mit dem sich der Analysant identifiziert. Es geht nicht darum, die Abwesenheit der symbolischen Garantie im Anderen zu beheben, indem man sich auf das Ideal stützt; was es anzubieten gilt, ist eine reale Garantie über die Verbindung des Begehrens mit dem Begehren. Wenn es schon ein »Bündnis« zwischen Analytiker und Analysant geben soll – denn einige Analytiker arbeiten mit diesem Begriff –, dann auf dieser Ebene. Zu einem späteren Zeitpunkt wird Lacan sagen, daß der Analytiker die Aufgabe hat, sich zur Ursache des Begehrens des Analysanten zu machen.

Ich habe den Eindruck, daß uns Lucy Tower von etwas berichtet, was uns im Licht der Kommentare Lacans in die Frage des Begehrens des Analytikers einführen kann. Lacan weist darauf hin, daß die Aufrechterhaltung des sadistischen Begehrens des Patienten aus der Analytikerin keine Masochistin macht, und zwar deshalb, weil das Objekt *a*, um das es hier geht, nicht ihres ist, sondern das des Analysanten. Zwar zahlt sie, indem sie ihrem Begehren den Platz gibt, das Begehren des Analysanten zu stützen, einen hohen Preis, aber außerhalb der Sitzungen löst sie sich von ihrer Arbeit, ohne sich weiter persönlich betroffen zu fühlen. Einige Autoren hielten es für angebracht, Lucy Tower darauf aufmerksam zu machen, daß die Abstinenzregel sich nicht nur auf die Patienten beziehe.[18] Lacan wurde seinerseits ein perverses Vorgehen in seinen Analysen vorgeworfen. Dennoch ist denkbar, daß wenn der Einsatz des Begehrens des Analytikers dazu führt, den Analysanten mit der Frage des Genießens des Anderen zu konfrontieren – was sich als sehr nützlich erweisen kann –, nicht unbedingt bedeuten muß, daß der Analytiker gegen die Abstinenz gegenüber seinem Genießen verstoßen hätte.

17 Lacan, J.: Subversion des Subjekts und Dialektik des Begehrens. Schriften II. Olten 1975, S. 196.

18 Reich, A: In ihrem Zitat von R. A. Spitz in: Some supplemetary remarks on countertransference. Int. Journal of Psychoanalysis 41, 1960, S. 389.

Regula Schindler hat am Beginn dieser Tagung vor dem Idealismus des Analytikers gewarnt. So ist es vielleicht nicht unangebracht, dieses Treffen mit der Frage zu beenden, was denn der Analytiker geben kann. Es gibt einen heiklen Punkt, auf den Lacan oft hingewiesen hat: die Metapher der Gabe gehöre dem Register des Analen an, und jegliches Ideal der Hingabe entstamme einem obsessionellen Phantasma und verberge eine tödliche Aggressivität.

Wesentlich in der Beziehung zum Anderen ist nicht die Gabe selbst, sondern deren Symbol, und das Symbol impliziert seinerseits die Negation des Objekts. Was der Analytiker zu geben hat, kann also nur vom Siegel der Kastration gezeichnet sein, und dies gilt in erster Linie für ihn selbst. Deshalb äußert sich Lacan in der Richtung, daß der Analytiker eher zu bezahlen hat: mit Worten, mit seiner Person und mit seinem intimsten Urteil.[19] Ein solches Urteil kann sich auf keinerlei Ideal stützen, und der Analytiker kann sich dabei in bezug auf seine eigene Spaltung nichts ersparen. Wenn es seine Liebe wäre, die er gibt, also das, »was er nicht hat«, dann liefe das nur darauf hinaus, vom Analysanten geliebt werden zu wollen. Geben kann er nur das, was er hat: sein Begehren, sein ebenso gewarntes wie auch begrenztes, endliches Begehren, wie das eben für die Anerkennung jedes Begehrens gilt, insbesondere das seines Analysanten.

Aus dem Französischen übersetzt
von Peter Müller

[19] Lacan, J.: Die Ausrichtung der Kur. Schriften I, Olten, Walter, 1973, S. 171–236.

Bettina Noddings

Angst und Zensur

Kommen in einem Gymnasium Jugendliche zu einer psychologischen Beratung, so ist öfters von Angst vor Klassenarbeiten, Lehrern und Mitschülern zu hören, sogar von Angst vor Zensuren und Noten; manchmal jedoch ist die Vermeidung von Angst so auffällig, daß es mich auf die Frage bringt, wie sich das Fehlen von Angst auf die seelische Strukturierung und das Lernvermögen auswirkt. Konkret möchte ich diese Frage am Beispiel von Störungen im Umgang mit der Schrift und dem Schreiben untersuchen, denen ich bei Konsultationen begegnet bin: welche Verbindungen bestehen zwischen Subjekt-Werden, Zugang zur Schrift und Angst? Gibt es eine Zensur *vor* dem Entstehen und Durchleben der Angst – wobei »vor« sowohl räumlich als auch zeitlich aufgefaßt werden kann?

Mich läßt dies an Kafkas Parabel »Vor dem Gesetz« denken: »Vor dem Gesetz steht ein Türhüter« – heißt es darin.[1] Freud spricht von den »Wachen vor den Toren des Verstandes«, als er in der Traumdeutung die Zensur einführt.[2] Wie sich das Bestreben, Angst zu verhindern, auf das Lernvermögen auswirkt, kann das folgende Fallbeispiel zeigen.

Auf Anraten des Deutschlehrers konsultiert mich eine Mutter mit ihrer 11jährigen Tochter Sandra, die vor einigen Monaten in die erste Klasse des Gymnasiums gekommen ist. Die Eltern leben in einem Dorf und haben die Haupt- und Realschule besucht. Sandra wirkt sehr schüchtern und schaut mich kaum an. Der Zweifel des Lehrers, ob das Gymnasium die geeignete Schulform für sie sei, hat Mutter und Tochter empört, war Sandra doch in der Grundschule noch die Klassenbeste und hatte eine eindeutige Empfehlung für das Gymnasium erhalten. Nun schreibt sie alarmierend schlechte Klassenarbeiten, obwohl sie mehrere Stunden täglich an ihren Hausaufgaben sitzt. Ihr extrem langsames Schreiben – Ergebnis auch fehlender Übung in der Grundschule – sowie ihre schwachen Rechtschreib- und Grammatikkenntnisse erschweren ihr die Monate der Umstellung auf die neuen Anfor-

1 Kafka, F., »Vor dem Gesetz«, in: Gesammelte Erzählungen, Frankfurt/M., S. Fischer, 1970, S. 131–132.

2 Freud, S. (1900), Die Traumdeutung, G.W. II/III, Frankfurt/M., S. Fischer, 1969.

derungen des Gymnasiums. Ihr Schriftbild zeugt von einer großen Anspannung des Arms und der Hände, sie schreibt mit zuviel Druck – als wäre es eine Schwerstarbeit. Einzelne Buchstaben und Endungen im Deutschen läßt sie aus – handelt es sich dabei um Zeitersparnis, mangelndes Hinhören oder fehlende Kontrolle beim Nachlesen, oder um Probleme zwischen Hochsprache und Dialekt? Auch im Französischen macht sie sowohl mit den männlichen und weiblichen Endungen wie auch bei stummen und Pluralendungen einen Fehler nach dem anderen: sie kann nicht sicher Adjektiv und Substantiv, Singular und Plural, männliche und weibliche Ausdrücke und Endungen aufeinander beziehen. Die unterschiedlichen grammatischen Zeiten im Deutschen und erst recht die lateinischen und französischen Grammatikbegriffe wie auch abstraktere Begriffe der Verwandtschaftsbeziehungen und Generationenfolge sind ihr fremd geblieben: so kann sie weder mit den Begriffen »Großmutter« noch »mütterlicherseits« und »väterlicherseits« etwas anfangen – erst als die Mutter ihr die konkreten Namen dieser Personen nennt, begreift sie, um wen es jeweils geht. Während der Hausaufgaben muß die Mutter in ihrer Nähe bleiben. Nachts im Dunkeln hat sie Angst – es muß immer ein Licht brennen.

Im Unterricht hält sich Sandra zurück, nie würde sie etwas fragen, wenn sie etwas nicht versteht. Mit einer Nachhilfelehrerin lernt sie angeblich gut – in unserem Gespräch zu dritt jedoch ziert sich Sandra, als ich sie frage, wie es ihr bei der Arbeit gehe, ob sie im Unterricht folgen könne, was der Vater zu ihrer Situation meine, wovor sie sich im Dunkeln fürchte, ob sie allein im Zimmer schlafe; sie reagiert in einer Weise, als sei diese Frage nicht an sie, sondern an die Mutter gerichtet. Nach jeder von mir direkt an Sandra gerichteten Frage kommt höchstens ein »Weiß nicht«; meistens wendet sie den Kopf zur Mutter hin und gibt ihr die Frage weiter, indem sie sie längere Zeit fragend anschaut, bis die Mutter zu sprechen anfängt; die beiden wirken gut aufeinander eingespielt.

Die Mutter beschreibt das Verhalten ihrer Tochter in folgenden Worten: »sie schreibt verkehrt«, »sie ist ein Träumerle, sie paßt nicht in diese Welt, sie geht dem nach, was sie will« ... »Wenn ihr etwas gegen den Strich geht, wehrt sie sich heftig.« ... »Bis vor kurzem hat sie nachts bei mir gelegen; sie braucht die Nähe.« Auf die Beerdigung der Großeltern sei sie nicht mitgegangen, das gehe ihr zu nahe. »Sie kann uns im Bad sehen – sie weiß, wie ein Mann und eine Frau aussehen – da braucht man nichts dazu zu sagen – das ist heute normal.«

Zu einem zweiten Gespräch kam der Vater mit. Zehn Jahre lang das Kind nachts im elterlichen Bett dabeigehabt zu haben, störte ihn nicht: »Ich mag es, wenn das Kind bei der Mutter liegt.«

Sandra habe »nicht den Höhepunkt erfaßt« – schreibt der Deutschlehrer unter einen Aufsatz.

Dieses sprachliche Material läßt aufhorchen. Die Mehrdeutigkeit erschien mir unüberhörbar, wenn sie z. B. von »nachgehen«, »gegen den Strich gehen«, »nicht in diese Welt passen«, »beiliegen«, »nahegehen«, »verkehren« redete. Diese Wortwahl, die mir in enger Verbindung zum Symptom stehend vorkommt, scheint geradezu Bände zu sprechen. Hier sind bezeichnende Ausdrücke aneinandergereiht. Geht es bei diesem Symptom Sandras um das Subjekt, um »es-das-ich-werden-soll« – durch die besondere Verbindung, in der diese Signifikanten zu ihm stehen?[3] Können wir in diesen Worten das »Sprachbad« erkennen, von dem Françoise Dolto spricht und das Sandra wie eine Hülle aus Worten umgibt? Hier ist in mehrdeutiger Weise von Ordnungen, Richtungen und Beziehungen die Rede. Finden wir beim Schreiben und in der Schrift nicht ähnliche Elemente und Verhältnisse vor, wenn es um Reihenfolgen, Verbindungen und Schnitte, Groß und Klein, Oben und Unten, Vorne und Hinten, Vor und Nach, Männlich und Weiblich, Anfang und Ende geht? Um Orte und Zeiten, auch um Lebenszeit wie Vergangenheit, Gegenwart und Zukunft usw.?[4] Knüpfen diese Ordnungen, Beziehungen

[3] »Wo Es war, soll Ich werden. Es ist Kulturarbeit etwa wie die Trockenlegung der Zuydersee.«
Freud, S. (1932), Neue Folge der Vorlesungen zur Einführung in die Psychoanalyse (31. Vorlesung), G.W. XV, Frankfurt/M., S. Fischer, S. 86.
Auf Grund der Möglichkeit, im Französischen »Ich« mit »moi« oder »je« zu übersetzen, übersetzte Lacan Freuds Satz mit »où c' était que j advienne/que je devienne«; ins Deutsche zurückübersetzt: »Wo es war, soll ich werden/ankommen!«
Zum Begriff des Signifikanten:
significo, von signa facere: Zeichen geben, andeuten, zu erkennen geben, bezeichnen; nach Petschenig, Der kleine Stowasser – Lateinisch-deutsches Schulwörterbuch, München, S. Freytag, 1971;
signifier: bedeuten, besagen, heißen wollen, vorstellen, kundtun, mitteilen; nach: Larousse, Grand Dictionnaire All.-Fr./Fr.-All., Paris, Larousse, 1996;
signifiant: bedeutsam, bedeutend, bedeutungsvoll; nach: Bertaux/Lepointe, Dictionnaire Fr./All., Paris, Hachette, 1966;
se fier: vertrauen, Zutrauen haben, sich auf jn. verlassen; auf jn. bauen; nach: Larousse, ebda.

[4] Ein 12jähriger Junge z. B. sprach von seiner Schwierigkeit, das Futur im Englischen zu

und Unterschiede an Erfahrungen an, die ein Kind mit Innen und Außen, Raum und Zeit, Sichtbar und Unsichtbar macht, weisen sie nicht auf den Unterschied von Leben und Tod, Generation und Geschlecht hin und vor allem auch darauf, in welcher Weise das Gesehene, Gehörte und Gedeutete in das Kind – als ein noch leeres Buch – eingeschrieben wird, bevor die innerlich aufgerichteten Unterschiede und Ordnungen später beim Schreiben und Lesen in die Ordnung, Gesetzlichkeit und Regeln der Schrift übertragen werden? Man könnte hier von einer »Einverleibung des Gesetzes« sprechen.[5] Somit geht dem Lesen- und Schreibenkönnen ein Auf- und Auslesen und Entziffern der Wirklichkeit mit allen Sinnen voraus, ein Entziffern mithilfe von Benennung und Deutung wie auch mit dem unbewußt durchgegebenen Erbe der Eltern, als »Leibeserbe«[6] im Sinne Freuds. Es geht dabei um eine logische, aus Sprache bestehende Spiel- und Verknüpfungsmöglichkeit, die aus Hören, Folgen und Sich-nach-etwas-Richten, Zusammenfügen und Trennen – nur etwas, was als getrennt wahrgenommen wird, kann man zusammenfügen – und Deuten besteht. Bei diesem *Ausrichten des Lebens*[7] geht es unter anderem um einen Verlust an körperlicher Nähe und Präsenz zugunsten der Absenz (fort-da) auf dem Weg vom Konkreten zum Abstrakten: Stimme und Blick des Gegenüber entziehen und verwandeln sich in stumm gewordene Buchstaben und Text. Nicht mehr das Gegenüber, der Andere, schaut mich an, wenn ich schreibe, sondern der Text, die Buchstaben – sogar die eigene Spur, die ich hinterlasse. Erfahrungen mit Stimme und Blick des Anderen, mit Bindung und Trennung gehen also dem Lesen und Deuten voraus.

Beim *Lesen* geht es darum, Verbindungen zwischen dem schon Gehörten

begreifen; im Deutschen könne er es ebenfalls nicht verstehen – als ich ihn frage, wie er seine Zukunft sehe, ob er eine Zukunft sehe, sagte er: »Es kommt, wie es kommen muß, darauf habe ich keinen Einfluß.« Diese Bemerkung löste bei dem anwesenden Vater, der im Haus der Schwiegermutter und der Frau lebte und deren Autorität unterstellt war, eine starke Reaktion aus, die für den Jungen konstruktive Folgen hatte.

5 Sozusagen als »gefressenes Gesetz«; s. dazu Gérard Haddad, Manger le Livre – Rites alimentaires et fonction paternelle, Paris, Grasset, 1984, S. 94 f., sowie darin einen Bezug auf den Propheten Ezechiel und die Apokalypse mit dem Ausdruck »die (Schrift-)Rolle essen«.

6 »Das Über-Ich, das solcherart die Macht, die Leistung und selbst die Methoden der Elterninstanz übernimmt, ist aber nicht nur der Rechtsnachfolger, sondern wirklich der legitime Leibeserbe derselben.« Freud, S., ebda., S. 68.

7 »Ausrichten«: sowohl als Botschaft über das Leben als auch als orientierende Ausrichtung des Lebens; richtunggebend.

und dem Neuen im Text herzustellen, dem Text die eigene Stimme und den eigenen Atem zu leihen, sich etwas hinzuzudenken und *zwischen den Zeilen* zu lesen – und dem Unsichtbaren einen Raum zu geben.

Die Schrift als ein Medium des Abstrahierens von der konkreten Erfahrung ermöglicht einerseits den Zugang zum Universellen, wie andererseits aber auch selbst Teil des Universellen zu werden – als Name, Einmaligkeit und *Buchstabe.*[8]

Sandra und viele andere Gleichaltrige, die ich in einer ähnlichen Lage gesehen habe, kommen mir vor wie auf das Leben wenig vorbereitete und auf eine besondere Weise betrogene und getäuschte Kinder – betrogen und getäuscht durch eine *Haltung der Schonung und Unterforderung*, die sie vor Angst, Enttäuschung und Schmerz schützen möchte, als gäbe es nichts, worauf sich Eltern und Lehrer für die Zumutung der Anstrengung und Angst berufen könnten.

Eine Schonung wovor? Vor dem Leben und dem Subjekt-werden, sowohl vor *Bindung* wie auch vor *Aufbrechen*: einem Weggehen von dem, was man kennt, in das Unbekannte und Neue hinein. Könnte »Bindung« z. B. heißen, ein Kind zunächst zu einer Referenz zu bringen, die über die Eltern hinausgeht und jenseits von ihnen Gültigkeit hat (Totem, Gott, Sprache, Vater-Funktion, Gesetz), und das Kind nicht »für sich« zu haben? Und darüber hinaus: sich für die Einrichtung und Weitergabe des Lebens und der Generationenfolge[9] als Eltern gebrauchen zu lassen und zu erlauben, Zielscheibe und Angriffsfläche einer unbequemen Befragung durch das Kind zu sein; eines Tages dem Kind den Platz der Eltern zu überlassen, dem Neuen und Überraschenden Raum zu geben, zu sterben und zu verschwinden. Könnte »Aufbrechen« auch heißen, von den Eltern wegzugehen, sich die Welt zu erschließen auf der Grundlage dessen, was die Eltern mitgegeben haben, und

8 Ouaknin, Marc-Alain: Das verbrannte Buch: Den Talmud lesen, Weinheim, Quadriga, 1990.

9 »Das klinische Wissen – Wissen über Tod und Leben des Subjekts –, ohne das klingt die Psychoanalyse hohl, hat als Grundlage das genealogische Prinzip, dieses Organisationsprinzip, das in jeglicher Gesellschaft die Funktion hat, das Leben zum Leben zu bringen (de faire vivre la vie), d. h. das Leben zu rechtfertigen, indem die Söhne (fils i. S. von Nachkommen) eingesetzt werden.« In: Legendre, P./Papageorgiou-Legendre, A.: Filiation – Fondement généalogique de la psychanalyse, Kap. »Interprétation, institution, identité – Remarques pour notre temps«, Leçons IV, suite 2, Paris, Fayard, 1990, S. 182; s. auch S. 35 ff. (meine Übersetzung).

es in der Einmaligkeit und Besonderheit des eigenen Zugangs zur Welt mit dem Neuen zu verbinden? Dies dem Kind zu bedeuten, heißt, diese Logik und Grammatik der Generationenfolge als Eltern zu unterschreiben und ihr die eigene Stimme zu leihen.

Es ist die Stimme, die – als Einbruch einer anderen Ordnung – zuerst vom Anderen kommend – zwischen dem Anderen und dem Subjekt Raum schafft, einen Zwischen-Raum.[10] Erst von etwas Be-stimmtem, das die innere Leere modelliert, läßt sich ausgehen.

Die Stimme trägt nicht nur das Wort – sie ist auch gebietend und weisend. Als purer Klang zeigt sich dies im jüdischen Ritual des Blasens des Widderhorns (Schofar), das als ein langgezogener Ton zunächst in drei Töne und dann nochmals in dreimal drei Töne gebrochen wird, bis sich wieder ein einziger, gleich langer Ton ergibt. Das Blasen des Widderhorns erinnert an die *Bindung* (hebr. Akeda) des Isaak, seine Fesselung für das Menschenopfer auf dem Altar, und daran, wie Abraham im letzten Moment durch einen Engel gehindert wurde, seinen Sohn zu opfern, und statt dessen einen Widder schlachtete. Diese Geschichte wird zur Metapher einer Bindung zwischen den Generationen, die das Menschenopfer nicht mehr benötigt, und das Blasen des Widderhorns unterstreicht den »Aufbruch«, indem der Ton doppelt gebrochen wird.[11]

Die Stimme – die zuerst vom Anderen kommt – führt zu einer je eigenen und unvorhersehbaren Resonanz im leeren Körper des Kindes. Wie findet diese Resonanz ihrerseits Anklang, ohne einfach nur zu verklingen? Dies ist die Frage, die jedes Lernen mit Subjekt-Werden verbindet.

Fehlen Ton, Stimme und Einschreibung, wie vermag Sandra dann aufzubrechen? Besteht ihr Dilemma darin, daß die Eltern sich selbst davor schützen, Angst auszuhalten? Damit erfahren die Söhne und Töchter bei Eltern und Lehrern jedoch Sprachlosigkeit und Ab-Weisung statt Weisung, die man aus einer Bemerkung, wie sie häufiger von Eltern wie auch Lehrern gemacht wird, heraushören kann: »Soll sie Kind bleiben – es wird schon kommen mit dem Lesen und Schreiben.« Hier findet sich der Türhüter wieder – als Wächter, der das Aufkommen von Angst unterdrückt.

Werden Sprechen, Fragen und Deuten zur Nebensache, ist Zensur im Spiel.[12] In ihrem machtvollen »Bis hierher und nicht weiter!« verweist sie,

[10] Vasse, D.: L'ombilic et la voix, Paris, Seuil, 1974, S. 216.
[11] Ouaknin, M. A.: Symbole des Judentums, Wien 1995, S. 62.

wenn auch Einhalt gebietend, doch auf etwas »zwischen den Zeilen«: das Gesetz. Die Symptome repräsentieren jenen Punkt, »wo das Gesetz vom Subjekt nicht verstanden, sondern von ihm ausgeführt wird. Sie übernehmen es, es als solches zu verkörpern, sie verleihen ihm die Gestalt des Geheimnisses.«[13]

Ist die Zensur in Gang und werden Sprechen, Fragen und Deuten gegenüber den Rätseln des Lebens beschränkt, dann ist Sandra »mit Dummheit geschlagen« und zieht die Ignoranz der Angst vor. Sie erfährt eine »Beschneidung des Denkens« statt einer »Beschneidung des Herzens« – im Sinne der »symboligenen Kastrationen«.[14] Diese verbieten die Maßlosigkeit der Triebansprüche, führen Schritt für Schritt in das Gesetz des Lebens ein, das der menschlichen Gattung das Zusammenleben und die Weitergabe des Lebens ermöglicht. Symboligen erweisen sich diese Kastrationen dann, wenn sie Triebbändigung ermöglichen, neue Schritte im Denken und Handeln erlauben und darüber die Menschwerdung – Humanisation – fördern; nicht jede Kastration wirkt in dieser fruchtbaren Weise.

In welcher Weise wirkt sich die Zensur gegenüber der Angst aus? Unterbindet sie die Angst? Sie hat einschneidende, lähmende und langfristig bedeutsame Folgen für die Ausbildung des Lernvermögens als subjektiver Möglichkeit des Zugangs zur Wirklichkeit: nämlich a) für den Zugang zur Differenz, b) die Suche nach Wahrheit sowie c) die Fähigkeit zur Übertragung als Liebe zum Wissen.

[12] lat. infans: stumm, noch nicht sprechend, stammelnd, lallend; Kind; kindlich; unberedt; kindisch; Stowasser, ebda.

[13] Lacan, J., Das Ich in der Theorie Freuds und in der Technik der Psychoanalyse, Das Seminar, Buch II, Olten/Freiburg im Br., Walter, 1980, S. 169; »ausgeführt« (im frz. jouée) läßt sich auch übersetzen mit »spielen, darstellen, in Szene setzen«.

[14] Dolto, F.: »Mir scheint es wichtig, daß das Adjektiv symboligen dem Wort Kastration beigefügt wird. Es gibt diesem Begriff den Sinn, den es in der Psychoanalyse hat. Tatsächlich bedeutet das Wort Kastration die Verstümmelung der Sexualdrüsen, also einen physischen Eingriff, der das kastrierte Individuum unwiederbringlich steril macht. In der Psychoanalyse legt das Wort Kastration Rechenschaft ab über den sich bei einem Menschen vollziehenden Prozeß, wenn ein anderer Mensch ihm kundtut, daß die Erfüllung seines Begehrens in der Form, die er ihr geben möchte, durch das Gesetz verboten ist. Diese Mitteilung erfolgt durch die Sprache, sei diese nun durch Gestik, Mimik oder verbal ausgedrückt ... *dem für alle geltenden Gesetz ... dem Gesetz des Fortschreitens, das denjenigen oder diejenige, der oder die es ausprobiert, von Kastration zu Kastration zu einer Humanisierung im Sinne der Kreativität und der Ethik hinführt.*« Das unbewußte Bild des Körpers, Weinheim/Berlin, Beltz, 1987, S. 70 ff. (Symboligen = aus dem Symbolischen kommend), (meine Hervorhebung).

zu a) Drängt die Angst nach einer logisch kohärenten Antwort des Anderen, so wendet sie sich »an die Rationalität des Anderen«[15] in der Absicht, bei ihm Hilfe in der eigenen Ratlosigkeit und Verwirrtheit zu suchen. Sandras Eltern bleiben dagegen nicht nur Antworten schuldig, sie ermöglichen ihr nicht einmal, sich mithilfe von Fragen einen eigenen Zugang zur Vernunft zu schaffen. Was sagen die Eltern ihr, wenn Sandra z. B. fragt: »Was heißt tot?« – »Darf ich zur Beerdigung der Großmutter?« – »Werdet ihr auch einmal sterben?« Konnten die Eltern selbst Antworten auf diese Fragen finden und sind sie nun ihrerseits in der Lage, dem Kind zu helfen, sich in Raum und Zeit zurechtzufinden und ihm etwas vom Unterschied zwischen Leben und Tod, physischer Präsenz und Erinnerung an jemanden zu sagen? Oder stehen sie genauso ratlos wie Sandra vor dieser Frage? Verweigern sie hier die Antwort, so verzichten sie auf die Differenz, die ihre Position als Eltern gegenüber dem Kind ausmacht, und geben sich damit als auf der gleichen Ebene wie Sandra stehend zu erkennen. Wie kann Sandra dann etwas über die Differenz von Eltern und Kind und der Generationen erfahren und zu Worten und Gedanken finden, die ihr bisher nicht zur Verfügung standen?

zu b) Wenn sich das Subjekt durch die Suche nach Wahrheit konstituiert[16] und wenn die Angst »nicht täuscht«, also einen elementaren Zugang zur Wahrheit darstellt,[17] wie kann dann, wenn Angst verhindert wird, ein Weg gefunden werden, sich weniger zu täuschen, Ent-Täuschungen anzunehmen und zur Wirklichkeit zu finden?[18] Sandra würde z. B. erfahren, daß sie nicht immer da war und eines Tages nicht mehr da sein wird, daß sie also sich selbst fehlen kann, und darüber zu der logischen Operation finden, daß es

[15] Lacan, J., Die Angst, Das Seminar, Buch X, Bd. 1, dt. S. 71, 73; frz. L'Angoisse, p. 69, 71.

[16] Lacan, J., Funktion und Feld des Sprechens und der Sprache in der Psychoanalyse, in: Schriften I, Olten, Walter, 1973, S. 139: »In seiner symbolisierenden Funktion nämlich zielt das Sprechen auf nichts Geringeres als auf eine Transformierung des Subjekts ...« und S. 154: »... das Subjekt konstituiert sich durch die Suche nach Wahrheit.«

[17] Lacan, J., Die Angst, ebda.

[18] Ich denke hierbei an ein anderes Mädchen, mit einer deutschen Mutter und einem französischen Vater, das sehr gut Französisch sprach, mit dem Schriftlichen jedoch große Schwierigkeiten bekam. Als das Mädchen sieben Jahre alt war, starb der Vater plötzlich. Lange Zeit leugnete die Mutter den Tod des Vaters und sagte, er sei lange abwesend und müsse noch im Krankenhaus bleiben. Später sagte sie ihrer Tochter, er sei oben im Himmel und sehe ihr bei allem zu – als würde er ihr beim Schreiben ständig über die Schulter schauen.

etwas nur gibt, weil es auch fehlen kann.[19] Was könnte diese Entdeckung bei ihr bewirken und in Gang bringen?

zu c) Wenn Übertragung als »Liebe zum Wissen des Anderen« begriffen werden kann, der Andere in seiner autoritativen Funktion sein Wissen jedoch nicht herausgibt oder diese Position, daß ihm Wissen unterstellt oder zugemutet wird, nicht annimmt, wie kann dann von ihm noch etwas Aufschlußreiches erwartet und begehrt werden und Aufmerksamkeit für das Frag-würdige der Wirklichkeit entstehen; wie soll dem zu trauen sein, was er sagt? Sind dann Lernunwilligkeit, Unaufmerksamkeit, Abwendung von den Eltern, Lese-Unlust als Vermissen von Autorität zu verstehen, und wird dieses Vermissen von Autorität weiter auf Schule, Lehrer und Texte übertragen?

Nun läßt sich deutlicher zusammenfassen, wozu die Zensur führt: wird Angst unterbunden, kommt es zu einer nur ungenügenden Bindung der Partialtriebe; das »gehend-werdende« Subjekt, wie Dolto es treffend nennt,[20] bleibt innerlich stehen statt zu gehen: dies zeigt sich einerseits leiblich in der verkrampften, nicht gut vorankommenden Schreibweise, indem Sandra den Schreibstift nicht fortführt, sondern sich an ihm festhält, und andererseits, indem sie vom Boden der Herkunft – dem Bett der Eltern – nicht loskommt. Hier fehlen Worte, die sie unmißverständlich vor Entscheidungen stellen; Worte eines Vaters, der ihr das elterliche Bett verbietet und ihr etwas vom Unterschied, z. B. »deine Mutter« und »meine Frau«, zu hören gibt. Herrscht dagegen die Schonung vor, so fällt die geistige Beweglichkeit selbst unter die Zensur und das humanisierende Verbot, das als Einladung zu Trennung und Sich-Suchen einen Weg eröffnet, der immer wieder von neuem vor Entscheidungen für das Leben stellt, wird unterdrückt und mißachtet.

Somit steht Sandra vor einem »unverstandenen Gesetz«[21] und bleibt in ihrem Symptom stecken. Ist es zuviel verlangt, für das subjektive Weiterkommen einen Preis z. B. mit Angst vor dem Dunkeln oder Angst vor dem Sterben zu bezahlen und dieses »Opfer« – als Verlust an Sicherheit, Ertragen von Chaos und Nicht-Wissen – zu bringen? Kommt es zu dieser Bändigung des Triebes nicht und wird die Möglichkeit der Ausarbeitung des Einmaligen und Besonderen in der Generationenfolge umgangen, dann fehlen »Fort-

[19] Legendre, P., ebda., p. 41 ff.

[20] Dolto, F., »allant-devenant«.

[21] Lacan, J., Das Ich in der Theorie Freuds, ebda., S. 168: »Das ist die Zensur. Das ist das Gesetz als unverstandenes« (frz. »la loi en tant qu' incomprise«, S. 158).

schritte in der Geistigkeit«[22]; dafür erforderlich wäre das Aushalten und Durchschreiten einer »Negativität«. Diese Negativität läßt das Subjekt sich im Moment zwar als dumm, handlungsunfähig und verwirrt erleben; sie stellt dabei jedoch einen Zustand wie vor einer Schöpfung und eine Art Drehscheibe für neue Einsichten dar.

Wie jedoch kommt es in den letzten zwanzig Jahren zu dem weit verbreiteten Phänomen der Schonung, nicht nur bei den Eltern und bezüglich der Generationenfolge, sondern gleichermaßen auch bei Lehrern und innerhalb des Schulsystems? Hat dies mit Veränderungen in der Kultur zu tun?

Auf die *kulturelle Dimension der Zensur* weist Lacan hin, wenn er sagt: »Zensur und Über-Ich sind im gleichen Register zu situieren wie das Gesetz.«[23] Die kulturelle Dimension der Schonung vor Angst läßt sich mit einer historischen und ethischen Dimension der Negativität der Schrift in einen Zusammenhang bringen und den Türhüter als Wächter gegen die Erfahrung der Negativität deuten. Um welche Negativität handelt es sich dabei?

Dazu P. Legendre: »Freud geht bis zum Punkt des Ursprungs der menschlichen Logik zurück, einer Logik, die nur dem menschlichen Wesen zugänglich ist: *der Fähigkeit, sich das Nichts vorzustellen* … Es handelt sich hier um den entscheidenden Zugang zur Vernunft. Genauer: *die Fähigkeit, vom Nichts aus die Vorstellung hervorzubringen* … Die *Negativität* ist eine *logische Zeit* in sich. *Negativ* ist hier zu hören sowohl als Grenze wie auch als Öffnung auf etwas hin, das über jedes Subjekt hinausgeht.«[24]

Was über jedes Subjekt hinausgeht, berührt die Herkunft von Sprache, Schrift und Gesetz. In den Anfängen war die Schrift an Mythen einer transzendentalen Herkunft von Sprache und Gesetz gebunden und hatte den Anspruch, Gemeinschaft zu stiften und eine gesetzliche Grundlage zur Regelung des menschlichen Zusammenlebens zu geben. Diese jenseitige Her-

22 »Unter den Vorschriften der Moses-Religion findet sich eine, die bedeutungsvoller ist, als man zunächst erkennt. Es ist das Verbot, sich ein Bild von Gott zu machen, also der Zwang, einen Gott zu verehren, den man nicht sehen kann … Aber wenn man dies Verbot annahm, mußte es eine tiefgreifende Wirkung ausüben. Denn es bedeutete eine Zurücksetzung der sinnlichen Wahrnehmung gegen eine abstrakt zu nennende Vorstellung, einen Triumph der Geistigkeit über die Sinnlichkeit, streng genommen einen Triebverzicht mit seinen psychologisch notwendigen Folgen«. Freud, S. (1939), Der Mann Moses und die monotheistische Religion, G.W. XVI, S. 219 ff.;
Dazu auch Didier-Weill, A., Les trois temps de la Loi – Le commandement sidérant, l'injonction du surmoi et l' invocation musicale, Paris, Seuil, 1995.

23 Lacan, J., ebda., S. 169; (frz. p. 159).

24 Legendre, ebda., p. 42–44.

kunft benötigte Übersetzer und Interpreten, eine Funktion, die zunächst Herrschern und Priestern zukam.[25] Anfangs hatten nur wenige Kenntnis von der »Schrift« – Schriftkenntnis bedeutete sowohl Schreib- und Lese- wie auch Gesetzes- und Auslegungskenntnisse –, und die entsprechende Kompetenz erforderte eine gewisse soziale Position und eine lange Lernzeit. Ein langer Weg von den Anfängen der Schrift zur allgemeinen Schulpflicht – wie ging es dabei weiter mit der Verantwortung für die Deutung?

Eine große Veränderung erfolgte über die Entwicklung der Schrift selbst, denn wie die Schrift gelesen und gelehrt wird, hat mit dem jeweiligen historischen und kulturellen Kontext zu tun. Benötigte Lesen und Schreiben in der Entwicklung der Schrift anfänglich eine subtile und aufmerksame, den ganzen Körper einbeziehende Verbindung von laut mitsprechendem Lesen, Schreiben, Fragen und Deuten – die nicht geschriebenen Vokale stellten eine hohe Anforderung an das kombinatorische Denken –, so veränderte sich mit der Einführung der Vokalisierung in die alphabetische Schrift in Griechenland im 8. Jh. v. Chr. etwas Entscheidendes, das bis heute unsere Schrift- und Lesekultur bestimmt. So ist die Schrift zwar allen zugänglich, gleichzeitig werden in der alphabetischen vokalisierten Schrift jedoch gewisse Mühen und schöpferische, subjektivierende Vorgehensweisen beim Lesen und Deuten erspart, denn von nun an läßt sich mit wesentlich geringerer physischer und subjektiver Beteiligung und Anstrengung lesen – auf diesen Punkt beschränke ich mich im folgenden Teil. Haben wir es hier, auf der Ebene der Geschichte der Übermittlung der Schrift, mit einem Mehr oder Weniger an Schonung zu tun? Clarisse Herrenschmidt kommt bei ihrer Untersuchung alter orientalischer Schriften zu folgendem Ergebnis: »Das vollständige Alphabet benötigt einen Leib – Augen und die Erfahrung eines stimmbildenden Apparats – und einen Geist, der begreift, es benötigt jedoch nicht deren Konjunktion; mit dem kompletten Alphabet sind Lesen und Verstehen nicht mehr identisch ... Durch die Spaltung von Lesen und Begreifen führt das komplette Alphabet den Leib-Geist-Dualismus ein.« »Mit dem griechischen Alphabet kann man alles lesen, ohne etwas zu begreifen.«[26]

[25] Bottéro, J., Religiosité et raison en Mésopotamie. In: Bottéro, J., Herrenschmidt, C., Vernant, J.-P., L'Orient ancien et nous – L'écriture, la raison, les dieux, Paris, Albin Michel, 1996.

[26] Herrenschmidt, C., L'écriture entre mondes visibles et invisibles en Iran, en Israël et en Grèce, p. 131 und 132, in: Bottéro, J., Herrenschmidt, C., Vernant, J.-P., ebda.

Diese Spaltung von Lesen und Begreifen bewirkt – und das kann leicht vergessen werden – einen *Verlust an Ungewißheit, an Vieldeutigkeit und Bemühung, ja einen Verzicht auf den Kampf um Deutung*; führt sie zu einem geringeren Maß an innerer Arbeitsanforderung? Diesen Scheidepunkt in der Entwicklung von Schrift und Deutung – noch vor der Entstehung des Christentums – gilt es hervorzuheben, denn in der Folge transportiert die Schrift potentiell eine sichtbare und faßbare Fülle, die sie, falls die Deutung ausbleibt, in die Nähe eines Idols rückt. Der Kampf gegen Idolatrie wird in der Bibel ernst genommen, und die Schriftdeutung betont die Fruchtbarkeit der Leerstellen und des »Weißen« zwischen der Schrift als Ort des Schöpfens von Bedeutungen.[27] Erst später entstehen unterschiedliche Deutungstraditionen bei Juden und Christen.

Ein vergleichbarer Verlust findet sich im Einsatz der Stimme wieder. War es bei der Lektüre des nichtvokalisierten Alphabets noch erforderlich, laut und sogar mehrmals sprechend zu lesen – dabei genau hinzuhören und das Gesprochene nachhallen zu lassen und intensiv nach dem Wort und seiner Bedeutung im Kontext zu suchen, um den Sinn zu entdecken –, so kam es im Laufe der Zeit zu einem potentiellen Verstummen der Stimme beim Lesen, denn nun ließ sich der Text ohne spürbare motorische Beteiligung des Mundes lesen und besonders mit den Augen aufnehmen.

Bis heute herrscht in unserer Kultur eine Unterrichtstradition vor, in der – statt Streitgespräch und Diskussion – der Lehrer der einzig Wissende und Meister der Interpretation ist, Schüler eher schweigend arbeiten und auf eng gefaßte Fragen kurz zu antworten haben; stumm machen sie ihre Hausaufgaben; selten hören sie die eigene Stimme beim Lernen, und noch weniger erfahren sie sich als wissend und zum Wissen der anderen beitragend. Wann vernimmt man über große Texte der Literatur und Weltliteratur die Stimme von Dichtern und Schriftstellern? Von Entdeckungen und Erfindungen liest man über Schulbücher und Sekundärliteratur, hinter denen die Stimme des Autors verschwindet.

Im Rahmen der Schulpflicht wird während mehrerer Generationen dieser Lehrstil u. a. zu einem Modell der Vermittlung eines Wissensschatzes für

[27] Idol: Götzenbild, Abgott, Gegenstand der Verehrung; griech. eidolon, Gestalt, Bild, Trugbild, Götzenbild (verwandt mit Idee, Ideal, Idylle), aus: Wahrig, G., Deutsches Wörterbuch, Gütersloh, Bertelsmann 1994;
s. a. Atlan, H., Niveaux de signification et athéisme de l'écriture, in: La Bible au présent, bes. S. 85–88, Paris, Gallimard, 1982.

zukünftige Eltern;[28] der Sprachstil und die Art des Herangehens an das Wissen ändern sich und nehmen Einfluß auf die Weise, wie die nachfolgende Generation in das Leben eingewiesen wird: Überlieferungstradition wird mehr und mehr durch Wissensstoff ersetzt. Wissen und Erklärungen bestimmen nun die Rede. Andererseits sind sich viele Eltern nicht darüber im klaren, daß sie etwas weiterzugeben haben. Sie sind sich ihres Wissensvorsprungs gegenüber den Kindern kaum bewußt, geschweige denn darin bestärkt worden; im Extremfall haben diese Eltern trotz Schulbildung nur wenig von der Notwendigkeit des Sprechens und der Sprache verstanden.

Wird die Schrift – und über sie Sprache und Stimme – von ihrer transzendentalen Herkunft und von ihrem mythischen und gemeinschaftsbildenden Ursprung gelöst und auf lediglich nützliche und notwendige Schreibtechnik reduziert, so verschwindet auch die Frage nach ihrer rätselhaften Herkunft und ihrem Platz bei der Grundlegung des Sozialen. Diese Verarmung an Sinn und Bedeutung – ein zusätzlicher Verlust – zeigt nun nach mehreren Generationen innerhalb dieser Art der Übermittlung der Schriftkultur ihre Folgen in Form eines Infantilismus, der Schuld und Verantwortung ausklammert;[29]

[28] Zu diesem Wissensschatz gehören Erzählungen, Austausch von Erfahrungen, Sprachspiel und Witz sowie Fachwissen.

[29] »Unschuld nenne ich jene Krankheit des Individualismus, die darin besteht, den Folgen des eigenen Handelns entgehen zu wollen … Sie breitet sich in zwei Formen aus, im *Infantilismus* und in der *Viktimisierung,* zwei Arten, vor den Schwierigkeiten des Lebens zu fliehen, zwei Strategien seliger Verantwortungslosigkeit. Bei der ersteren versteht sich Unschuld als Parodie auf die Sorglosigkeit und Unwissenheit der Kindheit; sie gipfelt in der Gestalt des *immerwährenden Unreifen.* Bei der zweiten, die mit Engelhaftigkeit gleichzusetzen ist, handelt es sich um ein Fehlen von Schuld, um eine sich selbst zugeschriebene Unfähigkeit, Böses zu tun. Sie wird verkörpert in der Gestalt des *selbsternannten Märtyrers* … Was ist Infantilismus? … die Hinübernahme von Attributen und Privilegien des Kindes ins Erwachsenenalter. Da das Kind im Abendland seit einem Jahrhundert unser neues Idol ist, unser kleiner Hausgott, der alles ohne Einschränkung darf, bildet es – jedenfalls in unserer Wunschvorstellung – ein Modell des Menschseins, das wir in allen Stadien unseres Lebens reproduzieren wollen. Der Infantilismus verbindet ein Verlangen nach Sicherheit mit einer grenzenlosen Gier, bringt den Wunsch zum Ausdruck, versorgt zu werden, ohne selbst die kleinsten Pflichten übernehmen zu müssen. Er ist deshalb so prägend … weil er in unserer Gesellschaft über zwei Verbündete verfügt, die ihn nähren und ständig für seine Verbreitung sorgen: Konsum und Zerstreuung. Beide beruhen auf dem Prinzip permanenter Reize und grenzenloser Befriedigung. Das Paßwort dieser Infantophilie (die man nicht mit echter Sorge um Kinder verwechseln darf) könnte man in folgender Formel zusammenfassen: Du verzichtest auf nichts!«, in: Bruckner, P., Ich leide, also bin ich – die Krankheit der Moderne, Weinheim und Berlin, Beltz Quadriga, 1996, S. 13; frz. La tentation de l' innocence, Paris, Grasset, 1995.

das wiederum berührt in starkem Maße die Bindung zwischen den Generationen. Diese Infantilisierung ist zwei völlig gegensätzlichen Erziehungspraktiken gemeinsam, die es zumindest seit der Einführung der allgemeinen Schulpflicht gibt: sowohl in der autoritären Schreberschen als auch bei der schonenden Erziehungspraxis.

Schrebers Erziehungspraxis zielt auf die Herrschaft über das Kind und fordert seinen widerspruchs- und fraglosen Gehorsam als ständige Bereitschaft zur Unterwerfung unter den Willen des tyrannischen Anderen. Unterdrückung und Züchtigung des Körpers gehören dazu, Stillsitzen, Stillstellen des Mundes und des Werdens des Subjekts – es soll sprachlos bleiben und bloß nicht zu(m) Wort kommen. Hier trifft man auf Richtig und Falsch, Verordnungen und »Vorschriften« und Angst vor dem mächtigen Anderen.

In der Eltern wie Kinder schonenden Erziehung hingegen wird den Kindern eine Illusion über ihre angeblich schon erreichte Vollkommenheit, ihre Macht und ihr Können gelehrt; diese Illusion erspart beiden Seiten unheimliche Fragen, die die einlullende Sicherheit und das Genießen der Kindlichkeit – als eine spiegelbildliche Verhaftung aneinander – nur stören könnten. Die Aufmerksamkeit gilt dem Infantilismus – als gemeinsamem Schicksal von Eltern und Kindern – und nicht der Wirklichkeit, die für ein Kind erst einmal sprachlich zu schaffen ist. Dieser Art des Lehrens kommt ein Teil der jüngeren Generation gut nach, indem sie vom Lernen nichts erwartet. Eine stumm geteilte Gemeinsamkeit, Streicheln, Schmusen, der Wunsch nach Nähe ersetzen nun die Praktiken früherer Zeiten: Schreie, Befehle, Schläge und andere Grausamkeiten der Erwachsenen gegenüber dem Kind, wie es zahlreiche Eltern, autoritär erzogen, selbst erlebt haben.

Findet hier eine Verschiebung statt: von der »Leerstelle« oder dem »Weißen« in der Schrift über »das Kind ist nichts« bis hin zu »das Lernen ist nichts«? Für die Triebbändigung hat dies schwerwiegende Folgen: erst nach Jahren wird in der Schule die Anforderung zu lernen spürbar und führt nun zum Haß auf das Lernen – als Haß auf das Ungewohnte, Fremde und Neue.

Eine analoge Verschiebung findet sich in bezug auf den Leib. Stoßen wir bei Schreber auf Angst und Haß gegenüber dem Leib, so finden wir bei der schonenden Erziehung einen von der Sprache zu wenig berührten, für das Subjekt letztlich nur ungenügend benennbaren und bedeuteten Leib, bei dem etwas nicht geht – seien es Bewegungsstörungen, Feinmotorik, Sinnesorgane wie Tasten, Hören, Sehen, Sprech-, Sprach- und Stimmstörungen, was wiederum zu Behandlungsformen führt, die dem Umgang mit technischen Betriebsstörungen ähneln, wie verschiedene Bezeichnungen vielfältiger klinischer Störungsbilder in ihrem Wortlaut verraten: z. B. Aufmerksamkeits-Defizit-Syndrom, Lese-Rechtschreibschwäche, Hyperkinetisches Syndrom.

Bei beiden Formen der Erziehung, die ich hier skizziert habe, ist das seit Generationen vermittelte Über-Ich keineswegs unwirksam, vielmehr erscheint ihm gegenüber die Hörigkeit – als »Leibeserbe« – oft um so erdrückender. Beiden Formen der Erziehung ist trotz mancher Unterschiede der Dualismus von Leib und Geist gemeinsam.

Ist es heute die Psychoanalyse, die als eine der wenigen zuständigen Einrichtungen die Frage nach dem Hören stellt?

Jean-Jacques Tyszler

Was ist ein Akt?

Wir möchten mit dieser Arbeit einen scheinbar einfachen Begriff hinterfragen, dessen Sinn fast schon auf der Hand liegt und der dennoch vom Standpunkt der psychoanalytischen Praxis her schwer zu definieren ist.

Für Freud und Lacan ist ein Akt im wesentlichen ein signifikanter Schnitt, der ein Vorher von einem Nachher unterscheidet, also ein Sprechakt.

Im Seminar über die Angst nimmt sich Jacques Lacan viel Zeit, um klinisch zwei Aspekte des Akts herauszuarbeiten: Ausagieren (acting out) und ins Agieren verfallen (passage à l'acte)[1]. Dies anhand der berühmten Beobachtung des Falls Dora und der nicht weniger bekannten »jungen Homosexuellen«. Bevor wir auf diese Unterscheidung zurückkommen, möchten wir als Leitfaden folgende These aufstellen:

Ist ein Akt in sich selbst nicht stets durch eine mehr oder weniger deutliche Legierung dieser beiden Erscheinungsformen passage à l'acte und acting out gekennzeichnet, d. h. durch eine Mischung zwischen der Identifizierung mit dem Objekt (das »Niederkommen« bei Freud) und dem Anspruch nach einer imperativen, erzwungenen Deutung?

Dem acting out ordnet Lacan das Vorzeigen (monstration), die herausfordernde Darstellung, die wilde Übertragung und den Anspruch nach Entzifferung und Symbolisierung zu. Wir erinnern an Doras Umgang mit Herrn K., um, wie Freud sagt, die Beziehung ihres Vaters mit Frau K. zu begünstigen. Wir können so das acting out als einen Wahn verstehen, ein psychotisches Äquivalent, wobei sehr wichtig ist, daß hier eine gewisse Reversibilität besteht.

Beim passage à l'acte liegt der Schwerpunkt auf der Identifizierung mit dem Objekt. Es ist eine Bewegung auf etwas hin, ein Fallen, ein Durchbrechen der Szene des Phantasmas, der Automatismus einer plötzlichen Eingebung, die sich an niemanden wendet. Erinnern wir an die Ohrfeige, die Dora Herrn K. verabreichte, als dieser ihr erklärte, daß er nichts an seiner Frau habe. Oder an den Augenblick, in dem der Blick des Vaters die junge Homosexuelle über die Brüstung in den Stadtbahngraben stürzte.

1 A. d. Ü.: Beide Begriffe werden im weiteren Text in ihrer Originalsprache genannt.

Der Praktiker begegnet oft Situationen, bei denen das vorherrscht, was wir gewöhnlich als Akte bezeichnen. Zwei klinische Vignetten von Erstgesprächen werden unsere Hypothese einer kombinierten Topologie von passage à l'acte und acting out verdeutlichen. Diese Hypothese stammt übrigens von unserem Lehrer Marcel Czermak, von dem wir weiter unten eine Quellenangabe zitieren.

Die erste Patientin, eine 45jährige Psychologin, kommt nach einem Gefühlsausbruch, der sie ganz aus dem Häuschen brachte: während sie mit ihren Eltern und ihrem Bruder spazierenging, beginnt eine lebhafte Diskussion, die in einen Streit umschlägt; sie wird laut, schreit ihre Mutter an, und als diese den Schritt beschleunigt, läuft sie hinter ihr her und beschimpft diese als »alte Hexe«. Der Vater muß dazwischengehen, um sie zum Schweigen zu bringen, während der Bruder wie versteinert der Szene beiwohnt. Die Patientin hat seitdem den Kontakt zu ihren Angehörigen nicht wieder aufnehmen können: etwas war zu Bruch gegangen. Noch im dritten Gespräch kann die Patientin weder die tieferen Gründe noch die näheren Umstände für dieses Vorkommnis nennen.

Die zweite Patientin ist mir in einem Zustand überwiesen worden, der von ihrer Schwester, die Ärztin ist, als suizidal beschrieben wird. Diese Frau hat schon seit einigen Jahren mit einem Mann zusammengelebt, als dieser anläßlich des Todes seines Vaters ein seltsames symptomatisches Verhalten an den Tag legt: er identifiziert seine Freundin andauernd mit seiner eigenen verstorbenen Mutter, die sich tragischerweise mit ihrem Auto in Étretat von einem Felsen gestürzt hatte. Eines Morgens taucht dieser Mann nicht mehr auf und läßt unsere Patientin völlig verstört und in Panik zurück. Danach erfährt sie, daß er inzwischen, ohne ein Wort zu sagen, mit einer anderen Frau zusammenlebt.

Die Dimension des Appells an einen passage à l'acte ist in der Schilderung dieser letzteren Patientin gut spürbar, auch die Reduzierung auf ein Objekt durch den Mann, ebenso wie vielleicht das Automatische eines demonstrativen Verhaltens, das Zurschaustellen der neuen Beziehung ohne jede weitere Erklärung.

Das erste klinische Beispiel nimmt durch seine Adresse, die wilde Übertragung und die Präzisierung von vier Plätzen eine demonstrative Färbung an, die eine Deutung herausfordert, wiewohl sie in diesem Moment nicht entziffert werden kann.

In seinem Aufsatz »Symptom, acting out und passage à l'acte«[2] untersucht M. Czermak die Bedingungen dessen, was er *point d'acte* nennt. Er legt dar, wie ein Subjekt auf eine Interpellation, die den Wert eines acting out hat, oder auf irgendein Wort, das an einer unzugänglichen und nicht dialektisierbaren Stelle ausgesprochen wird (dies ist übrigens im Zusammenleben von Paaren und Familien sehr geläufig), direkt und sozusagen automatisch mit einem passage à l'acte antwortet.

In vielen Fällen treffen wir beim gleichen Patienten nebeneinander auf Symptom, passage à l'acte und acting out bis hin zu psychosomatischen Phänomenen. D. h., daß wir den *point d'acte*, den Punkt, von dem ein Akt ausgeht, wie eine logische Schaltstelle (carrefour) auffassen müssen. In ihr findet das »in der Situation symbolisch latente«[3] einen Ausweg in der Symptomverschiebung, der imaginären Ebene des acting out, des Ausagierens oder im automatischen Vorgang des passage à l'acte bis hin zum Einbrechen psychosomatischer Phänomene.

Was es mit dem Akt auf sich hat, hängt mit der Identifizierung zusammen und ist damit vom Ort des Anderen abhängig. Wenn der Akt grundlegend ein signifikanter ist, ein signifikanter Schnitt, aus dem ein Sinn entstehen kann, so verweist das acting out auf eine Position, wo das Subjekt in gewissem Sinne -φ)[4] agiert, »als ob es den Phallus hervorbringen würde«, wie M. Czermak es im gleichen Aufsatz ausdrückt. Damit versucht es, den Anderen zu streichen,[5] d. h. »den Punkt zu zeigen, wo er selbst als Subjekt nicht gestrichen wäre«.

Eine Position, die im passage à l'acte ihr Gegenstück findet, wo das Subjekt sich real barriert und auf die Seite des Objekts fällt.[6]

2 Czermak, M.: Patronymies, Paris, Masson.

3 Lacan, J.: Seminar *Angoisse* vom 8. Mai 1963, unveröffentlicht.

4 A. d. Ü.: Mit der Herausarbeitung von -φ wird die Kastration für Lacan zu einem logischen, d. h. sprachlichen Prozeß. Er bezeichnet damit auch einen virtuellen Ort, der weder erreicht werden kann, noch darstellbar ist, von dem aber in diesem Kontext ein Agieren ausgeht. Der Mangel als Folge der symbolischen Kastration ist derart konstituiert, daß kein Objekt (klein *a*) ihn je auffüllen, ihm je genügen kann. Der Bezug des Subjekts zu klein *a* setzt dessen Spaltung voraus oder begünstigt vielmehr durch die Operation $\$ \diamond a$, die Lacan als Algorithmus des Phantasmas bezeichnet.

5 A. d. Ü.: Barrer, streichen, in Lacans Schreibweise wird ein Buchstabe schräg durchgestrichen. Barriert kann im wesentlichen das Subjekt sein oder der Andere. Das kann ebenso eine Unzugänglichkeit wie auch eine Unzulänglichkeit bedeuten, ein unaufhebbarer Mangel, der durch die Sprache, durch die Unterwerfung des Subjekts unter den Signifikanten, vorgegeben ist. Bemerkenswert ist der Versuch des Subjekts, dies selbst herbeizuführen, so, als ob dies nicht durch die Sprache schon realisiert wäre.

Wir begegnen also hier, wenn wir die Fragen des Akts angehen, dieser interessanten Kippbewegung, einem Oszillieren zwischen -φ und klein *a*.

Wenn das Subjekt den Signifikanten des Schnitts agieren, manipulieren will, dann befindet es sich im acting out, will es ihn aber zurückweisen, ist es im passage à l'acte auf seiten des Objekts klein *a*.

Allerdings ist Ausdruck Oszillation, wie M. Czermak betont, fragwürdig, denn letztlich »schließt das acting out den passage à l'acte ein, als eine Virtualität, die es umgehen will, in gleicher Weise wie der passage à l'acte das Ausagieren einschließt als eine Virtualität, die es zu erfassen sucht«.

Topologie, die ihre Entfaltung erfordert, in der jede Position die andere in einem inneren Ausschluß einschließt.

Die Begegnung zwischen einem Mann und einer Frau ist häufig von der folgenden, scheinbar komplexen Logik gekennzeichnet: Stellen wir auf die Seite des Mannes den passage à l'acte, das Erwischen einer Partnerin, die er ebensogut fallenlassen kann, ohne daß er glaubt, sich als Subjekt für seine Gründe und Handlungsweisen rechtfertigen zu müssen. Auf seiten der Frau wird auch eine kurzfristige Begegnung eher zu einer Zurschaustellung führen mit dem Versuch, beim Anderen ihre Marke oder eine endlose Entzifferungsarbeit zu hinterlassen, die noch nach Jahren nach Rechtfertigungen und Erklärungen ruft.

Ich zitiere hier kurz das Beispiel einer jungen Patientin, die eines Tages auf nicht sehr elegante Art von einem Typ den Laufpaß bekam, der ihr gesteht, daß er auf eine andere Frau heiß ist; außerdem heiratet er auch noch diese letztere. Einige Jahre später ist diese Frau durch eine unerwartete Wiederbegegnung regelrecht »entzückt«, wie sie sich ausdrückt: der junge Mann ist geschieden und nun wieder frei, und sofort stellen sich bei ihr die Ereignisse an der Stelle einer Trennung ohne realen Schnitt als eine Geschichte dar, die sich phantasmatisch fortgeschrieben hat, ohne daß irgendeine Deutung eines Mangels, Verlusts oder einer Trauer möglich gewesen war. Muß hier eine bezüglich der Kastration heterogene Logik angenommen werden?

Oft scheint in der Tat ein großer Unterschied in der Idee zu bestehen, die sich beide Partner von ihrer Beziehung machen. Auf jeden Fall stellt sich das, was jeder der beiden Partner unter der Verbindung verstehen, meist als ver-

[6] A. d. Ü.: Beim Verschwinden (fading) der Position des Subjekts, also von $\$$, bleibt nur noch jene des Objekts, die von *a*, bestehen.

schieden heraus. Die Hingabe des Körpers führt so regelmäßig einen leidenschaftlichen oder manchmal paranoischen Ausgang herbei, auf den das Wort wenig Zugriff hat.

Mehr und mehr finden die Analytiker einen klinischen Zugang über die Dimension des Aktes (und nicht über das Symptom oder die Verdrängung). Das wird besonders bei der Arbeit mit Jugendlichen und Adoleszenten klar, was wahrscheinlich das Zeichen für eine Verschiebung der Klinik und einer Moderne ist, für welche die Imperative hinsichtlich der Kastration zugleich verschwommen, verworren, paradox und widersprüchlich werden.

Warum ruft die Schulpflicht vielerorts Gewalt hervor? Warum nötigt die Verachtung der Umgebung gegenüber sogenannten kulturellen Unterschieden die junge Generation, den symbolischen Vater mit Schande und Schmach in Verbindung zu bringen? Der passage à l'acte ersetzt nun, was die Aufgabe des Übergangsritus war. Die europäische Idee, in sich Zeichen für eine Öffnung, kehrt sich nun für viele in einen Ausschluß um: was zu Vorzeigen (monstration) und Ausagieren führt, ist das gemeinsame Genießen einer Globalisierung, einer vereinigenden Identifizierung, die automatisch die Position eines inneren Ausschlusses bei denen begünstigt, die wissen, daß sie bei diesem Wunder links liegengelassen werden, oder nur dann dabei sein können, wenn sie auf ihre Gräber spucken.

Wir rühren hier an etwas, was von einigen seither als »die neue Klinik« bezeichnet wird, die Klinik der Moderne. Schon vor einigen Jahren haben wir gegen die verheerende Verbreitung des Borderline-Begriffs in Psychiatrie und Psychoanalyse Stellung bezogen. Trotzdem müssen wir zugeben, daß sich unsere Klinik und unsere Praxis, was die Schwierigkeiten in der Handhabung der Übertragung anbelangt, geändert hat. Regelmäßig begegnen wir Patientinnen und Patienten, deren Beziehung zum Realen sich nur auf Äußerungen aus dem Bereich des Imaginären stützt.

Das Verkommen von etwas, das die Psychoanalytiker die symbolische Funktion nennen, macht bei den Betroffenen den Eindruck, als ob »ihr Begehren daniederläge«, als ob sie bar jeden Begehrens wären, was paradoxerweise mit einer beunruhigenden Symptomatologie bezüglich der Grenzen einhergeht, als ob passage à l'acte und acting out miteinander verkettet wären. Ich führe hier den Fall einer jungen Frau an, einer Literaturstudentin an einer Pariser Fakultät und amerikanischer Nationalität. Sie war mir wegen eines beunruhigenden, anscheinend »manischen« Zustands überwiesen worden. Sie ist sehr aufgedreht und übermäßig gesprächig (oder im Gegenteil zeitweise tief niedergeschlagen, wie auch grob und direkt im Erwähnen ihrer, sagen wir, zügellosen Sexualität). Diese Patientin schien mir aufgrund der klinischen Erfahrung eher in den Bereich einer Hypomanie zu fallen, ohne Bezug zu einer manisch-depressiven Psychose. Ich habe ihr vorgeschlagen, in regelmäßigen Abständen wiederzukommen, um ihr zu erlauben, einfach ihrem Sprechen freien Lauf zu lassen.

Die Gespräche brachten immer eine eigentümliche, unvermittelte Verknotung zum Vorschein, zwischen dem Realen der jeweiligen Situation und einem äußerst massiven Imaginären: groteske plötzliche Eifersucht, aufsehenerregende und enttäuschende Begegnungen ...

Während eines Gesprächs, sie war sehr aufgeregt – sie hatte gerade vom Tod ihres Vaters vor einigen Jahren gesprochen –, erzählte sie mir, halb amüsiert, daß sie während der Beerdigung einen Angestellten des Beerdigungsunternehmens, der zu den Sargträgern gehörte, aufgerissen hätte ...!

Mein erster Deutungsversuch hatte die folgende Frageform: »Kennen Sie das französische Wort ›Scham‹?« (Halten wir fest, daß sie unsere Sprache sehr gut beherrscht, auch wenn ihr gelegentlich ein Wort fehlt.)

Diese Frage brachte von heute auf morgen, d. h. ab der nächsten Sitzung, das Bild der Hypomanie zum Verschwinden. Diese brillante junge Frau geht seither einer ernsthaften und regelmäßigen analytischen Arbeit nach.

Meine Deutung hatte auf eine Art und Weise, die noch zu entwickeln ist, den Ort des Genießens unterstrichen, das Genießen,[7] auf das wir verzichten müssen, das die Struktur mit einem Loch versieht und das für Mangel und Begehren notwendig ist. Meine Frage gemahnte an eine bestimmte Ordnung, die aber, wie ich glaube, nicht vom Überich geprägt war.

Es ist nicht unbedingt notwendig, diese Patientin als »Grenzfall« zu bezeichnen, da es sich um eine aktuelle Form der Hysterie handelt. Aber sie brachte eine massive Schwierigkeit mit sich, eine Grenze beim Einstieg in die Arbeit, eine In-Frage-Stellung, die sich auf die Subjektivität bezog. Die Bedingung für die Übertragung und für eine Analyse bestand in diesem anfänglichen Schnitt, und das Wort »Scham« liegt zwischen Deutung und Konstruktion. Der Fragesatz, der sich mir aufgedrängt hatte, ohne daß ich darüber nachgedacht hätte, hatte dem Subjekt-dem-Wissen-unterstellt-wird (sujet-supposé-savoir) in der Übertragung eine Spannung verliehen, insofern

[7] A. d. Ü.: Das Genießen, das ein Loch in die Struktur einbringt, ist daher ein verbotenes Genießen, ein ungenießbares Genießen.

die Andersheit eines Ortes, seine Unvollständigkeit Nachdruck verliehen wurde, was auch angenommen worden war.

Kann man einen solchen Fall, einen solchen Einstieg verallgemeinern? Welches ist der Preis für einen derartigen Eröffnungsakt, der offensichtlich ein ebenso magischer ist? Unsere Patientin ließ sich jedenfalls bald darauf auf eine dauerhafte Beziehung zu einem jungen Mann ein, dessen Interesse eher der Flasche als der Sexualität galt.

»Ich verlasse ihn nicht, weil er keinen hochkriegt« sagte sie. Oder auch: »Ich weigere mich, einen Mann deshalb zu wählen, weil er gewinnt!«

Diese Anprangerung der phallischen Instanz, dieser Wille, möglichst ohne sie auszukommen, ist mit dem erwähnten Oszillieren zwischen $-\varphi$ und *a* in Beziehung zu setzen.

Diese Klinik des Akts ist, nach unserer Einschätzung, bei zahlreichen Erstgesprächen anzutreffen; sie gehört zum Alltag des Praktikers.

Unser letztes Beispiel führt uns zur Notwendigkeit, etwas Unmögliches einzuführen, eine Unmöglichkeit auf einem Weg, der sonst völlig ungebremst, quasi manisch abgelaufen wäre.

Die Klinik der Diskurse, wie Jacques Lacan sie vorgeschlagen hat, kann dem Leser ein besseres Verständnis dessen erlauben, was hier dem Diskurs der Hysterie erlaubt hat, seine Schreibweise wiederzufinden.

Übersetzt von
André Michels und Peter Müller

Klaus Wiedemann

»Schade, daß es keinen blauen Tee gibt«

Als wir in einer Arbeitsgruppe begannen, uns mit dem Thema Angst zu beschäftigen, fiel mir erstaunlicherweise am häufigsten meine Patientin Frau O. ein; erstaunlich deshalb, weil Angst bei ihr in keiner Form zu existieren scheint.

So entstand bei mir die Frage, ob nicht das Fehlen der Angst mehr auf sie verweist als das Reden von ihr? Ist die Angst »in absentia« am präsentesten? Ist sie mehr zu ahnen, zu spüren, als zu hören? Die »fehlende Angst«: verfehlt sie etwas, geht sie in die Irre?

Wenn Patienten viel von ihrer Angst reden, ärgert mich das oft; nicht, weil sie mir zu lügen scheinen, sondern weil mir scheint, sie lügen mit Absicht. Oder muß die Rede von der Angst eine Lüge sein, weil die Angst sich auf das Reale bezieht?

Frau O., die offenbar keine Angst kennt und deren Rede der Ausgangspunkt für die folgenden Überlegungen ist, kam in Behandlung wegen seit zwei Jahrzehnten bestehender, schier unerträglicher Schmerzen, die infolge mehrerer Brustoperationen auftraten – zunächst diagnostische Eingriffe, dann Gewebeentfernungen, schließlich Amputation einer Brust. Später erfolgte dann die Rekonstruktion der Brust (»Wiederaufbau« wird das genannt) und danach korrigierende Eingriffe. Die schreckliche Serie der Eingriffe begann drei Monate nach der Hochzeit von Frau O., vor einigen Jahren wollte sie (vergeblich) die Ärzte verklagen; es sei inzwischen klar, daß nie ein pathologischer Befund vorgelegen habe.

Frau O. erwähnte die Schmerzen nur in den Vorgesprächen, sie spricht auch nicht von gegenwärtigen oder vergangenen Sorgen oder Problemen; Frau O. spricht ausschließlich über ihre Schwierigkeiten zu sprechen.

> Sie sagt:
> »Ich kann dieses Wort jetzt nicht verwenden, da kommen mir zuviel andere Wörter in den Sinn; da lasse ich mir lieber ein Bild einfallen, das beruhigt mich.«
> »Da fällt der Eimer um und alle Begriffe purzeln durcheinander.«

»Die Worte fliegen durch den Raum, da werde ich verrückt.«
»Die Worte müssen an Lebensbedingungen gebunden sein.«
»Texte sind Spielverderber.«
»Wörter sind Schauspieler; ich sehe manchmal eine Bühne, auf der die Schauspieler Wörter sind; da geht es heiß her; nicht immer, manche schlafen auch.«
»Es sind so viele Erregungen in mir, daß ich nur still sein möchte.«
»Das verkrafte ich nicht, da dreht mein Organismus total durch.«

Gelegentlich spricht sie von »Zeitproblemen«, öfter beschäftigt sie die Frage:
»Ist es jetzt an der Zeit, etwas in Worte zu fassen?«

Als ich einmal das Honorar anmahne, spricht sie von »Geldproblemen«, sie sagt:
»Ich weiß nicht mal, wofür ich bezahle.«
»Die Ware kann man nicht umtauschen.«
Und:
»Warum soll ich bezahlen, wenn das Wort nichts gilt.«

Einmal spricht sie vom Schmerz:
»Der Schmerz – läßt etwas in mir zerspringen – das Bild – mein Bild.«

Und einmal sagt sie:
»Schade, daß es keinen blauen Tee gibt.«

Ich kann diese Sätze nur so unzusammenhängend wiedergeben, wie ich sie eben zu hören bekam; sie erschienen in der Rede von Frau O. fast immer ohne ersichtlichen Zusammenhang – wie unvermittelte Eruptionen, will ich sagen, aber das klänge zu heftig –, eher wie plötzlich erscheinende Aufwerfungen einer langen, gleichmäßigen Stoffbahn, in denen man etwas zu erkennen glaubt.

Frau O. spricht also davon – aber ich bin gar nicht sicher, daß man das so nennen kann; vielleicht eher: Es deutet sich in der langen Reihe ihrer Worte an,
- daß ihre Wörter sich nicht in einer Ordnung befinden,
- daß sie nicht gelten,
- daß sie nicht an Lebensbedingungen gebunden sind,
- daß sie sich damit halten kann, daß sie sich Bilder einfallen läßt,
- daß Erregung und Affekte sie still sein lassen,
- daß der Schmerz Bilder in ihr zerspringen läßt.

Die Bemerkung von Frau O., daß sie sich ein Bild mache, eine Vorstellung, um sich aus dem Chaos der Wörter zu retten, ließ mich aufhorchen, als eine andere, junge Patientin von einem Angstanfall erzählte, den sie nicht beschreiben könne. Sie habe sich dann mit einer Schere die Haut am Bauch aufgeritzt, »um etwas sichtbar zu machen«. Damit habe die Angst nachgelassen; sie habe sich bewußt nicht an den Extremitäten verletzt, denn es solle nur für sie sichtbar sein.

Die »gemachte« Vorstellung scheint also Frau O. zu beruhigen; »etwas sichtbar machen« habe der jungen Frau die Angst gemildert. Das »Machen« scheint dabei ein wichtiges Element zu sein.

Nun ist uns ein Zusammenhang zwischen einer Angst und einer Vorstellung aus unzähligen klinischen Beispielen ebenso vertraut wie aus dem Konzept der Verdrängung. Es entspricht diesem vertrauten Muster, wenn etwa eine 50jährige Patientin berichtet, sie sei mit einem Anfall von Panik aufgewacht in dem Gefühl, daß ihr Bett heftig unter ihr schaukele; die Panik habe noch zugenommen, als sie dann aufgestanden sei und sich ans Fensterbrett gelehnt habe, das Schaukeln dabei jedoch nicht nachgelassen habe. Das Allerschrecklichste dabei sei gewesen, daß ihr »kein Bild« dazu eingefallen sei. Schließlich fällt ihr das Bild ein, die Erinnerung an die Situation, in der ihr geschiedener Ehemann masturbierend auf dem Bett liegt – die Panik habe in dem Moment begonnen nachzulassen. In der folgenden Nacht wird sie einen Angsttraum haben, der ihren Bruder betrifft usw.

Den Unterschied zu den vorangegangenen Beispielen kann ich vielleicht so beschreiben, daß bei dieser Patientin Erregung, Angst, Bild, Vorstellung und Erinnerung verknüpft sind, sie hängen zusammen, sind damit »denkbar« und »sagbar«, sie sind zeitlich geordnet, sind damit Geschichte und eine erzählbare Geschichte. Bei der jungen Patientin ist die Erschaffung, die »Bildung« von etwas Sichtbarem, geradezu gewalttätig; es ist ein Akt, nichts Sagbares, und man kann denken, daß die Geschichte mit dem Schnitt erst einsetzt, sozusagen installiert wird. Ebenso scheint bei Frau O. keine Verknüpfung, keine Geschichte zwischen den Worten und dem »eingefallenen« Bild zu bestehen, auch sie fügt sich dieses Bild, so kommt es mir vor, quasi gewaltsam zu.

Die Begriffe Vorstellung und Affekt führen rasch zum Triebbegriff, zum Trieb, den Freud (in »Triebe und Triebschicksale«) als einen Begriff der »Abgrenzung des Seelischen vom Körperlichen« bezeichnet oder als eine »Arbeitsanforderung, die dem Seelischen infolge seines Zusammenhangs mit dem Körperlichen auferlegt ist«. An eben dieser Grenze scheinen sich die Ereignisse im Zusammenhang mit der Angst abzuspielen; und wenn Freud (in der neuen Folge der Vorlesungen) die Triebe als »mythische Wesen, großartig in ihrer Unbestimmtheit« beschreibt, ist dann nicht auch gerade diese Angst beschrieben, die sich durch ihre Mächtigkeit und Unbestimmtheit auszeichnet?

Was Frau O. über ihre Schwierigkeiten des Sprechens und den Zusammenhang mit den Bildern sagt, ließ mir folgendes Bild einfallen: als ob Wörter und Vorstellungen in einer Art Doppelspirale verbunden wären (wie die berühmte DNS-Helix), wobei ein Faden aus den untereinander verbundenen Wörtern besteht und der zweite aus den untereinander verbundenen Vorstellungen. Leben bedeutet, daß die beiden Stränge sich parallel legen, so daß jeweils ein Wort mit einer Vorstellung verknüpft ist. Gleichzeitig sind sie gewunden und geknäuelt, so daß auch andere Verknüpfungen möglich sind. Frau O. beschreibt, daß der Faden der Wörter so schlüpfrig ist, daß sie manche Wörter nicht benutzen kann, ohne auszurutschen, d. h. von einem Wort zum anderen zu schlittern. Dabei scheint die Verknüpfung mit dem anderen Faden, dem der Vorstellungen, zu fehlen. Frau O. hält sich dadurch, daß sie sich irgendein Bild einfallen läßt, d. h., sie schnappt sich sozusagen an irgendeiner Stelle einen anderen Faden. Damit scheint sie eine Gefahr bannen zu können, die sie als Chaos oder ähnlich beschreibt. Was Frau O. dabei deutlich beschreibt, ist ein zeitliches Moment: Ein Innehalten, ein Stoppen quasi einer Bewegung.

Das Chaos der Frau O. ist wohl der Zustand des Fehlens aller Verknüpfungen. Er ist »unsäglich«, unbeschreibbar, hat keinen Anfang und kein Ende, keine Struktur.

Der Körper von Frau O. scheint ebenfalls mit ihrem Erleben kaum verknüpft zu sein: Er meldet sich sozusagen mit den Schmerzen, für die es aber keine Worte und auch keine Vorstellung zu geben scheint. Die Schmerzen markieren nichts, sie sind ununterbrochen, sind vielleicht lediglich ein Hinweis auf die Existenz des Körpers.

Würde Frau O. ohne die Schmerzen überhaupt leben? Sind sie ihr einziger Halt?

Mir erscheint dieses Leben von Frau O. als eine Art Zittern, das nicht mehr über dieses Leben zu sagen vermag, als daß es existiert.

Und in diesem Zittern ist eine Erregung spürbar, eine Erregung, die ich nur in gleicher Weise als Ausdruck von Trieb und Angst zu denken vermag; Frau O. spricht von »soviel Erregung«, daß sie »nur still sein möchte« und daß ihr »Organismus« total durchdrehe.

Von der Kastrationsangst läßt sich sagen, daß sie an die Entwicklung einer Vorstellung gebunden ist: nämlich der Vorstellung, daß die Mutter einen Penis besessen habe. Die Kastration hat in diesem Sinne mit dem Aufgeben einer Vorstellung zu tun, sie ist das Aufgeben einer Vorstellung, sie ist Differenz. Die Vorstellung bezieht sich auf den Körper und sie ist an die Sprache gebunden. Die Angst tritt auf, wenn eine Vorstellung aufgegeben werden muß. (Dies illustrierte mir ein junger Patient, der, obwohl er schon seit Jahren aufgrund seiner Phobie die Universität nicht mehr besucht hatte, es nicht fertigbrachte, sich zu exmatrikulieren; es hätte das Aufgeben seiner Vorstellung bedeutet, daß er Student sei.)

Warum »hat« nun Frau O. keine Angst? Sie hat nur den Schmerz, von dem sie einmal gesagt hat, er lasse das Bild in ihr, »mein Bild«, zerspringen. Ist dieser Schmerz so etwas wie ein einziger Hinweis auf eine Wirklichkeit, in der Frau O. lebt? Ist er in dem ganzen »Chaos« der einzige Hinweis auf eine Verletzlichkeit, letztlich auf die Sterblichkeit und somit die einzig noch faßbare Differenz, die zwischen Leben und Tod? Wo keine Verknüpfungen sind, keine Markierungen, existiert keine Zeit; es gibt kein vorher und nachher und somit auch keine Kastration. In Frau O.s Schmerz findet sich immerhin die Spur einer Erinnerung: Daß es einmal »ihr« Bild gegeben hat, das zersprungen ist. Ein Bild, so könnte man vermuten, das nicht verknüpft werden konnte mit den Worten.

So scheint es ohne diese Verknüpfung keine Angst zu geben, keine Zeit, keine Differenz, keine Struktur.

Kann man vielleicht sagen, daß die Angst erst als Kastrationsangst in die Geschichte eines Menschen eintreten kann, kenntlich und sagbar werden kann (womit die Geschichte erst beginnt?), so wie der Trieb erst erkennbar werden kann, wenn es gelungen ist, ihm ein Ziel zu finden? Und daß solange die Angst wie der Trieb dem Realen angehören, das uns immer unerkennbar (Freud im »Mann Moses«) bleiben wird, von dem wir aber eine Ahnung haben?

Hat damit vielleicht die Gewalttätigkeit zu tun, die Tat, der Akt, wie wir sie bei den Patienten gesehen haben, und die wir in uns selber andrängen spüren, wenn wir mit solchen Menschen zu tun haben (indem uns z. B. als einzig noch wirksame Intervention bleibt, mit dem Abbruch der Behandlung zu drohen)?

Ist der Körper dann das einzige Feld, auf dem etwas sich ereignen kann?

Ist deshalb die Angst in so besonderer Weise für die Lüge quasi geeignet und das gängigste Versteck der Paranoia, wie wir täglich erfahren können?

»Schade, daß es keinen blauen Tee gibt«, sagte Frau O. einmal, und an anderer Stelle: »Es müßte eine poetische Sprache geben« und: »Die grammatikalischen Ungenauigkeiten halten mich am Leben«.

Die Worte gelten nicht, sind nicht ans Leben gebunden. Lediglich die Irrungen, die Ungenauigkeiten versprechen ein wenig Halt. Nur die Poesie, so höre ich von Frau O., könnte sie in die Sprache, ins Leben bringen. Das Realitätsprinzip – ist es aufgehoben in der Poesie?

Schade, daß es keinen blauen Tee gibt – Frau O. hat sich als Poetin gezeigt; und sollte sie mit diesem Satz auch gemeint haben, ich hätte ihr in der Behandlung nicht das richtige serviert, so hat sie damit sicher recht; nur die Poesie könnte derlei möglich machen.

Martine Lerude

Die Frage des Masochismus in Lacans Seminar *Die Angst*

Die Frage des Masochismus zieht sich durch das gesamte Seminar *Die Angst*, das Jacques Lacan 1962/63 gehalten hat.[1] Lacan äußert dort mehrfach seine Absicht, dem Masochismus seine Einheit wiederzugeben. Denn bis dahin galt eine Dreiteilung, die Freud nach der Formulierung seiner Todestriebhypothese 1924 in dem Text *Das ökonomische Problem des Masochismus*[2] vorgenommen hatte. Freud unterscheidet:

- Den primären oder erogenen Masochismus, der eine der sexuellen Erregung auferlegte Bedingung ins Spiel bringt.
- Den femininen Masochismus, den er kurioserweise beim Manne beschreibt; es geht um Phantasien wie das Kastriertwerden, das Koitiertwerden und das Gebären. Freud rechtfertigt diese Bezeichnung mit dem Hinweis darauf, daß diese Phantasien aus Situationen stammen, die für die Weiblichkeit charakteristisch sind, und deren Elemente auf das Kinderleben verweisen: eigentlich beruhe der weibliche Masochismus vollständig auf dem erogenen Masochismus. (Wenn auch höchst umstritten, macht Helene Deutsch daraus die unerläßliche Bedingung für die Gewährleistung der Fortpflanzungsfunktion.)
- Den moralischen Masochismus: die Subjekte empfangen ihr Leiden nicht von einer geliebten Person, sondern richten es so ein, daß es von verschiedenen Lebensumständen ausgeht, womit sie ein unbewußtes Schuldgefühl oder ein unbewußtes Strafbedürfnis bezeugen. Das Leiden kann von Mächten oder unpersönlichen Umständen verursacht worden sein. Das Schicksal gehört zu der Reihe der Gestalten (Eltern, Lehrer, Helden), die das Über-Ich ausmachen.

[1] Im besonderen die Seminarsitzungen VIII, IX, X, XII, XIII, XV und XVI. Jacques Lacan, Séminaire 1962/63, *L'Angoisse* [»Die Angst«], internes Dokument der *Association Freudienne Internationale*, Paris.

[2] Freud, S. (1924c): Das ökonomische Problem des Masochismus, StA Bd. 3, Frankfurt/M., S. Fischer.

Freud selbst äußert Vorbehalte gegenüber dieser Aufteilung, denn ihn interessiert in erster Linie der ökonomische Einsatz des Masochismus, d. h. die »Bändigung des Todestriebes durch die Libido«[3]. So also, bemerkt er, muß sogar der moralische Masochismus eine libidinöse Komponente haben und nicht nur vom Todestrieb abstammen, denn, so sagt er gewissermaßen lacanianisch, »es sollte doch einen Sinn haben, daß der Sprachgebrauch die Beziehung dieser Norm des Lebensverhaltens zur Erotik nicht aufgegeben hat und auch solche Selbstbeschädiger Masochisten heißen«[4]. So enthält also jede Form des Masochismus einen libidinösen Teil, den Freud erogenen Masochismus nennt, und genau diese libidinöse Komponente verleiht dem Masochismus seine Einheit.

Dieser erste Masochismus – der erogene – ist Freud zufolge an allen Phasen der Libidoentwicklung beteiligt und entnimmt ihnen seine wechselnden psychischen Umkleidungen[5]:

- die Angst, vom Totemtier gefressen zu werden in der oralen Phase,
- den Wunsch, vom Vater geschlagen zu werden in der sadistisch-analen Phase,
- die Kastrationsangst auf der phallischen Organisationsstufe,
- die Angst des Koitiertwerdens und des Gebärens in der endgültigen Genitalorganisation.[6]

Freud spricht von einer »physiologischen Grundlage«[7] – also von etwas, das stärker ist als der Signifikant und das dieser nicht erfassen kann –, auf der der erogene Masochismus aufbaut; diese physiologische Grundlage bleibt nicht ohne Widerhall, wenn Lacan den Masochismus in der ursprünglichen und erkannten Abhängigkeit vom großen Anderen wurzeln läßt.

Die Einheit des Masochismus im erogenen Masochismus ist aber auch schon in Freuds Text deutlich, wenn er definiert: Nachdem der Hauptanteil des Todestriebs »nach außen auf die Objekte verlegt worden ist, verbleibt als sein Residuum im Inneren der eigentliche, erogene Masochismus, der einer-

[3] ebda., S. 347.
[4] ebda., S. 349.
[5] ebda., S. 348.
[6] ebda.
[7] ebda., S. 347.

seits eine Komponente der Libido geworden ist, anderseits noch immer das eigene Wesen zum Objekt hat«[8].

Dies ist gleichsam eine Einführung in Lacans Masochismus-Definition in seinem Seminar *Die Angst*, die sich auf das Objekt *a*, den irreduziblen Rest der Subjektspaltung, bezieht: »Sich zu erkennen als Objekt seines Begehrens, in dem Sinne, in dem ich es heute artikuliere, ist stets masochistisch.«[9]

Dieses Objekt *a*, das er dann definiert, muß als das Objekt Ursache-des-Begehrens aufgefaßt werden; es ist gewissermaßen hinter dem Begehren anzusiedeln. Lacan stützt sich auf die von Freud in der 32. Vorlesung vorgenommene Unterscheidung zwischen Objekt und Ziel des Triebs. Dem Außen, diesem Ort des Objekts vor jeglicher Verinnerlichung – vor der Unterscheidung zwischen Ich und Nicht-Ich –, kommt der Status der Ursache zu. Lacan unterscheidet das Objekt, das das Begehren verursacht, von demjenigen, das das Begehren anstrebt. In der 8. Sitzung des *Angst*-Seminars veranschaulicht er seine Idee am Beispiel des Fetischisten: »Denn was begehrt wird, ist weder das Schühchen noch die Brust noch sonst irgend etwas, in dem Sie den Fetisch verkörpern mögen. Sondern der Fetisch verursacht das Begehren, das sich, wo es kann, an alles mögliche dranhängen wird: an die, bei der es nicht absolut notwendig ist, daß sie das Schühchen trägt. [...] Für den Fetischisten muß er aber als Fetisch da sein, selbst als phantasierter, da er die Bedingung ist, unter der das Begehren sich stützen läßt. [...] Die das Objekt Ursache-des-Begehrens betreffende Suche führt uns an genau den Ort, an dem unsere geistige Gewohnheit uns das Subjekt zu suchen anweist.«

An diesem Punkt seiner Ausarbeitung über das Objekt *a* definiert Lacan den Masochismus auf eine neue Weise, die aber sehr nahe an Freud bleibt.

Wenn es für Lacan erklärtes Ziel des Masochisten ist, sich selbst als Handelsware, die auf den Markt gebracht wird, als gewöhnliches Tauschobjekt,

8 ebda., S. 348.

9 In der 8. Sitzung des Lacan-Seminar »L'Angoisse« (»Die Angst«) von 1962/63. Anm. d. Ü.: Von diesem Seminar gibt es bislang keine offizielle Fassung bzw. Textherstellung. Es liegen aber mehrere Mitschriften als Arbeitsdokumente vor, die öfter voneinander abweichen. Die deutsche Übersetzung von Gerhard Schmitz, auf die sich meine Übersetzung stützt, ist ebenfalls ein Arbeitsdokument; ihm liegen drei französische Varianten zugrunde.
Die Verfasserin arbeitet mit der Transkription der *Association Freudienne Internationale*, Paris. Sie hat mehrere Zitate gerafft oder teilweise paraphrasiert. Auf Grund dieser Lage sind Abweichungen des vorliegenden Textes gegenüber der deutschen Übersetzung nicht einzeln erwähnt.

das als Ausschuß dient, zu verkörpern, dann bedeutet das nicht, daß diesem seine Identifizierung mit dem Objekt auch gelingt, sondern daß das »der Weg ist, auf dem er nach eben dem sucht, was unmöglich ist, nämlich: sich zu erfassen als das, was er ist, insofern als er, wie alle, ein *a* ist«[10].

Diese Identifizierung mit einem Objekt erscheint allein auf einer Szene, einer Bühne.[11]

Wenn Lacan uns mehrmals die Formulierung nahelegt: »Sich zu erkennen als Objekt seines Begehrens, in dem Sinne, in dem ich es heute artikuliere, ist stets masochistisch«, dann ist dies eine Formel, die er einheitlich möchte und die sich radikal von anderen Definitionen der Ursache unterscheidet. Gewiß, stellt er fest, »wenn wir gesagt haben, daß das Über-Ich die Ursache des Masochismus ist [dies wäre eine einheitliche Definition; M. L.], dann würden wir uns dieser befriedigenden Intuition nicht allzusehr begeben, außer daß wir [...] sehen würden, daß das Über-Ich teilhat, daß es zumindest teilhat an der Funktion dieses Objekts als Ursache«. Lacan nimmt es »in den Katalog auf«, in die Reihe dieser Objekte: die Brust, das Kothäufchen, der Phallus, das Auge [er sagt Auge, nicht Blick], die Stimme, denn es ist ein Objekt, das Angst hervorruft, und Lacan fährt fort: »Die Funktion des Masochismus erscheint deutlich, wenn das Begehren und das Gesetz sich verbinden, denn der Masochist neigt dazu, auf seiner kleinen Bühne etwas erscheinen zu lassen, in dem das Begehren des Anderen zum Gesetz wird.« Und: »Eine der Wirkungen davon sehen wir sofort: nämlich daß er selbst, der Masochist, in dieser Funktion erscheint, die ich die des Abfalls nennen würde, dessen, was dieses Objekt ist, das unsere, das *a*, von dem wir sprechen im Anschein des Weggeworfenen, des den Hunden Hingeworfenen, des in den Dreck, in den Mülleimer, zum Ausschuß des gewöhnlichen Objekts Geworfenen.«[12]

Lacan folgt Freud fast wörtlich, wenn er sagt: »dieses Objekt *a*, das ist der gewachsene Fels, von dem Freud spricht, dieser letzte, irreduzible Libidovorrat«[13]. Und ich füge hinzu: dies ist auch die erwähnte physiologische Grundlage. Lacan sagt ja ausdrücklich: »Das Objekt *a* – ein körperlicher Teil – das authentische Substrat jeglicher Funktion als solcher der Ursache [...] wir sind nur als Körper objektal [...] bleibt zuletzt doch immer

[10] 8. Sitzung.

[11] Lacan hatte dies schon in seinem Seminar I aufgezeigt.

[12] 8. Sitzung.

[13] 8. Sitzung.

Begehren [...] nach dem Körper des anderen und nichts als Begehren nach seinem Körper.«[14]

In den folgenden Seminarsitzungen setzt Lacan den Masochismus in Beziehung zu anderen Termini, besonders zum Genießen des Anderen (*jouissance de l'Autre*). In der 12. Sitzung weist er darauf hin: »Das Ziel des Masochisten ist nicht [...] das Genießen des Anderen, sondern die Angst des Anderen ..., was die Frage des Opfers auftauchen läßt.« Und in der 13. Sitzung fährt er fort: »diese Angst, der blinde Zielpunkt des Masochisten – denn sein Phantasma tarnt ihn vor ihm –, ist [...] die Angst Gottes«.

An diesem Seminar interessiert mich besonders – und das möchte ich hier entwickeln –, wie der Masochismus die Frage der weiblichen Position angeht, und zwar nicht infolge des oft behaupteten weiblichen Masochismus – der Lacan zufolge ein männliches Phantasma ist –, sondern weil er die Frage der Identifizierungen in ihrer Beziehung zum Genießen und zum Begehren des Anderen aufwirft. In der 15. Sitzung taucht der Begriff Masochismus ganz nebenbei auf, gewiß assoziativ, aber doch direkt mit dem verbunden, was Lacan in jenen Jahren noch »die Frau« nennt und als Gattungsbegriff verwendet, der die Spezifik der weiblichen Position in bezug zur Kastration, in bezug zum Objekt Ursache-des-Begehrens und in bezug zum großen Anderen benennen soll. Er verbindet also drei Terme – in der Lacanschen Schreibweise: *minus phi* ($-\varphi$), *a* und *A* –, um die Frau zu situieren.

Wieder und wieder spricht er in dieser Sitzung bezüglich der Frau von einem »*plus*«, einem »mehr«; er verbindet damit die Idee der Leichtigkeit und der Vereinfachung:

- »Ihr Genuß ist *größer*.«
- »Was das Genießen der Frau betrifft, erweist es sich als *überlegener* ..., sie genießt *mehr* als ihr Partner.«
- »... erweist sich die Frau gerade darin als überlegen, daß ihr Band mit dem Knoten des Begehrens *viel lockerer* ist [...]. ... diese Notwendigkeit des Mannes, durch den Kastrationskomplex hindurchgehen zu müssen, die den Status des $-\varphi$ im Zentrum des Begehrens des Mannes ausmacht – eben dieser Knoten ist für die Frau nicht notwendig.«[15]

[14] 17. Sitzung.
[15] 15. Sitzung.

- »Es ist eine *große Vereinfachung*, daß, in bezug auf diese Konfrontation, dieses phallische Objekt für sie erst an zweiter Stelle kommt, und zwar insofern, als es im Begehren des Anderen eine Rolle spielt.« (Die weibliche Kastration ist sekundär in diesem Text; darin folgt Lacan Jones.)
- »Gerade dem Begehren des Anderen tritt sie direkt gegenüber [...]. Dieses *vereinfachte Verhältnis* zum Begehren des Anderen, genau das erlaubt es der Frau, als Psychoanalytikerin sehr viel freier zu sein, diesem Begehren gegenüber in einem Verhältnis zu stehen [...], von dem wir spüren, daß es *sehr viel freier* ist« – nämlich im Feld, das konfuserweise als das der Gegenübertragung bezeichnet wird. (Den Begriff *Freiheit* gebraucht Lacan selten; er verwendet ihn im Seminar I in bezug auf Ferenczis originelle Praxis.)

In dieser 15. Sitzung veranschaulicht Lacan die Position der Frau in ihrem Verhältnis zum Genießen und zum Begehren ausnahmsweise mit der Äußerung einer Patientin, die ihm sagt: »Es ist mir ziemlich wurst, ob er mich begehrt, Hauptsache, er begehrt keine andere.«

Lacan fragt sich, ob man Kierkegaard glauben soll, wenn er behauptet, daß die Frau für die Angst offener ist. Und er weist darauf hin, daß »was für uns wichtig ist, das ist, zu erfassen, welches Band sie mit den *unendlichen, sagen wir: unbestimmten Möglichkeiten* des Begehrens um sie herum in ihrem Feld verbindet. Sie führt sich in Versuchung, indem sie den Anderen in Versuchung führt [...]. Kurz, um ihn zu versuchen, ist ihr alles recht [...]: jedes x-beliebige, ja für sie überflüssige Objekt. [...] Was sie interessiert, das ist das Begehren des Anderen.«

Mit seiner Wiederbelebung des Masochismusbegriffs verwehrt sich Lacan auch dagegen, von einem weiblichen Masochismus sprechen zu wollen; er weist erneut darauf hin, daß seine Formeln dem Masochismus seine Einheit zurückgeben sollen. Er unterstreicht, daß der »weibliche Masochismus ein männliches Phantasma« sei (was Freud schon dargelegt hatte), verdeutlicht aber auch, »daß in diesem Phantasma der Mann alles in allem im Auftrag und in bezug zu dieser bei der Frau imaginierten Struktur bewirkt, daß sein Genießen von etwas gestützt wird, das seine eigene Angst ist – was für den Mann das Objekt und die Bedingung des Begehrens verdeckt«.

»Er [der Mann] verdunkelt mit dem Genießen [das er der Frau unterstellt] eine Angst, die unbestreitbar erweckt wird. [...] Für die Frau ist das Begehren des anderen das Mittel wozu? Dazu, daß ihr Genießen ein passendes

Objekt hat. Ihre Angst ist nur die vor dem Begehren des anderen, von dem sie letztlich nicht genau weiß, was es verdeckt. […] Im Herrschaftsbereich des Mannes ist stets ein gewisser Betrug gegenwärtig […] – erinnern Sie sich an den Aufsatz von Joan Riviere: Wenn ihm etwas entspricht, dann ist es die Maskerade.«

Mit einer Bekräftigung des »*plus*«, des »mehr«, beendet Lacan die 15. Sitzung: »Im ganzen genommen ist die Frau *sehr viel realer und sehr viel wahrer.*«

Diese Darlegung Lacans ist besonders erhellend, da sie dem Verhältnis von Masochismus und »der Frau« Rechnung trägt, ohne sich auf den sogenannten weiblichen Masochismus zurückzuziehen.

Er behauptet 1963 also, die Frau genieße mehr, sie habe ein direkteres Verhältnis zum großen Anderen, sie habe mehr Freiheit, sie sei wahrer, realer und vor allem unterliege sie der Unbestimmtheit hinsichtlich des Objekts des Begehrens des anderen, sei also eingefügt ins Phantasma des Partners, ohne zu wissen, als was.

Diese Sitzung nimmt die Formulierungen des Seminars *Encore*[16] vorweg, das übrigens meine Lektüre leitet. Der Masochismus taucht nicht zufällig gerade hier auf.

Etwas weiter in seinem Seminar spricht Lacan im Zusammenhang mit Lucy Tower von Don Juan als einem weiblichen Phantasma oder Traum: »ein Mann, der sich stets vollkommen gleich wäre, ein Mann, dem nichts mangeln würde«.[17] (Keine Frau kann es ihm wegnehmen.)

Und auch da kündigt Lacan an, auf diesen Begriff im Zusammenhang der allgemeinen Struktur des Masochismus zurückzukommen. Und er macht eine in bezug auf die Klinik sehr kostbare Bemerkung: »daß man mitnichten Masochist ist, wenn man sich in die Bahn begibt, auf der die Suche nach dem sadistischen Objekt verläuft«.

Diese Bemerkung erinnert daran, daß es im Liebesleben üble Begegnungen geben kann und daß es nicht folgenlos bleibt, wenn man sich »in diese Bahn« begibt, wenn es sich um eine erste Liebeserfahrung oder sexuelle Erfahrung handelt, da sie Identifizierungen zustande bringen können, die als

[16] Lacan, J. (1972–1973): Encore (Das Seminar, Buch XX) (Übers. v. N. Haas, V. Haas u. H.-J. Metzger). Weinheim/Berlin, Quadriga.

[17] 15. Sitzung.

der fürs Begehrtwerden und fürs Genießen zu bezahlende Preis erscheinen. Sich auf der Bahn eines sadistischen Partners zu befinden, hat bestimmt nichts mit Masochismus zu tun, bleibt aber nicht ohne subjektive Auswirkungen, besonders, wenn die symbolische Anerkennung des Mädchens fragil ist. So etwas beschränkt sich nicht auf das Liebesleben: beispielsweise zeigen manche Ärzte ein sadistisches Verhalten, das auf Jahre hinaus das Sexualleben junger Frauen beeinträchtigen kann (brutale gynäkologische Untersuchungen, obwohl sie technisch einwandfrei sind).

In der 16. Sitzung erörtert Lacan, was »vom Begehren des Mannes gesucht wird, wenn es sich eigentlich [...] um jene sadistische Suche handelt: das aufblitzen zu lassen, was an seinem Platz sein muß beim Partner, am unterstellten Platz des Mangels«.

Und er beantwortet die Frage nach dem Objekt *a* bei der Frau folgendermaßen: »Auch sie will also das Objekt, und gar ein Objekt-insofern-als-sie-es-nicht-hat. Genau das erklärt uns Freud: daß dieses Einfordern des Penis für sie bis zuletzt grundlegend mit dem Verhältnis zur Mutter verknüpft bleiben wird, das heißt, mit dem Anspruch [also dort, wo Lacan die Wurzel des Masochismus ansiedelt]. In der Abhängigkeit vom Anspruch also konstituiert sich dieses Objekt *a* für die Frau. Sie weiß sehr gut [...], daß es im Ödipus nicht darum geht, stärker, begehrenswerter zu sein als die Mutter – das im Hintergrund, [es] kommt ihr recht schnell der Gedanke, daß die Zeit für sie arbeitet –, sondern: das Objekt zu haben. [...] Wenn es dazu kommt, daß sie sich als solche für die Kastration, -φ, interessiert, dann insofern, als sie sich den Problemen des Mannes zuwendet. Das ist sekundär [...], wie Jones es mit viel Scharfsinn artikuliert hat [...]. Was die Frau angeht, so ist das, was zunächst das Objekt ihres Begehrens werden wird, was es konstituiert, anfänglich das, was sie als solches *nicht hat*, während es beim Mann zunächst das ist, was er *nicht ist*, das, wo er versagt.«[18]

Lacan arbeitet so nach und nach die Spezifität dessen heraus, was er damals noch »die Frau« nennt:

- bezüglich des Objekts,
- bezüglich des Genießens,
- bezüglich des Begehrens des Anderen.

[18] 16. Sitzung.

Dennoch schreibt sich das Phantasma, Träger des Begehrens, für Männer und Frauen gleichermaßen: $\$ \diamond a$. Es gibt also auf dieser Ebene keine geschlechtsabhängige Unterscheidung, sondern das Phantasma des einen und das des anderen. Dies soll Lacan aber nicht daran hindern, in diesem Seminar vom weiblichen Phantasma bezüglich Don Juans zu sprechen und vom männlichen Phantasma bezüglich des weiblichen Masochismus.

Der letzte Film von Stanley Kubrick *Eyes Wide Shut*, der ein Film über das Phantasma und über das Objekt des Begehrens ist, liefert da bemerkenswertes Anschauungsmaterial: auf weiblicher Seite betrifft das Phantasma die Begegnung mit einem Mann, das Versprechen eines außergewöhnlichen Genießens, für die die Protagonistin alles aufgäbe, selbst ihr Kind; dieser Mann da hat keine Identität, aber in Uniform ist er »der« Mann und zugleich alle möglichen Männer, was ein Traum verdeutlicht, wo er durch eine unendliche Abfolge anonymer Männer dargestellt wird, die ihr endloses Lusterleben verschaffen könnten, gleichsam ein Phallus, der keine Ruhephase kennt. Das Objekt *a* betrifft hier eine Ganzheit, einen immerzu begehrenden Mann, der niemals aus dieser Position des Sie-Begehrens schwände, daß es einen gäbe, der das Instrument des Genießens, den Phallus, immer hat und es nicht verlieren könnte.

Auf männlicher Seite inszeniert Kubrick eine Reihe vorgefertigter phantasmatischer Montagen. In eisiger Ästhetik werden die Frauen in masochistischen Positionen nach klassischen Klischees vorgeführt: ob es nun um eine junge Prostituierte geht, die Pseudo-Studentin ist, oder um die im Hinterzimmer des Kostümverleihs, oder um die anonymen Frauen mit maskierten Gesichtern und nackten, von einem String-Tanga konturierten Leibern, die bei dem esoterischen und geheimen Abend dem Gebrauch durch die Männer dargeboten werden; in diesen phantastischen Szenarien sind die Frauen in der Position eines erniedrigten Gebrauchsgegenstands und sie werden mit anderen Männern geteilt; es kommt nicht darauf an, ob dies exzessiv inszeniert ist (trügerisches Todesurteil; Bühnenbild aus Pappmaché), da es doch darum geht, das Körperfragment (Brust, Hintern, Bein) glänzen zu lassen, es abzutrennen und das Begehren hervorzurufen.

Mehrere Patientinnen sind von diesem Film erschüttert gewesen, besonders von dem Gefallen, das ihr Mann an dieser männlichen phantasmatischen Reihe fand, als der männliche Protagonist nachts in New York herumirrt und von einer sexuellen Montage zur nächsten sexuellen Montage geht, während sie sich da besonders gelangweilt hatten! Eine Patientin drückte ihr Erstaunen aus, als sie in diesem Film die Banalität und Roheit der Phantasmen entdeckte, die ihr Mann als die seinigen anerkannte. Wenn man auf die Lacansche Formel des Phantasmas zurückgreift, die »*a*-sexuierte Formel«, wie Lacan im Seminar *Encore* scherzt, versteht man gut, daß das Objekt *a* auf der sexuierten Seite mehr zieht, auch wenn es kein spezifisch männliches oder weibliches *a* gibt. Kubricks Film zeigt sehr gut, wie der eine als auch der andere sein spezifisches Phantasma und sein spezifisches Objekt hat: das Phantasma der Frau ist dem des Mannes radikal fremd, woher das fundamentale Mißverständnis rührt, das einen Mann und eine Frau vereinigt. Daß eine Frau darauf reduziert sei, dieses Objekt *a*, Ursache des Begehrens der Männer, zu verkörpern und nichts als dies zu sein, sagt uns Kubrick, bedeutet, daß sie auf die Seite der Haltlosigkeit, des Trips, des Todes verwiesen wird. Und vielleicht ist Kubricks Moral, daß das Leben mit seinen Glücksmomenten – wie die Weihnachtsvorbereitungen – mit einem bestimmten Verzicht auf die tödliche Dimension des Genießens des Anderen bezahlt wird, doch, daß dies einen nicht am Ficken hindern muß!

Zweimal in diesem Seminar[19] nennt Lacan den Text von Joan Riviere über die Maskerade[20]. Dieser Fall von »Männlichkeit« interessiert mich, weil er die Funktion der Angst ins Spiel bringt, und vor allem, weil er – in meiner parteiischen Lesart, die ich vorschlagen werde – einen Erfolg der Weiblichkeit darstellt. Zudem hat der Text das Verdienst, uns zu erklären, wie eine Frau nicht masochistisch sein kann.

Die Patientin von Joan Riviere ist ganz modern; die ihr zugeschriebene »Männlichkeit« ergibt sich daraus, daß sie im Jahr 1929 eine Ausnahmestellung für eine Frau einnimmt: sie schreibt, sie spricht öffentlich, sie hat in ihrem Feld Erfolg. Diese gesellschaftlich in einem intellektuellen Beruf erfolgreiche Frau identifizierte sich mit dem väterlichen Phallus, kann man Joan Rivieres Text entnehmen. Ihr Symptom: nach einem Vortrag, der ihr große Anerkennung brachte, wird sie von Angst und Schlaflosigkeit befallen und muß unbedingt die sie umgebenden Männer verführen, die sie zu ihrer

19 In der 15. und in der 21. Sitzung.

20 Riviere, J. (1929): Weiblichkeit als Maske, Internationale Zeitschrift für Psychoanalyse, Bd. XV, S. 285–296.
Anm. d. Ü.: Der englische Originaltitel ist übrigens etwas anders akzentuiert, er lautet nämlich: Womanliness as a Mascarade (Int. Journ. Psychoan., X, 1929, S. 303–313).

Arbeit beglückwünschen. Sie muß sie anders verführen als durch ihren Erfolg oder ihr sprachliches Geschick, und zwar mit den Waffen einer Frau, also indem sie sich mit rein weiblichen Mitteln begehrenswert macht. Sie will weder für ihre schönen Vorträge begehrt werden, noch für ihr Wissen, sondern für etwas anderes: für ihre weiblichen Reize. Ich meine: sie will eine unter anderen sein. Sie setzt nun ein Alternieren der subjektiven Positionen in Gang, das die Frauen von heute gut kennen: einerseits sorgt sie für die phallische Verwirklichung dank einer gelungenen Sublimierung, weil ihre intellektuelle Arbeit Erfolg und Anerkennung zeitigt. Doch diese einmal erreichte Erfüllung löst ihre Angst aus und bringt die Notwendigkeit mit sich, den Männern zu gefallen, um diese Angst zu lindern. Ich schlage nun folgende Lesart vor: die Angst ist eine für den Wechsel der Geschlechts-Identifizierungen notwendige Zeit. Wäre die Angst dann nicht der zu zahlende Preis für eine gewisse Identifizierungs-»Freiheit«, die eben genau das Sich-Einrichten oder die Fixierung in einer masochistischen Position verhinderte? Meiner Erfahrung nach bestünde nämlich für eine Frau eine masochistische Position darin, daß sie auf fixe und massive Weise mit dem Objekt des Begehrens, mit dem Phallus, den sie nicht hat, identifiziert bliebe, und deshalb nicht in den sexuellen Austausch eintreten könnte. Die Klinik liefert uns Beispiele von Frauen, die ihr Bild so sehr hochhalten, daß sie ihr Dasein dem Aufrichten eines vollkommenen Bildes ihrer selbst opfern, eine wahrhafte phallische fetischistische Darbietung, die das Objekt Ursache-ihres-Begehrens ist. Sie sind in einer endlosen Suche nach dem Blick von Partnern, damit diese dieses Bild authentifizieren, anerkennen. Die Übersteigerung dieses Anspruchs provoziert Zurückgestoßenwerden und Leiden. Dieser Fetischismus des Selbstbilds, eine extreme Form des weiblichen Narzißmus, ist eigentlich nur eine Spielart des Masochismus, die Lacans schon erwähnte großartige Formulierung illustriert: »Sich zu erkennen als Objekt seines Begehrens, in dem Sinne, in dem ich es heute artikuliere, ist stets masochistisch.«

Einem anderen, vielleicht häufiger begangenen Weg begegnet man, wenn eine Frau sich in der Identifizierung mit dem Objekt Ursache-des-Begehrens ihres Partners fixiert befindet und nichts als das ist: reines Sexualobjekt, das zum Genießen hergenommen wird, ohne daß sie irgendeine symbolische Anerkennung, irgendeine Gabe, irgendein Wort von seiten des Partners bekäme, und dieser sie auf der Seite des phallischen Ideals rehabilitierte.

Für eine Frau, meine ich, bestünde der Masochismus im Verlust der Freiheit geschlechtlicher Identifizierungen: festgenagelt, fixiert auf einen einzigen Identifikationsmodus, könnte sie bloß den Moment, in dem der Masochismus einsetzt, wiederholen, in dem das Subjekt seine totale Abhängigkeit vom Anderen – hier der Mutter – begreift, von dem es seine ersten Laute, seine ersten Wörter empfängt.[21] Die masochistische Neigung ist nicht das Vorrecht der Frauen, sondern sie ist das Vorrecht aller Subjekte, da der Andere – als Instanz – niemals antwortet: Für Lacan ist der große Andere der Sprache – als strukturelle Instanz – nicht eine konkrete Person, die dem Subjekt einen Platz zuweisen kann, sondern er ist ein leerer Ort, der von wechselnden Personen besetzt wird. Das Leiden ist ein Versuch, es darzustellen, dem großen Anderen eine Konsistenz zu geben, ihm einen Willen zu verleihen, der uns benennt und uns berührt. In dem Seminar *Die Angst*, das dem Seminar *Encore* vorausgeht, kann man miterleben, wie die Arbeit an der Spezifität der weiblichen Position in ihrem besonderen Verhältnis zum Phallus und zum Objekt *a* angegangen wird. Die Frage der geschlechtlichen Identifizierungen der Frau wird hier vermittelt über den Masochismus, so wie Lacan ihn definiert, und wenn es auch keinen weiblichen Masochismus außerhalb des männlichen Phantasmas gibt, existiert doch ein besonderes Verhältnis des Masochismus mit »der Frau«, wie Lacan sich in jener Zeit ausdrückt.

Aus dem Französischen übersetzt
von Claus-Dieter Rath

[21] Im Seminar I hat Lacan diesen ursprünglichen Masochismus ja im Moment des »Fort/Da« situiert, also in dem Moment, in dem das Subjekt seine Abhängigkeit vom Anderen erkennt und versucht, dieses launenhafte Spiel zu bemeistern. Mithilfe der ersten Phoneme, die es aufgreift und die ihm vom Anderen (der Mutter) geliefert werden, versucht es dank dieser ersten symbolischen Anbindung der Sprache, auf den Anderen Kontrolle auszuüben. Es schreibt so seine erste symbolische Fixierung dem Anderen ein, und genau an diesem Punkt situiert Lacan die Wurzel des Masochismus. (Zum »Fort/Da« vgl. Lacan, Jacques: Das Seminar. Buch I [1953–1954]. Freuds technische Schriften [übers. v. W. Hamacher], Olten u. Freiburg, Walter, S. 221 f.; Freud, S. [1920g]: Jenseits des Lustprinzips, StA III, Frankfurt/M., S. Fischer, S. 224 ff.)

Antonello Sciacchitano

Der Umgang mit der Anorexie lehrt das Unendliche

Eine Katze begibt sich in die Schmiede und beginnt dort, an der Feile zu lecken. Sie leckt und leckt, und es fließt viel Blut. Im Glauben, etwas aus dem Eisen herauszusaugen, war die Katze glücklich. Am Ende hat sie ihre ganze Zunge verloren.
Fabel von Äsop

Die Urneurose

Anorexie ist kein Freudsches Wort. Die *Studienausgabe* weist für die Zeit von 1893–1914 nur vier Stellen nach, an denen der Ausdruck *Anorexie* auftaucht:

Über den psychischen Mechanismus hysterischer Phänomene (1893): »Eines der häufigsten Symptome der Hysterie ist Anorexie und Erbrechen.«[1]

Die Freudsche psychoanalytische Methode (1903): »Am günstigsten für die Psychoanalyse sind die chronischen Fälle mit wenig stürmischen oder gefahrdrohenden Symptomen, [...] weiterhin aber auch alle somatischen Ausprägungen der Hysterie, insoferne nicht, wie bei der Anorexie, rasche Beseitigung der Symptome zur Hauptaufgabe des Arztes wird.«[2]

Über Psychotherapie (1904): »Man wird nicht zur Psychoanalyse greifen, wenn es sich um die rasche Beseitigung drohender Erscheinungen handelt, also zum Beispiel bei einer hysterischen Anorexie.«[3]

Aus der Geschichte einer infantilen Neurose [»Der Wolfsmann«] (1914): »Diese Angst mußten wir uns ja übersetzen: vom Vater koitiert zu werden. Es ist bekannt, daß es [...] eine Neurose gibt, welche die Sexualablehnung durch Anorexie ausdrückt.«[4]

1 Freud, S. (1893h): Über den psychischen Mechanismus hysterischer Phänomene. StA VI, Frankfurt/M., Fischer, S. 18.

2 Freud, S. (1904a [1903]): Die Freudsche psychoanalytische Methode. StA Ergänzungsband, Frankfurt/M., Fischer, S. 105.

3 Freud, S. (1905a [1904]): Über Psychotherapie. Ebda., S. 116.

4 Freud, S. (1918b [1914]): Aus der Geschichte einer infantilen Neurose (»Der Wolfsmann«). StA VIII, Frankfurt/M., Fischer, S. 218. Heute trifft man nicht selten Fälle von Anorexie mit befriedigendem Sexualleben.

In den *Gesammelten Werken* stellen die *Studien über Hysterie* die Anorexie als Schlüsselsymptom der hysterischen Verweigerung der Sexualität dar. Freud scheint die Anorexie als ein neurotisches Symptom aufzufassen, und zwar eher als hysterisches, aber vielleicht auch als zwangsneurotisches. Die Freudsche Position läge dann auf der Linie der Lehre des großen französischen Psychiaters Lasègue, der 1873 erklärte, man könne »den Begriff ›Anorexie‹ ersetzen durch ›hysterische Inanition‹ [Inanition = Entkräftung], der die Hauptcharakteristik der Störung besser erfaßt«.[5] Eine Lehre, die von Gull, dem Hofarzt der Königin Viktoria, bestätigt wird, der es jedoch vorzog, das anorektische Symptom aus dem psychischen Bereich in den neurologischen zu verschieben, »da die Störung [...] wahrscheinlich eher zentral als peripher ist«.[6] Als ein Kompromiß zwischen »hysterisch« und »nervös/*nervosa*« verdiente sich die Anorexie im soeben zu Ende gegangenen Jahrhundert den zweifelhaften Zusatznamen »mentale«[7], der sie in das von Alexander eröffnete Feld der Psychosomatik verpflanzte, das der Medizin gehört.

Als Freudianer haben wir die Pflicht, den Meister auf der Grundlage seiner eigenen Lehre zu korrigieren. In diesem Text behaupte ich, daß die Anorexie kein Symptom ist, auch wenn sie Symptome hat. Die Anorexie ist kein neurotisches Symptom wie die Speisephobie. Sie ist auch kein psychotisches Symptom wie etwa der Nahrungs-Negativismus. Die Anorexie bietet reichlich Symptome, von denen keines ihr spezifisch eigen ist: Essensverweigerung, Abmagerung (aber auch Übergewicht), Erbrechen, Durchfall (aber auch Verstopfung), Bulimie, motorische Unruhe, Ausbleiben der Menstruation. Die Anorexie ist eine neurotische Struktur, und ich unterstreiche: keine psychotische.[8] Sie ist eine neurotische Struktur, die ich gerne mit einem heute

[5] Lasègue, E. Ch. (1971): De l'anorexie hystérique. In Écrits psychiatriques. (Hg. J. Corraz), Rhadomante, Toulouse, S. 135.

[6] Gull, W. W. (1874): Anorexia Nervosa (Apepsia Hysterica, Anorexia Hysterica), Transactions of the Clinical Society of London, 7, S. 22.

[7] Größtenteils durch Otto Fenichel, der einen alten terminologischen Vorschlag von Huchard (1883) wiederverwertet – »anorexia mentalis« –, als auch von J. Dejerine (1885). »Man sagt, daß ein Subjekt von anorexia mentale befallen ist, wenn es unter dem Einfluß mentaler Vorstellungen jede Art Nahrung verabscheut und dahin gelangt, in sich das Hungergefühl zu hemmen.« Für eine alternative Benennung, die das anorexische Phänomen wieder seinem angemessenen Untersuchungsfeld, nämlich dem Freudschen Feld, zurückerstattet, vgl. S. Contardi und A. Sciacchitano (1998): *L'Anoressia intellettuale*, in: »Scibbolet«, 5, S. 95.

in Mode gekommenen Ausdruck »Stamm-« [wie die Stammzellen] oder Urneurose nennen möchte, da sie an der Gabelung liegt, von der die Wege der »spezialisierten« Neurosen ausgehen: Hysterie und Zwangsneurose.

In diesem Sinn hat die Anorexie den Psychoanalytiker heute ebensoviel zu lehren, wie seinerzeit die Hysterie Freud lehrte. Unter der Bedingung natürlich, daß man die Revision der offiziellen Nosographie akzeptiert und daß man von der Freudschen Metapsychologie ausgehen will, ohne sich von den Sirenen der Soziologie in die Irre führen zu lassen, die uns mit ihren Vereinfachungen betören. Die Anorexie ist gewiß eine Krankheit der modernen Gesellschaft. Sie drückt ihr wesentliches Unbehagen aus. Aber man behandelt sie nicht symptomatisch, indem man dabei einige individuelle Widersprüche und Paradoxe löst, die mit der Umwelt verbunden sind, in der sie lebt. Die Anorexie behandelt man, indem man ihre Lektion lernt. Von dieser gebe ich im folgenden einige Aufzeichnungen wieder, die ich in 25 Jahren analytischer Arbeit gemacht habe, die man im nachhinein auch eine Lehranalyse nennen kann.

Anorexie ist Hemmung

1994 schrieb ich ein Buch mit dem Titel *Anorexie, Symptom und Angst.*[9] Indem ich Freud paraphrasierte, deutete ich die Anorexie als Hemmung. In diesem Punkt habe ich meine Meinung noch nicht geändert. Im Gegenteil habe ich Elemente gefunden, die mich darin bestärken.

Im ersten Kapitel von *Hemmung, Symptom und Angst* definiert Freud die Hemmung in bezug auf das Ich als *Funktionseinschränkung*. Unter den Beispielen, die er dafür bringt, erwähnt er die Nahrungsverweigerung, aber ohne auf den Begriff Anorexie zurückzugreifen. Man darf nicht vergessen, daß Freud Arzt war. Wenn er von *Funktionseinschränkung* spricht, was die Hemmung ja ist, drückt der Arzt zunächst einmal sein eigenes Nichtwissen

[8] Die »Diagnose« Psychose wird mit dem Nahrungs-Negativismus gerechtfertigt und mit dem Alternieren Anorexie/Bulimie, das als ein Äquivalent des Alternierens Melancholie/Sucht gedeutet wird. Die erste und maßgebendste Quelle dieser Auffassung ist der Artikel von Moshe Wulff, Über einen interessanten oralen Symptomenkomplex und seine Beziehung zur Sucht (Int. Zeitschr. f. Psychoanalyse, XVIII, 3, 1932, S. 281). Mit Bezug auf den Ausdruck »alimentärer Orgasmus« von Rado (Über die psychische Wirkung der Rauschgifte, Int. Zeitschr. f. Psychoanalyse, XII, 1926) betrachtet der Autor die Anorexie als »eine Art Mittelding zwischen Melancholie und Sucht« (S. 298).

[9] Sciacchitano, A. (1994): Anoressia, sintomo e angoscia, Guerini, Milano.

aus. Er will damit kundtun, daß er keine anatomisch-pathologischen Grundlagen der Störung findet. Darum betrachtet er das Phänomen als etwas, das in die Bandbreite physiologischer Schwankungen gehört. Da ich weniger Arzt bin als Freud es war, erlaube ich mir hier den Sprachgebrauch zurechtzurücken. Ein Wortschatz, der alternativ zu dem medizinischen ist, nämlich der mathematische, legt nahe, die Hemmung als eine Darstellung (oder ein Modell) der unbewußten Struktur aufzufassen. In einer psychoanalytischeren Ausdrucksweise würde man sagen, daß die Hemmung eine Bildung des Unbewußten ist, genauso wie der Traum, das Symptom, die Fehlleistung, die Übertragung, das Begehren des Analytikers. Da sie potentiell frei von Symptomen ist, ist die Hemmung die »reine« oder »elementare« Bildung des Unbewußten. Im folgenden versuche ich, diese These zu begründen, indem ich ihr einige konkrete Inhalte liefere. Aber schon jetzt ist das Interesse an der Untersuchung gerechtfertigt. Da die Anorexie das Unbewußte in reiner Form darstellt, kann sie uns einige elementare Dinge über die Struktur lehren, in der das Subjekt sich bewegt.

Das erwähnte erste Kapitel von *Hemmung, Symptom und Angst* ist sehr oberflächlich. Es ist wahrscheinlich einer der am wenigsten »humanistischen« Texte Freuds. Es löst das ganze Problem in Begriffen der Quantität auf. Das Ich ist funktionell gehemmt, entweder weil es eine Energieverschwendung verhindern will (Konflikt mit dem Es), oder weil es in einem Zustand der Energieverarmung verbleiben will (Konflikt entweder mit dem Über-Ich oder mit der äußeren Wirklichkeit). »Man kann also abschließend über die Hemmungen sagen, sie seien Einschränkungen der Ichfunktionen, entweder aus Vorsicht oder infolge von Energieverarmung.«[10] Was kann man qualitativeres über die rätselhafte Quantität sagen, auf die Freud metaphorisch mit dem Begriff der *Energie* hinweist?

Der Ruf der Wälder

Der Begriff *Objektbeziehung* kommt bei Freud zwar häufiger vor als die *Anorexie*, doch gehört er nicht zu den geläufigsten. Lacan hingegen hat sich mit der Einführung des Begriffs *Objekt a* einen Platz in der Geschichte der

10 Freud, S. (1926d): Hemmung, Symptom und Angst, StA VI, Frankfurt/M., Fischer, S. 236.

Psychoanalyse gesichert. Wie ist sein Vorgehen zu beurteilen? In der Psychoanalyse bewertet man die Wahrheit einer Neuerung nicht auf der Grundlage ihrer Übereinstimmung mit der Realität. Die analytische Wahrheit ist die Fähigkeit, weitere Wahrheiten hervorzubringen. So wie die richtige Deutung nicht die realistische ist, sondern diejenige, die den Fluß weiteren unbewußten Materials auslöst, ist auch das gültige theoretische Vorgehen dasjenige, das eine Erweiterung der Theorie hervorbringt. Das ist bei Lacan der Fall. Zu der Reihe der von Freud vorgesehenen Triebobjekte fügt Lacan mindestens zwei hinzu: die Stimme und das Nichts. Nun lösen Neuerungen zwar gewisse Probleme – hier das Problem der Verlötung ohne Entsprechung des Objekts mit dem Partialtrieb –, doch bescheren sie auch neue. Denn wie kann man sich die Triebe vorstellen, die der Stimme und dem Nichts entsprechen? Lacan selbst gab dem Problem keine zufriedenstellende Lösung, da er sich darauf beschränkte, einen Anrufungstrieb zu behaupten, »der der Erfahrung des Unbewußten am nächsten ist«[11]. Und wie soll man sich den Trieb zum Nichts denken? Wäre das der Freudsche Todestrieb?

Jetzt gilt es, langsamer voranzugehen, ja sogar einige Schritte rückwärts zu machen. Die Intuitionen der Großen müssen zerbröckelt werden, um aufgenommen werden zu können. Es reicht nicht, sie endlos wiederzukäuen, in der Hoffnung, sie mühelos (oder ohne daß sie schon angeeignete Begriffe störten) zu assimilieren.

In der Seminarsitzung vom 29. April 1964 legt Lacan seine Karten auf den Tisch. Und diese sind cartesianisch. »*Desidero*, das ist das Freudsche *cogito*.«[12] Damit der Unbedarfte nicht denkt, daß Lacan Descartes überhole, ist es der Mühe wert, zu präzisieren, daß Lacan unter *desiderio/désir* das unbewußte Begehren versteht und sich das folgendermaßen denkt: Das Unbewußte ist Nichtwissen. Deshalb errichtet es normalerweise im Subjekt jene Herrschaft der Ungewißheit und des Zweifels, die Descartes künstlich und außergewöhnlich in seinem innersten Inneren neu bildet, indem er jede vorherige individuelle oder kollektive epistemische Erwerbung aufhebt. Doch das Unbewußte ist ein besonderes Nichtwissen: nicht wissen, daß man weiß. Wie der cartesianische Zweifel eröffnet das Unbewußte die epistemische

[11] Lacan, J. (1964): Die vier Grundbegriffe der Psychoanalyse (Seminar XI) (übers. v. N. Haas). Olten u. Freiburg i. Br., Walter, S. 110.

[12] ebda., S. 162.

Zeit des Subjekts, die von einer spezifischen Zeit des Wissens reguliert wird: heute weiß das Subjekt nicht, daß es weiß, morgen wird es das wissen, vielleicht dank der Analyse einer Fehlleistung.

Was wird es wissen? Wir kennen das Verdienst Descartes. Das Subjekt erhält Zugang zur Gewißheit zu sein als Subjekt des Wissens. Das Subjekt ist derart sicher zu sein, daß es seine eigene wissenschaftliche Tätigkeit allein auf die Immanenz zwischen sich und sich gründet. Aber das ist noch nicht alles. Nach der Existenz des Subjekts gewinnt das *cogito* eine zweite Gewißheit, die den Analytiker etwas mehr betrifft, aber bei der man sich nie genügend aufhält. Um sie zu begreifen, müssen wir die logische Struktur des Zweifels eingehender untersuchen. Jenseits all der rhetorischen Varianten, auf die Descartes zurückgreift, um uns das Nichtwissen darzustellen – ich weiß nicht, wieso ich träume, ich weiß nicht, wieso ich halluziniere, ich weiß nicht, wieso ich von einem bösen Geist irregeführt werde –, reduziert sich der Zweifel auf die epistemische Alternative: entweder weiß ich oder ich weiß nicht.

In der Logik nennt man die Alternative *A* oder *nicht A* das Prinzip des ausgeschlossenen Dritten. Dieses Prinzip hat Aristoteles seiner eigenen Ontologie zugrunde gelegt, zusammen mit den Prinzipien der Identität (was ist, das ist) und des Widerspruchs (nichts kann sein und zugleich nicht sein). Das ausgeschlossene Dritte behauptet, daß jegliche Sache – unabhängig von ihren Eigenschaften – entweder ist oder nicht ist, entweder existiert oder nicht existiert.[13] Neben seinen ontologischen Verdiensten leistet das Prinzip des ausgeschlossenen Dritten auch dem Analytiker gute Dienste. Denn sie gibt ihm eine definitive Gewißheit zur Hand, nämlich daß dieses Prinzip unbedingt nur im Bereich des Endlichen gilt. Wenn ich in einer Urne einhundert weiße oder schwarze Kugeln habe, weiß ich, nachdem ich 99 herausgenommen habe, mit Sicherheit die Farbe der hundertsten: sie wird weiß oder schwarz sein, ohne eine dritte Möglichkeit. Umgekehrt: wenn ich die Sequenz von neun aufeinanderfolgenden Neunern in den unendlichen Stellen hinter dem Komma des *Pi* suche, kann ich eine Million Schritte unternehmen, ohne sicher zu sein, sie beim ersten und beim millionsten zu finden, ich kann eine Milliarde Schritte weitergehen, ohne sicher zu sein, sie beim ersten und beim

[13] Freud war kein professioneller Logiker, doch unterschied er im Aufsatz *Die Verneinung* zwischen Eigenschaftsurteil und Existenzurteil. Letzteres bereitete ihm mehr Probleme als das erstere. Um die Existenz des unendlichen Objekts zu erkennen, bastelte Freud mit der Denkidentität und der Wahrnehmungsidentität herum.

milliardsten zu finden, und so endlos weiter. Das Beispiel von Brouwer will nur die intime Verbindung zwischen subjektiver Ungewißheit und objektiver Unendlichkeit zeigen. Wenn es Gewißheit gibt, gibt es Endlichkeit, wie im Subjekt des *cogito*. Wenn es Unendlichkeit gibt, gibt es Ungewißheit, wie diejenige, die das Objekt des unbewußten Begehrens betrifft.

Aus dieser kurz skizzierten epistemischen Logik muß der Analytiker eine sehr einfache Lektion lernen. Da sie aus dem epistemischen ausgeschlossenen Dritten hervorgeht (entweder weiß ich oder ich weiß nicht), ist das Subjekt des Unbewußten, wenn es existiert, endlich. Sein Nicht-Wissen, daß es weiß, ist eng verbunden mit der eigenen Endlichkeit. »Unbewußtes« soll heißen, daß das Bewußtsein endlich ist und nicht das gesamte Wissen enthalten kann, das das Begehren des Subjektes betrifft, weil ...

Der nächste Schritt bringt uns hauptsächlich der Klinik der Anorexie oder der Hemmung näher. Wir haben die Endlichkeit auf seiten des Subjekts angesiedelt. Was bleibt nun dem Objekt? Hier gibt es wirklich keine dritte Alternative. Dem Objekt bleibt nur, unendlich zu sein.

Damit ist jetzt der Name des rätselhaften quantitativen Faktors enthüllt, den Freud hinter der thermodynamischen Energie-Metapher versteckte: es ist das Unendliche. Der strukturelle Grund der hemmenden Verarmung des Subjekts gegenüber dem Objekt des Begehrens ist der, daß das eine endlich ist, das andere hingegen unendlich. Die beiden verbindet kein gemeinsames Maß. Gegenüber dem Unendlichen ist das endliche Subjekt unweigerlich »arm«, also gehemmt.[14]

Der Trieb verlötet das Subjekt mit dem Objekt, sagt Freud in den *Drei Abhandlungen zur Sexualtheorie*.[15] So erscheint das Subjekt als ein bloßes Anhängsel ans Objekt. Der Trieb geht im Objekt um, behauptet Lacan. Er

[14] Über diese Armut hinaus wird das Freudsche Subjekt nach 1920 »traumatisiert«. Das Unendliche ist das »natürliche« Trauma für das Endliche. Es liegt jenseits des Lustprinzips.

[15] »[...] zwischen Sexualtrieb und Sexualobjekt [liegt] eine Verlötung vor.« Freud, S. (1905a): *Drei Abhandlungen zur Sexualtheorie*, StA V, Frankfurt/M, Fischer, S. 58. Einen impliziten Bezug auf die Unendlichkeit der Klasse der Triebobjekte findet sich in *Triebe und Triebschicksale*: »Das Objekt ist das variabelste am Triebe, nicht ursprünglich mit ihm verknüpft, sondern ihm nur infolge seiner Eignung zur Ermöglichung der Befriedigung zugeordnet. [...] Es kann im Laufe der Lebensschicksale des Triebes beliebig oft gewechselt werden.« Freud, S. (1915c): StA III, Frankfurt/M., Fischer, S. 86. (Hervorh. v. Verf.; beliebig oft weist auf das zeitliche Unendliche hin, auf dessen epistemische Natur ich hier nicht weiter eingehen kann.)

wiederholt sich unendlich mit konstanter Kraft. Der Trieb ist ein absurder Anspruch. Er beansprucht, das Meer mit einem Becher auszuschöpfen.

Trotz der Einfachheit und der Eleganz der metapsychologischen Lösung Descartes, der auf einen Schlag das Unbewußte und das Bewußte, Hemmung und Wiederholung, Partialität des Triebs und bloße Verlötung mit dem Objekt systematisiert, gibt es »wilde« Einwände, die sich ihr entgegenstellen. Zunächst einmal evoziert der Name Unendliches den Namen Gottes. Man wirft Descartes Lösung vor, eine Theologie zu sein.[16] Des weiteren verwechselt man aufgrund mangelnder mathematischer Erfahrung im Umgang mit dem Unendlichen das Unendliche mit dem Unbestimmten und Undefinierten, wobei alles und das Gegenteil von allem möglich ist. Und schließlich fürchtet der Analytiker zu Recht das Eindringen zwangsneurotischer Denkweise mit ihrer endlosen Unentschlossenheit in sein Feld.

Diese Einwände offenbaren nicht allein theoretische Schwächen, sondern vergessen zudem die tägliche klinische Erfahrung des Begehrens. Das Begehren der Brust ist das Begehren eines Objekts, das auf unendliche Zeit erscheint und verschwindet. In Termini von Anwesenheit und Abwesenheit läßt es sich mit der binären unendlichen Abfolge 1 1 100000... darstellen. Der Kot hingegen ist die plötzliche Anwesenheit nach unendlichem Warten ...0000111. Die Stimme ist eine der unendlichen Modulationen von Anwesenheit und Abwesenheit. Der Blick ist das Gesehenwerden von den unendlichen Punkten des alles-sehenden Raumes aus. Der Trieb, ob nun oral, anal, schauend oder anrufend, ist eine stets inadäquate Weise, das unendliche Objekt zu behandeln. Er ist »partial« – weil er eine Weise ist, das Unendliche mit endlichen Mitteln zu behandeln. Die andererseits die einzigen sind, über die wir als Subjekte, Analysanten oder Mathematisanten verfügen. Wir können nur Schritt für Schritt und in unbekannten Gegenden dem Ruf des Unendlichen an uns folgen, den Freud nicht *Begehren*, sondern *Wunsch* genannt hat. Der Ruf des Unendlichen ist eine Art Ruf der Wälder. Dies veranlaßt Lacan zu sagen, der Anrufungstrieb sei derjenige, »der der Erfahrung des Unbewußten am nächsten ist«. Das Unbewußte ist nicht ontologisch, sondern *präontologisch*, präzisiert Lacan im Seminar XI[17]. Es ruft eher zum

[16] In der Tat unternahm Descartes den unglücklichen Schritt, Gott als Garanten der Wahrheit der eigenen Konstruktion heranzuziehen. Aber kein wahrer Theologe ließ sich von dem cartesianischen Gott ködern, wohingegen die Gegner leichtes Spiel hatten, Descartes der Scholastik und des Augustinismus zu bezichtigen.

[17] Lacan, J. (1964): Die vier Grundbegriffe der Psychoanalyse (Seminar XI) (übers. v. N. Haas). Olten u. Freiburg i. Br., Walter, S. 35.

Sein-Sollen als zum Sein. Jedesmal, wenn das Unendliche sich am Horizont darstellt, wirft dies die ethische Frage auf besondere, aber unumgängliche Weise auf.

Die unendliche Angst

Berühmt ist Lacans Definition der Angst als das Gefühl, »das nicht täuscht«, die auf sein Seminar *Die Angst* (1962/63) zurückgeht. In bezug auf was täuscht die Angst nicht? Bezüglich der Existenz des Objekts. Im Gegensatz zu dem, was die psychiatrische Praxis unterstellt, die immer mehr von der Macht der pharmazeutischen Industrie beherrscht wird, ist die Angst *nicht* ohne Objekt. Das Problem, das die Objekt-Konzeption der Angst aufwirft, ist allerdings nicht zu unterschätzen. Denn es ist ein ontologisches, oder besser: metaontologisches Problem. Die Metapsychologie, von der die Metaontologie ein wichtiger Aspekt ist, öffnet sich auf ein Gebiet, in dem die Ontologie der Epistemologie und der Ethik begegnet, also der Ort, an dem das Wissen sich selbst und anderem gegenüber verantwortlich wird. Versuchen wir etwas dazu zu sagen, ohne allzusehr von der intuitiven Ausrichtung abzukommen.

Während die Existenz des Subjekts des Begehrens von der einfachen Erfahrung des Unbewußten bestätigt wird, also durch die Analyse einer seiner Bildungen – vom Traum zur Übertragung –, erfordert die Erkenntnis der Existenz des Objekts etwas mehr: das »Angstsignal«. In gewisser Weise ist man vorher, vor solch einem Signal, sich nur der Existenz des endlichen Subjekts sicher. Dafür kann schon die einfache cartesianische Analyse des Zweifels ausreichen. Aber Gewißheit darüber, daß es sich spezifisch um das Subjekt des Begehrens handelt, das mit dem eigenen unendlichen Objekt konfrontiert ist, erhält man erst, wenn die Stunde der Angst schlägt.

Daß die Angst der unendliche Schatten sei, den das Objekt auf das endliche Sein des Wesens wirft, ist eine moderne Intuition. Sie geht auf Kierkegaards *Der Begriff Angst* (1844) zurück. »Angst ist der psychologische Zustand, welcher der Sünde vorausgeht [...]. [Es] sündigt derjenige, der nur im Augenblick als Abstraktion vom Ewigen lebt«[18]. In laizistischen Begriffen gesagt, signalisiert die Angst dem endlichen Subjekt die Anwesenheit des un-

[18] Kierkegaard, S.: Der Begriff Angst. Übers. v. G. Perlet. Stuttgart, Reclam, 1992, S. 108 f.

endlichen Objekts, von dem es gerade ergriffen wird. Der Philosoph, der Kierkegaards – paulinische – Intuition wieder aufgegriffen hat, ist Heidegger. Er erkennt darin die Achse der Sorge um das Seins des Daseins, sofern es ein Sein zum Tode ist. Aus *Sein und Zeit* zitiere ich zwei Behauptungen, auf die ich im nächsten Kapitel zurückkommen werde, weil es das Thema Anorexie berührt: In der Angst »befindet sich das Dasein *vor* dem Nichts der möglichen Unmöglichkeit seiner Existenz«[19]. Das Objekt, das das Nichts ist, ruft das Wesen zum Dasein vermittels der »Stimme« des Gewissens, das durch das Hören dieses Rufs moralisch und authentisch wird. »Der durch die Angst gestimmte Ruf ermöglicht dem Dasein allererst den Entwurf seiner selbst auf sein eigenstes Seinkönnen.«[20]

Nicht zufällig habe ich, um von der Angst zu sprechen, die Metapher des Schattens des Objekts, der auf das Ich fällt, herangezogen, die Freud in *Trauer und Melancholie* verwendet, um die narzißtische Identifizierung mit dem verlorenen Objekt zu definieren.[21] Nicht weil dort von *Ablehnung der Nahrung* oder von *Verarmung* des Ichs oder von *Trauerarbeit*, die das Ich frei und nicht mehr gehemmt macht, die Rede ist. Der Grund ist, daß außerhalb des Zusammenhangs der Lehre vom verlorenen Objekt die Freudschen Angsttheorien nicht verstanden werden können. Weder die erste, die die Angst als Wirkung eines nicht abgeführten Libidoüberschusses auffaßt, noch die zweite von der Angst als Signal des sich wiederholenden Traumas. Freud spricht vom verlorenen Objekt. Lacan entgegnet, daß es sich um ein »uranfänglich verlorenes« Objekt handelt. Da sie beide nicht Mathematiker sind, behelfen sie sich mit einer Metapher. Doch die Metapher, die ja eine punktuelle Ersetzung eines Signifikanten durch einen anderen ist, kann nur den »Kanal wechseln« und führt nicht weit. Um voranzukommen, muß man den prosaischeren Weg der metonymischen Verkettung einschlagen. Beispielsweise der mathematischen Deduktion.[22] Lacan erkennt das und versucht es mit seiner Algebra des Phantasmas. Mit dem Objekt *a* bzw. der

19 Heidegger, M. (1984): Sein und Zeit, Tübingen, Niemeyer (15. Aufl.), § 53, S. 266.

20 Ebda., § 57, S. 277. Verwundert es, daß Lacan sich für Heidegger interessiert hat?

21 Freud, S. (1916/17g): Trauer und Melancholie, StA III, Frankfurt/M., Fischer, S. 193.

22 »Die Mathematisierung allein reicht an ein Reales – und darin ist sie kompatibel mit unserem Diskurs, dem analytischen Diskurs –, ein Reales, das nichts zu tun hat mit dem, was von der traditionellen Erkenntnis getragen worden ist, und was nicht das ist, was diese glaubt, Realität, sondern eben Phantasma.« (Lacan, J. [1972–1973]: Encore [Das Seminar, Buch XX] [übers. v. N. Haas, V. Haas u. H.-J. Metzger]. Weinheim/Berlin, Quadriga, S. 141).

Mehrlust gelingt es ihm, den Kern der Sache intuitiv zu erfassen: die Unendlichkeit des Objekts, das das Subjekt nur poetisch verliert, wenn es sich in der Endlichkeit konstituiert.[23]

In dieser Sicht ist die Angst, die Todesangst wie die Kastrationsangst, nur folgendes: die Wahrnehmung des Untergehens des Subjekts im unendlichen Meer des Objekts. »... und süß ist mir der Untergang in diesem Meer«, läßt Leopardi sein Idyll *L'infinito* enden. Wendete man die Metapher wieder in der Mathematik an, könnte man sagen, daß die Angst die Grenze der Beziehung von 1 zu n ist, wenn n zum Unendlichen tendiert. Die Angst ist die Wahrnehmung der Nullgrenze, und zwar der Aphanisis des Subjekts.

Zum Ende dieses Kapitels über die Angst und das Unendliche versuche ich die Ausführungen über das unendliche Objekt mit dem Anrufungstrieb als für das Unbewußte typischen Trieb zu verbinden. Zunächst einmal ist, freudianisch gesagt, der Trieb eine konstante Kraft. Der Druck des Unendlichen auf das Endliche ist konstant in dem Sinn, daß er kein Maß hat, das ihn begrenzen könnte. 1 über n ($1/n$) tendiert konstant auf Null mit dem Anwachsen von n. Es tendiert nach Null mit derselben Konstanz, mit der – so versichert Freud – der Todestrieb zum Anorganischen hinstrebt. Das Subjekt wird konstant zur Vernichtung gedrängt durch den selben Trieb, der es zum Sein ruft. In gewisser Weise ist die Ontologie, die der Trieb realisiert, die eines dahinschwindenden Wesens. Das Dasein des Subjekts ist immer positiv, oder genauer gesagt, tendiert auf Null von den positiven Werten her, ohne je zwischen positiven und negativen Werten zu oszillieren. Das macht es so schwierig, und deshalb ideologisch, das Leben zu definieren, während der Tod wie ein sicheres Vorhaben bleibt. Das Subjekt kann sich nicht aus dem Leben herausbegeben, in eine Art Meta- oder Anti-Leben, um das eigene Lebensprojekt zu definieren. Es ist aufgerufen, vom Begehren des großen Anderen her zu leben, und in diesem Leben muß es sich einrichten so gut es kann, indem es sein eigenes kleines Boot während der Fahrt herrichtet und dabei auf Länder zusteuert, über deren Landkarten es noch gar nicht verfügt.

Völlig zu Recht rief Ödipus vor dem Sterben aus: *Wäre man doch nie geboren!* Wörtlich genommen hat er recht. Man ist nie geboren in dem Sinne, daß man kaum, daß man in der Endlichkeit geboren wird, auch schon zu

[23] Anmerkung für die Pedanten: Die Unendlichkeit des Objekts ist im *plus de jouir* (Mehrlust) von dem *plus* (Mehr) repräsentiert. Da er kein Mathematiker war, griff Lacan auf die platonische Konzeption des Unendlichen als immer mehr, übermäßig, zurück.

sterben beginnt, also im Unendlichen aufgesogen wird. Dieser Umstand macht den Freudschen Trieb, sowohl den Todes- als auch den Sexualtrieb, grundsätzlich nicht dem biologischen Instinkt vergleichbar. Der Instinkt ist anpäßlerisch. Er gleicht den einzelnen der Umwelt an, indem er versucht, für ihn und seine Art einen Gleichgewichtszustand herzustellen, möglichst als Synthese, als Kompromiß gegensätzlicher Anforderungen. Der Freudsche Trieb hingegen »entpaßt« sozusagen, indem er das Subjekt dem unendlichen Objekt aussetzt. Die Nichtanpassung ist strukturell und in einem gewissen Sinn »unheilbar«, da es unmöglich ist, das Endliche dem Unendlichen mit einer kompromißhaften Synthese anzugleichen. Die einzige Form einer vorstellbaren Angleichung innerhalb der Freudschen Metapsychologie ist die Wiederholung, die, da sie sich unendlich wiederholt, dazu tendiert, den Spalt, der das endliche Subjekt vom unendlichen Objekt trennt, zu schließen. Ich bekräftige die ursprüngliche Intuition Freuds, wenn ich sage, daß der Trieb mit dem eigenen Objekt immer nur und ausschließlich »verlötet« bleibt. Mit Lacan bekräftige ich, daß der Trieb im Objekt umgeht und es nie zu fassen bekommt.

Von der Wiederholung zum Unendlichen läßt meine Theorie einen etwas anderen Ausgang erkennen als den des mechanischen Wiederholungszwangs. Es handelt sich um die symptomatische Lösung, die einige gemeinsame Züge mit der Sublimierung hat.

Vom Unendlichen her ruft der Trieb – »drängt«[24] er buchstäblich – das Subjekt zum Dasein als Subjekt des Begehrens. Das Subjekt kann antworten, aber es weiß fast nie, worauf es antwortet. Sein Wissen ist unvollständig. Freud nennt es unbewußt, weil es sich um ein Wissen handelt, das gegenwärtig dem Subjekt nicht zur Verfügung steht. Es ist von der Urverdrängung gezeichnet. Denn das Subjekt weiß ja, da es ein endlicher Ausläufer des unendlichen Objekts ist. Doch es weiß nicht alles. Vielleicht wird es später etwas mehr wissen. Doch sein Wissen wird immer eine Insel in einem Meer des Nichtwissens sein.[25]

24 In Lacanschen Termini ist es leicht, den konstanten Drang des Triebs aufzufassen als fortwährenden Anruf vom Anderen her. In diesem Sinn ist der Anrufungstrieb das Modell jedes Triebs. Es sollte deshalb nicht überraschen, daß man von Anorexie sprechen kann, wie das in diesem Text der Fall ist, ohne je den Oraltrieb zu erwähnen. Der Mund, der hier das Subjekt anruft, ist nicht derselbe, der es frißt.

25 Eine schöne Metapher des Diogenes, dem Zyniker, vergleicht das Wissen mit einer Lampe. Je heller sie leuchtet, desto breiter ist der Schatten, den sie wirft. Je mehr es weiß, desto unwissender ist das Subjekt.

Der Ausweg führt durch die Ausnutzung der Unwissenheit, indem man sie in gebildete Unwissenheit verwandelt. Das Programm der *docta ignorantia* begründete die Theologie des Nicolaus Cusanus. Doch die Anregung kann von demjenigen realisiert werden, der sie in mathematischen Termini rezipiert. Es handelt sich *schlicht* darum, die Theorie des Unendlichen zu machen. Natürlich ist das nicht eben einfach, wie das auch die Geschichte des Unendlichkeitsbegriffs zeigt. Die Alten entwickelten nicht eine eigentliche Theorie des Unendlichen. Für sie war das Unendliche nur potentiell. Eine aktuelle Größe war für sie immer endlich. Sie war nur potentiell unendlich, sofern sie unendlich fortsetzbar war, über jede vorher gesetzte Grenze hinaus. Denn die Griechen verfügten nicht einmal über den Begriff »unendlich«, sondern nur über Metaphern. Das Unendliche war für sie bloß *apeiron*, unbegrenzt, im Sinne von unbestimmt. Erst der mittelalterliche Mensch begann das Unendliche zu theoretisieren. Seine Theorie ist wesentlich widersprüchlich. Denn sie stützte sich auf der Kette von Gleichungen Eins = Unendlichkeit = Absolutes = Gott. Dennoch war dies eine fruchtbare Theorie, die zu praktischen Resultaten führte, im wesentlichen politischen, auf der die Kirche und der Papst ihre tausendjährige Macht gründeten.

Heute stehen die Dinge anders. Das Unendliche ist zur Laiensache geworden, der man sich mit Sorgfalt, aber ohne Hemmungen nähern kann. Mit dem Aufkommen der Wissenschaft pluralisiert sich das Unendliche. Es steht nicht mehr in der Einzahl, sondern im Plural. Es gibt viele Unendliche: das der Zahlen, das der Punkte im Raum, das unbegrenzte und sogar das begrenzte, das Spinoza als erster entdeckt hat. Dementsprechend existieren viele Arten, mit ihm umzugehen: die mathematische Induktion, die Infinitesimalrechnung und die Wahrscheinlichkeitsrechnung. Meine These, die aus dem bisher Gesagten hervorgeht, ist, daß die analytische Art nur eine von vielen Arten, das Unendliche zu behandeln, ist. Genauer gesagt: sie ist die Art, das unendliche Objekt vom Gesichtspunkt des Subjekts anzugehen, also vom moralischen Gesichtspunkt aus. Aber sie ist nicht die einzige und sie ist nicht einmal originell. Der Analytiker selbst ist in die Schule des Unendlichen gegangen, zunächst bei der Hysterie[26], die das Unendliche in Gestalt des neurotischen Symptoms darstellt, dann bei der Anorexie, die es in Gestalt der Hemmung darstellt. Bei der unendlichen Aufgabe, die Freud der

[26] Das Ursymptom der Hysterie ist die Charcotsche Lähmung. Sie belegt die Lähmung des Endlichen angesichts des Unendlichen. Das ist vom Stupor her aufzufassen.

Analyse zuweist, versucht das analysierende Subjekt die moralische Frage des eigenen Begehrens zu regeln, versucht also mit dem Unendlichen ins reine zu kommen, so gut es kann.

Aber jetzt kommt das Schöne. Das Unendliche ist ein wildes Objekt. Keine Theorie vermag es einzusperren. Wegen Gödels Unvollständigkeitstheorem muß eine Theorie, die das arithmetische Unendliche behandelt, wenn sie kohärent bleiben will, die Existenz von Sätzen akzeptieren, die dem eigenen begrifflichen Zugriff entgleiten, und die sie daher weder beweisen noch widerlegen kann. Analog sind die Theorien des von Lacan so genannten Objekts Ursache-des-Begehrens, die das Subjekt auf der Couch des Analytikers ausarbeitet, dazu verurteilt, partiell zu bleiben. Genau wie die Sexualtriebe. Genau wie die Symptome, die es vor und nach der Analyse ausgearbeitet hat. Die Sublimierung besteht, wenn und sobald sie gelingt, in der heiklen Übereinstimmung zwischen der Partialität des Triebs, der das Subjekt zum Sein ruft, und der Partialität der Antwort, die das Subjekt auf den Ruf hin äußert.[27] Es handelt sich um eine Übereinstimmung, die in einer Art halbstabilem thermodynamischem Gleichgewicht stets umgearbeitet und stets erneuert wird. In der Praxis ist das wunderbar. Mit einer sicheren Schlußfolgerung. Die suggestive Moral, die sich zwischen Anruf und Antwort webt, ist stets unkategorisch und nie universal. Sie ist, wie Descartes in seinem *Discours de la methode* sagt, eine *morale par provision* (vorläufige Moral).

Fast ein Nichts von Anorexie

Die Anorexie hat mit dem unendlichen Objekt des Begehrens kaum Probleme. Folglich findet man sehr selten Angstanfälle bei Anorexie. Denn ihre Antwort auf den Anruf des Objekts ist eine singuläre Theorie, die ebenso

27 »Ich sage immer die Wahrheit: nicht die ganze, denn die ganze zu sagen, erreicht man nicht. Sie ganz zu sagen, das ist unmöglich, materiell: da fehlen die Worte. Gerade durch dieses Unmöglich hängt die Wahrheit am Realen.« (Lacan, J.: Television [übers. v. H. Lühmann u. J. Prasse]. In: Radiophonie, Television. Weinheim/Berlin, Quadriga 1988, S. 61) Die Theorie der Partialität theoretisiert nicht die Unsagbarkeit. Wenn die Worte fehlen, ist das Sprechen noch möglich. Dieses Thema ist entwickelt im VII. Kapitel von P. A. Rovatti: Die Distanz bewohnen (übers. von R. Scheu, Turia + Kant, Wien 1999). »Die Worte fehlen: sie verfehlen nicht nur das Objekt, sondern verfehlen im Sagen dieses Fehlen. Um ›voll‹ zu sein – in jenem Sinn, der von Lacan seinerzeit angegeben wurde –, müssen sie einen Effekt der Leere produzieren, sich mit Schweigen umgeben, ohne jedoch die Worte des Schweigens zu sein« (S. 124).

beständig wie »abwehrend« ist: das Unendliche der Anorexie ist das Nichts.[28] Dies erlaubt ihr, innerhalb der vier Plätze des modalen Quadrats zu spielen: nichts begehren; nicht begehren; begehren nichts zu begehren; nicht begehren, keine Begehren zu haben. Indem sie nichts ißt[29], kann die Anorexie – wie Lacan bemerkt hat – bequem »die Distanz bewohnen« zwischen ihr und der possessiven und verschlingenden Mutter. Die sie nur überschwemmen kann mit dem, was sie nicht hat, also mit all ihrer Liebe.[30]

Die Anorexie korrigiert die theologische Gleichung, indem sie sich bei den Armen im Geiste den Heiligenschein verdient. In ihrem Algebraheft liest man nicht »unendlich ist gleich eins«, sondern »unendlich ist gleich null«. Ist das nicht widersprüchlich? Das denken die Besserwisser der Soziologie, die sich die Anorexie als Auswirkung der doppeldeutigen Botschaften der Zivilisation vorstellen: einerseits der Speisekonsumwahn, der einen dazu drängt, sich mit allem und noch mehr vollzustopfen, andererseits der körperliche Narzißmus des *fitness for job*, das zu Diäten und Turnübungen verpflichtet. Die Besserwisser wissen nicht, daß die Beziehungen zwischen Null und Unendlich sehr eng sind, ja so fein, daß nur eine weibliche (oder mathematische) analytische Intelligenz sie erfassen kann.

In allen axiomatischen Mengenlehren gibt es ein Axiom des Unendlichen. Es läßt sich auf viele Weisen formulieren. Beispielsweise ausgehend von der leeren Menge. Wieso ausgerechnet von da aus? Weil die leere Menge die Gewißheit des *Eins* vermittelt, die theologischen Ursprungs ist. Es ist nämlich

28 Eine Patientin von mir beschreibt das Objekt, das sie fasziniert, folgendermaßen: »Es ist vollkommen, absolut. Eine glatte Oberfläche, rund, glänzend. Es umfaßt alles, aber ich sehe niemanden. Ich bin nicht da. Ich bin in Stücken.« Das Nichts ist ein Schmuckstück, das nichtet. Erst den Körper, dann den Willen. Am Fundament der anorektischen Hyperkinese ist die Unfähigkeit, sich zu bewegen, wie es in den Träumen geschieht, in denen man rennen will, aber nicht kann. Eine andere Patientin von mir verbringt nach der Sitzung eine halbe Stunde vor dem Spiegel des Wartezimmers. Um nachzusinnen? Das Nichts ist ein paradoxales Objekt. Es hat die vergeblichen therapeutischen Hoffnungen der Schule des *double bind* von Bateson mit ihren Techniken des Paradoxes und des Kontraparadoxes aufrechterhalten.

29 »Auf der Ebene der Oralität wäre es das Nichts, sofern das, wovon das Subjekt sich entwöhnte, nicht länger nichts für es ist. Bei der mentalen Anorexie ist das Kind – das Nichts.« (Lacan, J. [1964]: Die vier Grundbegriffe der Psychoanalyse [Seminar XI] [übers. v. N. Haas]. Olten u. Freiburg i. Br., Walter, S. 110.)

30 »Gerade das Kind, das man mit dem höchsten Maß an Liebe nährt, verweigert die Nahrung und spielt mit seiner Weigerung wie mit einem Begehren (mentale Anorexie)«. (Lacan, J. [1975]: Die Ausrichtung der Kur und die Prinzipien ihrer Macht [übers. v. Norbert Haas]. In: Jacques Lacan: Schriften I, S. 219.)

leicht zu beweisen, daß unter dem Gesichtspunkt der Ausdehnung alle leeren Mengen gleich sind.[31] Es gibt also nur eine einzige leere Menge. Nimmt man die leere Menge als Baustein, ist es leicht, eine unendliche Menge zu konstruieren, indem man der fertigen Konstruktion stets ein neues Element hinzugibt, eben die leere Menge. Ich gehe hier nicht weiter auf technische Einzelheiten ein, um nicht die intuitive Ebene des Gesagten zu verlieren. Ich halte mich eher bei einem Zug auf, der dem Nichts, das hier in seiner Ausdehnung als leere Menge dargestellt wird, und dem ordinalen Unendlichen gemeinsam ist: die Abwesenheit von Vorläufern. Das zu beweisen ist einfach bei der Menge der nicht negativen Zahlen, die nach Peano axiomatisiert sind. Es gibt keinen Vorläufer der Null, der eine negative Zahl wäre, und es gibt keinen Vorläufer des Unendlichen, weil so eine Zahl einen noch endlichen Nachfolger hätte.

Das Ergebnis hat metapsychologische Tragweite. Das anorektische Objekt hat keine Vorläufer.[32] In einem bestimmten Sinn kennt es keine Vaterschaft: es hat keinen Vater, von dem es abstammen könnte. Die klinische Erfahrung bestätigt, daß bei der Anorexie beider Geschlechter häufig der reale Vater schwach ist: er ist nicht imstande, das Kind von der Mutter »zu entwöhnen«. Die anorektische Lösung ist also eine Lektion für den Vater. Dem sie zeigt, wie man sich mit einem Geniestreich von der Mutter trennt: mit einer Sublimierung, die zumeist eine gelungene ist.

Ist sie wohl auch eine Lektion für die Analytiker? Und was für eine?

Jetzt kann ich erklären, in welchem Sinn die Anorexie eine Urneurose ist. Die Anorexie liegt flußaufwärts von Hysterie und Zwangsneurose aufgrund der Art, in der sie das unendliche Objekt des Begehrens darstellt und ihm ein Modell in nihilistischer Version gibt. Die Anorexie inszeniert das Unendliche

[31] Wenn zwei leere Mengen A und B gegeben sind, dann sind alle Elemente von A Elemente von B und umgekehrt. A und B sind gleich aufgrund der Gleichheit ihrer Ausdehnung.

[32] Auch der Tod hat keine Vorläufer. Deshalb befindet er sich in der Gesellschaft des Nichts und des Unendlichen. Deshalb spricht Freud von Todestrieb und Lacan identifiziert in der Anorexie ein Todesphantasma. »Und das erste Objekt, das es [Subjekt] dem elterlichen Begehren, dessen Objekt unbekannt bleibt, vorsetzt, ist der Verlust seiner selbst – *Will er mich verlieren?* Das erste Objekt, das das Subjekt bei dieser Dialektik einzusetzen hat, ist die Phantasie seines eigenen Todes, seines eigenen Schwindens – und es setzt diese tatsächlich ein –, wie wir aus tausend Fällen, man denke nur an die mentale Anorexie, wissen.« Lacan, J. (1964): Die vier Grundbegriffe der Psychoanalyse (Seminar XI) (übers. v. N. Haas). Olten u. Freiburg i. Br., Walter, S. 225.

als Nichts.[33] Die Hysterie und die Zwangsneurose nehmen das anorektische Modell auf und verzerren es in zwei entgegengesetzten Richtungen, sozusagen die eine zentrifugal und die andere zentripetal. Das hysterische Unendliche ist zentrifugal und negativ. Die Hysterie befriedigt das eigene Begehren der Unbefriedigtheit, indem sie weiterhin dieses und jenes verneint. Sie geht immer über das hinaus, was sich ihr als Befriedigungsobjekt anbietet. Da Freud uns gelehrt hat, daß die Verneinung nicht verneint, können wir verstehen, wie die Hysterie ein schattenhaftes Unendliches konstruiert, das wesentlich uneigen ist, indem sie fortfährt, sich selbst gegenüber die eigene Befriedigung zu verneinen.[34] Hingegen ist das zwangsneurotische Unendliche zentripetal und positiv. Die Zwangsneurose befriedigt das eigene unmögliche Begehren, indem sie Objekte akkumuliert, die an sich unbefriedigend sind, in der Illusion, daß ihre komplette Sammlung auf wundersame Weise sich als befriedigend erweise. In der Moderne zeigt der Sammler, beispielhaft Don Giovanni, den bulimischen Aspekt der Anorexie, der das Nichts ins Alles umkehrt.[35]

Aber ist die Lehre der Anorexie bloß psychopathologisch? Ich behaupte, daß es zwei Aspekte gibt: einen epistemologischen und einen ethischen, die beide wichtiger sind als der nosographische. Zu beiden sei kurz noch etwas gesagt:

[33] Die Anhänger des *body-mind*-Problems sind sicher angetan, wenn ich an die cartesianische Klassifizierung des Nichts erinnere. Das Nichts ist eine einfache Natur, also etwas Klares und Deutliches, das nicht weiter zerlegbar ist, eine Art epistemisches Atom. Descartes unterteilt die einfachen Naturen in drei Klassen: rein intellektuell (Erkenntnis, Nichtwissen/Unwissenheit, Zweifel, Willensäußerung (sic!), rein materiell (Gestalt, Ausdehnung, Bewegung) und Gemeine, d. h. entweder materielle oder intellektuelle (Existenz, Einheit, Dauer). Das Nichts erscheint unter den Entbehrungen oder Verneinungen. Es ist genau die Entbehrung von Existenz, wie der Augenblick Entbehrung von Dauer ist, und die Ruhe Entbehrung von Bewegung. (Vgl. Descartes, Regulae ad directionem ingenii, Regula XII, Adam e Tannery, X, S. 419–420.) In dieser Klassifizierung gehörte das Unendliche als Entbehrung der Einheit. Man erinnere sich daran, daß für Descartes der Begriff des Unendlichen dem des Endlichen vorangeht.

[34] Die hysterische Verweigerung dramatisiert die strukturale Hemmung der Anorexie, die auf der Interaktion Endliches/Unendliches fußt.

[35] Bei der Bulimie verwandelt sich die Kette der Nullen ...000... in die komplementäre Kette von Einsern ...111...

a) Epistemische Anorexie

In einem früheren Text[36] gehe ich von einem Vorschlag Foucaults aus, den Wahnsinn als eine *absence d'œuvre* zu verstehen,[37] und habe behauptet, daß der moderne Wahnsinn heißt: nicht umgehen können mit dem Objekt der modernen Wissenschaft, also mit dem Unendlichen. Von alters her war das Subjekt ermächtigt, die Frage des Unendlichen zu ignorieren (und die des daher rührenden Begehrens). Das Unendliche war entweder unbestimmt oder Gott. In beiden Fällen war nicht viel darüber auszuarbeiten. Im ersten Fall, weil es als Objekt nicht existierte, im zweiten, weil die Fachleute sich damit befaßten, nicht die Laien, sondern die Theologen.

Nach Galilei und Descartes ändern sich die Dinge. Das Unendliche bricht in das moderne Denken in zahlreichen Formen und an zahlreichen epistemischen Orten ein: als Trägheitsprinzip in der Mechanik, als Theorie der Zahlen in der Arithmetik, als projektive Geometrie in der Geometrie, als Vereinigungs- bzw. Durchschnittsereignis unendlicher elementarer Ereignisse in der Wahrscheinlichkeitsrechnung, als unendlich nahe in der Infinitesimalrechnung (sie hieß im Italienischen einmal *calcolo sublime*). In gewisser Weise muß das Subjekt der Wissenschaft lernen, mit dem unendlichen Ding umzugehen. Es muß lernen, den Ruf zu erfassen, der von überall und nirgends an es ergeht, weil es andernfalls der intellektuellen Taubheit des Wahnsinns verfällt.

Die Anorexie zeigt, daß sie den intellektuellen Mut hat, dem Unendlichen zu begegnen. Wie? Indem sie ein Modell davon vorbringt. Man kann mit dem anorektischen Modell nicht einverstanden sein. Der Theologe wird den anorektischen Nihilismus beanstanden, da er den Monismus des eigenen Gottes vorzieht. Dem Mathematiker mißfällt die Reduktion der unendlichen Struktur auf ein einziges Modell, und er zieht es vor, von dieser mehrere und unterschiedliche Modelle vorzulegen, die umfassender sind als das nihilistische, das ihm zu eng ist. Auf alle Fälle hat die Anorexie, im Unterschied zum Wahnsinn, den Mut, dem Unendlichen gegenüber Position zu beziehen. Wie richtig und falsch auch immer, behält sie die eingenommene Position bei. Die

[36] Sciacchitano, A. (1998): Essere giusti con la follia. In: »aut aut«, 285–286, S. 15.

[37] M. Foucault im Anhang zur italienischen Ausgabe von »Wahnsinn und Gesellschaft«. Storia della follia nell'età classica, trad. F. Ferrucci, Milano, Rizzoli 1996, S. 475. In der deutschen Ausgabe ist dieser Text nicht enthalten.

Anorexie ist nicht redibitorisch. Deshalb kann man sie nicht mit den Tricks der Psychotherapie oder den Stümpereien der Medizin heilen.

Dank der Arbeiten von Neumanns, Gödels und Tarskis hat die metalogische Forschung heute einen Bezugspunkt erreicht, der so solide ist wie das cartesianische *cogito*. Das Unendliche ist eine nicht kategorische Struktur. Was ist darunter zu verstehen? Mit einer Lacan-Paraphrase gesagt, versteht man darunter, daß das Unendliche stets nur halb gesagt werden kann. Die andere Hälfte bleibt unbewußt. Außerhalb der Metapher ist eine Struktur kategorisch, wenn alle ihre Darstellungen oder Modelle gleichwertig sind. Die euklidische Geometrie ist kategorisch. Das Unendliche hingegen ist nicht kategorisch. Es läßt verschiedene Modelle zu, die sich voneinander unterscheiden: das anorektische Nichts, das abzählbare Unendliche, das Kontinuum usw. Das Unendliche ist also eine Struktur, die Lacan, wie die Frau, »nicht alle« genannt hätte. Das Unendliche ist nicht als »ein« denkbar. Es ist weiblich. Ist es verwunderlich, daß die Anorexie eine vorrangig weibliche »Pathologie« genannt wird? Das Unendliche ist ein »epistemisches Ding«.[38] Es hat geringe ontologische Konsistenz, aber es läßt sich auf vielfältige Weise und in vielen Richtungen vom Wissen durchqueren. Am Ende der Durchquerung erzählt jedes Wissen die Geschichte des eigenen Durchlaufs. Die Aufgabe des Analytikers, der nicht ein Geschichtenerzähler, sondern ein Geschichtenhörer ist, besteht darin, sie alle zu rezipieren, und dabei zu wissen, daß sie alle partiell und nicht kategorisch sind. Es sind partielle Darstellungen, oft symptomatisch und auch substantiell unterschieden vom gleichen Objekt des Begehrens, mal in Speise-Version, mal in Anal-Version, mal in Schau-Version. Die Reihe dieser Darstellungen ist undenkbar und stets unvollständig. Auch wenn man mit Lacan die Stimme und das Nichts hinzugibt, kann man nicht mit Leporello sagen: »Der Katalog ist folgender: Speise, Scheiße, Blick, Stimme, Nichts.« Mit gutem Grund ist keiner von ihnen das Objekt, das in den Rang der Sache erhoben werden könnte.[39]

[38] Zur Konzeption des Unendlichen als »Ding«, das der Wissenschaft und der Psychoanalyse gemeinsam ist, vgl. A. Sciacchitano (2001): La Cosa epistemica. In: »aut aut«, 301–302, S. 249.

[39] Die vielgepriesene Neutralität des Analytikers – Neutralität ist ein weiterer wenig freudianischer Begriff – hat diese einfache epistemologische Grundlage: es gibt eine einzige Struktur, die in zahlreichen Weisen dargestellt wird, die alle partiell sind. Es gibt nur ein Ding und viele Objekte, die es partiell repräsentieren. Der Analytiker, der auf die Struktur aus ist, ist relativ gleichgültig gegenüber ihren Darstellungen oder Modellen. Die Analyse der Objektbeziehung als Analyse eines Modells der Struktur aufzufassen, das ist der kleine Beitrag der modernen Mathematik zur Metapsychologie.

b) Ethische Anorexie

Der Mangel an Orthodoxie bereitet uns vor auf die abschließenden Bemerkungen über die Lehre der Anorexie, die grundlegend ethisch ist. Wir sind jetzt bereit, sie aufzunehmen. Die von der Anorexie frequentierte Ethik kann, da sie auf dem Nichts fußt, nicht auf irgendein Ziel ausgerichtet sein. Grundsätzlich ist sie eine »wilde« Ethik. Sie kann von keinem Knecht instrumentalisiert werden, wie die Ärzte gut wissen, die sich bemühen, sie mit Veneninfusionen zu kurieren, aber auch von keinem Herren. Grundsätzlich, da sie eine a-theologische Ethik ist, kann sie nicht eine religiöse Ethik sein, die schon in irgendwelchen Regeln eines personalistischen Spiritualismus niedergeschrieben wäre oder in einem Katechismus, gar einem psychoanalytischen, der auf hierarchischem Wege den Gläubigen nahegelegt würde. Die Anorexie ist also nicht eine Ethik *a priori*, beispielsweise eine kantianische.

Wäre sie also eine Ethik *a posteriori*? Der Ausdruck ist schwer zu bestimmen. Eine Ethik *a posteriori* wäre ziemlich merkwürdig, an der Grenze zum Paradox. Ohne universale Gesetze und normativ festgelegte Tugenden wäre sie eine Ethik unendlicher Verantwortung, in der das Subjekt für alles verantwortlich ist: für das, was es weiß, und für das, was es nicht zu wissen weiß. Andererseits hat der Analytiker keinen Ausweg. In dem Moment, in dem er die Existenz eines Wissens zuläßt, das man nicht zu wissen weiß – das Unbewußte –, läßt er zu, daß sein Handeln verantwortlich ist auch für die Folgen, die er im Moment nicht abzuleiten vermag. Hat er den analytischen Akt vollbracht, bleibt ihm nur abzuwarten, ob dieser für das Gesetz des Begehrens ethisch sein wird oder nicht. Mit »Furcht und Zittern«. Was Wunder, daß so viele Analytiker die Psychoanalyse zugunsten der Psychotherapie verlassen! Es sind dieselben, die sich gegenüber den Lehren der Anorexie über das Unendliche vorsätzlich taub stellen.

Aus dem Italienischen übersetzt
von Claus-Dieter Rath

Johanna Vennemann

Der böse Blick[1]

»Fast hätte er den Fuß schon über die Schwelle gesetzt gehabt, er hatte den Fuß schon gehoben, den linken, sein Bein war schon im Schritt begriffen – als er sie sah. Sie saß vor seiner Tür, keine zwanzig Zentimeter von der Schwelle entfernt im blassen Widerschein des Morgenlichts, das durch das Fenster kam. Sie hockte mit roten, kralligen Füßen auf den ochsenblutroten Fliesen des Ganges, in bleigrauem glattem Gefieder.

Sie hatte den Kopf zur Seite gelegt und glotzte Jonathan mit ihrem linken Auge an. Dieses Auge, eine kleine, kreisrunde Scheibe, braun mit schwarzem Mittelpunkt, war fürchterlich anzusehen. Es saß wie ein aufgenähter Knopf am Kopfgefieder, wimpernlos, brauenlos, ganz nackt, ganz schamlos nach außen gewendet und ungeheuer offen; zugleich aber war da etwas zurückhaltend Verschlagenes in dem Auge; und zugleich wieder schien es weder offen noch verschlagen, sondern ganz einfach leblos zu sein wie die Linse einer Kamera, die alles äußere Licht verschluckt und nichts von ihrem Inneren zurückstrahlen läßt. Kein Glanz, kein Schimmer lag in diesem Auge, nicht ein Funken von Lebendigem. *Es war ein Auge ohne Blick*. Und es glotzte Jonathan an.

Er sei zu Tode erschrocken gewesen – so hätte er den Moment wohl im nachhinein beschrieben, aber es wäre nicht richtig gewesen, denn der Schreck kam erst später. Er war viel eher zu Tode erstaunt.

Vielleicht fünf, vielleicht zehn Sekunden lang – ihm selbst kam es vor wie für immer – blieb er, die Hand am Knauf, den Fuß zum Ausschreiten erhoben, wie angefroren auf der Schwelle seiner Tür stehen und konnte nicht vor und nicht zurück. Dann geschah eine kleine Bewegung. Sei es, daß die Taube von einem Fuß auf den anderen trat, sei es, daß sie sich nur ein wenig plusterte – jedenfalls ging ein kurzer Ruck durch ihren Körper, und gleichzeitig schnappten zwei Lider über ihrem Auge zusammen, eines von unten, eines von oben, keine richtigen Lider eigentlich, sondern eher irgendwelche

[1] Vortrag beim 1. Kongreß der Assoziation für die Freudsche Psychoanalyse (AFP), »Angst und psychische Struktur«, Karlsruhe, 25.–27. Oktober 1996.

gummiartigen Klappen, die wie zwei aus dem Nichts entstandene Lippen das Auge verschluckten. Für einen Moment war es verschwunden. Und erst jetzt durchzuckte Jonathan der Schreck, jetzt sträubten sich seine Haare vor blankem Entsetzen. Mit einem Satz sprang er zurück ins Zimmer und schlug die Türe zu, eh noch das Auge der Taube sich wieder geöffnet hätte. Er drehte das Sicherheitsschloß, wankte die drei Schritte zum Bett, setzte sich zitternd, mit wild klopfendem Herzen.«[2]

Es ist, wie so oft, der Schriftsteller, der der Psychoanalyse zuvorkommt und mit seinen Mitteln dieselbe Wahrheit anders sagt. Was Patrick Süskind uns hier in *Die Taube* so meisterhaft schildert, die Schreckenswirkung eines Auges, das blickt, aber nicht sieht.

Es ist der Effekt einer Erstarrung. Ist es wirklich ein Auge ohne Blick oder wird nicht das Auge, das sich aus der Starrheit des Blickens löst, zur Materialität eines alles umfassenden verdinglichten Blickes, der schaut, aber nicht sieht – wie das Auge eines Toten.

Vielleicht sind Sie neugierig geworden und werden die Geschichte lesen. Ich werde Ihnen nicht mehr darüber berichten – außer der Tatsache, daß an dem Tag des hier beschriebenen Geschehens für Jonathan sein Körper, ja seine so zwanghaft konstruierte Welt auseinanderfällt. In diesem Sinne haben wir es hier mit einem Effekt der Angst zu tun, der der psychotischen Angst entspricht.

Es ist das Auge einer Taube, eines Tiers, dessen Blick die Lähmung, Bannung Jonathans zur Folge hat. Der Blick eines Tiers wird für den Menschen zur »blickenden Präsenz« eines nicht-sprechenen Wesens, welches zu einem »allwissenden« Wesen wird – gerade weil es nicht spricht. Ich übernehme diese interessante Beobachtung von Alain Didier-Weill aus seinem Buch *Les trois temps de la loi*[3], dem ich übrigens noch eine Reihe weiterer Überlegungen verdanke.

Ein Tier, wie hier die Taube, kann also etwas extrem Beängstigendes repräsentieren: einen allgegenwärtigen, alles umfassenden Blick, der uns von überallher anstarrt. Was aber ist das anderes als das Gefühl purer Angst, das Gefühl des Unheimlichen?

Jonathan wird angestarrt – und erstarrt selber. Eine Bannung hat stattgefunden, d. h. eine Faszination geht von dem Auge aus, welches dem Blick

[2] Süskind, P. (1987): Die Taube, Zürich, Diogenes, S. 10 f.

[3] Didier-Weill, A. (1996): Les trois temps de la loi, Paris, Seuil.

seine Materialität gibt. Und gerade durch diese Macht zu faszinieren wird ein Blick zum bösen Blick. Bannung, Erstarrung, Verstummen ... der böse Blick ist ein *fascinum*, sagt Lacan, er vermag die Bewegung anzuhalten und buchstäblich das Leben zu töten.

Bezieht sich Bewegung nur auf einen im Gehen begriffenen Körper oder nicht vielmehr auf jede Bewegung überhaupt? Die der Gedanken durch Sprache, des Lebens, welche die Sprache gibt. Was getötet wird, ist der Buchstabe des Begehrens.

Anders – und wieder mit Alain Didier-Weill – gesagt: der Blick, der zum Blick des Gewissens wird, ist Blick auf das uns selbst unbekannte Begehren, es ist die Erfahrung, daß die Worte, das Sprechen, einem enteignet sind. Nur durch die Einführung des Signifikanten ist es möglich, sich diesem Bann zu entziehen. Ich komme noch darauf zurück.

Eine urteilende, verurteilende Botschaft geht von diesem bösen Blick aus, die ihre doppelte Macht daraus bezieht, daß sie unausgesprochen ist. Genau das können wir bei Freud lesen – zumindest wenn wir ihn so lesen, wie Lacan uns es zu tun rät: um zu verstehen, muß oft der Satzaufbau umgekehrt werden, denn der Signifikant vermittelt die Dinge naturgemäß auf eine strikt operative Art.

Dies führt uns direkt zu jener Schrift Freuds, von der Lacan in seinem Seminar über die Angst ausgeht: *Das Unheimliche*. Ich möchte hier nur einige Punke davon aufgreifen. Es gibt nämlich im *Unheimlichen* eine kurze und prägnante Beschreibung des bösen Blicks: »Eine der unheimlichsten und verbreitetsten Formen des Aberglaubens ist die Angst vor dem ›bösen Blick‹ [...]. Die Quelle, aus welcher diese Angst schöpft, scheint niemals verkannt worden zu sein. Wer etwas Kostbares und doch Hinfälliges besitzt, fürchtet sich vor dem Neid der anderen, indem er jenen Neid auf sie projiziert, den er im umgekehrten Falle empfunden hätte. Solche Regungen verrät man durch den Blick, auch wenn man ihnen den Ausdruck in Worten versagt.«[4]

Wird denn der Blick nicht zum bösen Blick, gerade *weil* man ihm den Ausdruck in Worten versagt? Was nicht in Worten ausgedrückt wird, kommt als Unheilvolles, Unbelebtes, Bedrohliches zurück; als verdinglichter Blick.

Und haben wir hier nicht wahrhaft die – dialektische – Umkehrung dessen, was Lacan über den Neid als *invidia* bezüglich der Funktion des Blicks

[4] Freud, S. (1919h): Das Unheimliche, StA. IV, Frankfurt/M., S. Fischer, S. 262 f.

sagt? Er macht dies anhand eines Beispiels des Augustinus: das Kind, das seinen Bruder an der Brust der Mutter sieht, ihn mit einem bitteren Blick anschaut, der ihn selbst zerstückelt und die Wirkung eines Gifts hat. Es erblaßt vor dem Bild der Vollkommenheit, in dem es den anderen sich befriedigen sieht.

Invidia: der vergiftende Blick; im Volksglauben wird ihm eine Macht zugesprochen: die Macht, Krankheiten zu verursachen, die Milch der Tiere zum Versiegen zu bringen usw. Und im Volksglauben hat dieser böse Blick einen »Verursacher«! Hören wir wieder Freud: »Wir heißen auch einen lebenden Menschen unheimlich, und zwar dann, wenn wir ihm böse Absichten zutrauen. Aber das reicht nicht hin, wir müssen noch hinzutun, daß diese seine Absichten, uns zu schaden, sich mit Hilfe besonderer Kräfte verwirklichen werden. Der ›*Gettatore*‹ ist ein gutes Beispiel hiefür, diese unheimliche Gestalt des romanischen Aberglaubens.«[5]

Ich muß hier darauf hinweisen, daß, wenn ich im Französischen oder im Italienischen vom bösen Blick spreche, es »böses Auge« heißt: *mauvais œil*, *malocchio*. Gerade in der italienischen Literatur finden wir Interessantes bezüglich dieses bösen Blicks, des *malocchio*. Etwa in Pirandellos Einakter *La patente* (Das Patent)[6], von dem ich hier kurz berichten will: Der *jettatore* ist derjenige, der den bösen Blick wirft, der die Macht hat, Unheil über die anderen zu bringen, und damit aber selbst zum Abfall, zu dem von der Gesellschaft Verworfenen wird. Alle haben Angst vor ihm, keiner will mit ihm zu tun haben. Pirandellos *jettatore* aber weiß sich zu helfen: er will vom Gesetz als *jettatore* anerkannt werden, er will diese Eigenschaft als sein Patent anmelden, um dann eben eine »Steuer« von all denjenigen verlangen zu können, damit er sich nicht vor ihr Geschäft, sondern vor das des Konkurrenten stellt und diesem Unheil bringt. Er will für das Verschwinden bezahlt werden ... Bei Gericht aber trifft er auf einen ungläubigen Richter, und als seine erste Drohung: »Kommen Sie mir nicht zu nah, fassen Sie mich nicht an, wollen Sie etwa ihr Augenlicht (wörtlich: den Blick Ihrer Augen) verlieren?« nichts nutzt, greift er zum letzten Mittel, um seine Macht zu beweisen: er wirft seinen bösen Blick. Wir merken das nur daran, daß genau in dem Moment ein Käfig mit dem Distelfink, den der Richter von seiner toten Mutter geerbt hatte und an dem ihm sehr viel lag, herunterfällt und der Vogel tot ist!

5 ebda., S. 265 f.
6 Pirandello, L. (1993): La patente, Torriana, Orsa Maggiore Editrice.

Gibt es ein besseres Bild für die Kastration? *L'ucello*, der Vogel, ist im Italienischen ein Synonym für den Penis.

In dem Moment, in dem der böse Blick geworfen wird, fällt ein Objekt, ein kostbares Objekt: Objekt, würde ich sagen, das die Augen, die sich von der Starrheit des Blicks lösen, repräsentiert. Und somit gibt die Gestalt des *jettatore* uns das, was für Lacan der Schlüssel zu der Weise ist, in der sich das Phänomen der Angst einstellt: eine Drohung geht von der unmöglichen Sicht und dem Blick unserer eigenen, auf die Erde geworfenen Augen aus, Drohung, die uns ansieht und angeht als Bild der Kastration. Der Mythos des Ödipus zeigt uns, daß das Auge ein gefährliches Objekt ist; ohne es kann es keine Angst geben. »Die wahre Funktion des Organs Auge, voller Gier, ist der böse Blick. Nirgendwo gibt es auch nur die Spur eines guten, wohlwollenden Blicks« lautet es in Lacans Seminar XI, im Kapitel über die Schaulust![7]

Der Blick ist also ein ablösbares Objekt, das verloren werden kann – dies symbolisiert der Mythos des Ödipus –, und es ist ein zentraler Punkt in Freuds Schrift über das *Unheimliche*. Freud geht von E. T. A. Hoffmanns Geschichte *Der Sandmann* aus, in der Nathaniel sich in die Puppe Olympia mit den starren Augen, die gucken, aber nicht sehen, verliebt; wobei die Kernangst der Geschichte eben die ist, daß ihm, Nathaniel, die Augen geraubt werden, als Zeichen der Kastration ... Dieses Objekt des Auges, des Blicks, findet sich in verschiedenen Verkleidungen und Formen wieder, als Brille, Fernglas – lose Gegenstände –, zu denen dann die herausnehmbaren Augen der Puppe Olympia kommen, die ihm, Nathaniel, glühend an die Brust geworfen werden.

Aber gerade diese Eigenschaft, die Loslösbarkeit des Blicks, macht ihn zu einem Objekt klein *a*, Ursache des Begehrens, und zu einem so besonderen Angstobjekt. In seinem Seminar über die Angst führt Lacan den Blick als neues Triebobjekt und damit Objekt Ursache-des-Begehrens, klein *a*, ein und fügt es neben der Stimme zur Freudschen Liste (Mutterbrust, Exkrement, Phallus) hinzu. Es ist für Lacan das Objekt, welches am meisten an die Angst gebunden ist; denn von all den Objekten, die das Subjekt an das Begehren binden, ist der Blick derjenige, der dieses am stärksten verhüllt.

[7] Lacan, J. (1964): Die vier Grundbegriffe der Psychoanalyse (Seminar XI) (übers. v. N. Haas). Olten u. Freiburg i. Br., Walter, S. 122 f. Im Original: »ce qu'il en est de la vraie fonction de l'organe de l'œil, l'œil plein de voracité, qui est le mauvais oeil [...] il n'y [ait] trace nulle part d'un bon œil, d'un œil qui bénit ...« Lacan, J. (1964): Le séminaire, Livre XI, Les quatre concepts fondamentaux de la psychanalyse, Paris, Seuil, S. 105.

Die Objekte, die die Funktion des klein *a* übernehmen, haben die Eigenschaft, abtretbar, abtrennbar zu sein; das Objekt kann sich lösen, verlieren, ja es ist von Natur her ein verlorenes Objekt und dem Anderen übermittelt: Im Falle des Blicks heißt das, daß man mit den Augen des Anderen sehen kann – d. h., daß man nie weiß, mit wessen Augen man sieht, die man im eigenen Blick auf die Dinge selbstverständlich für die eigenen hält.

Gerade dieser »Schaden«, diese Möglichkeit des Verlusts, wird durch die Angst signalisiert; durch die Angst wird die Gegenwart des Objekts umschrieben, welches uns sonst verhüllt bliebe. Müssen wir von daher nicht auch Freuds Aussage, der Angst hafte ein Charakter von »Objektlosigkeit«[8] an, lesen: *los* als loslösbar, verlierbar, verloren …, was man eben nicht, wie es so oft getan worden ist, mit: »die Angst hat kein Objekt« übersetzen, interpretieren kann.

Dies bedeutet aber auch eine Aussage über die Natur des Begehrens: es ist das Begehren eines Rests, von etwas, das nicht aufgeht, eines abgetrennten, aufgehobenen, »elidierten«, immer wieder anderen Objekts.

Und nun können wir versuchen, uns vorzustellen, wie das aussieht, wenn es um den Blick, dem das Auge die Materialität gibt, als Objekt klein *a* geht: seine Eigenschaft der Aufhebbarkeit – *Elision* – macht es zu einem Objekt, dem ein besonderes Element von Faszination und Geheimnis innewohnt.

Das Gefühl des Unheimlichen, Prototyp der reinsten, intensivsten Angst aber bedeutet die Aufhebung dieses Geheimnisses: nicht mehr heimlich, d. h. »fremden Augen entzogen«, sondern »fremden Augen ausgesetzt« zu sein, jenem Blick, der den fremden, unheimlichen Anderen repräsentiert.

Das Gefühl des Unheimlichen ist eine Mischung aus Unglaube und Sicherheit: der Unglaube, etwas vollkommen Fremdem beizuwohnen, die Sicherheit, daß da ein dunkles Wissen ist, etwas, das uns im tiefsten Inneren angeht: hier würde ich Lacans Satz: »die Angst ist das Gefühl des Begehrens des Anderen« einsetzen.

Das Unheimliche – jenes Fremde, das mir so vertraut ist, oder jenes Vertraute, das mir so fremd ist – ist die Tatsache, daß dem Menschen ein Teil seiner selbst radikal entzogen und doch gleichzeitig heimisch ist: gekannt, aber nicht anerkannt. Und wenn dieser Teil ihm entgegenkommt, sich ihm entgegenstellt, ruft er höchste Angst hervor.

8 Freud, S. (1926d): Hemmung, Symptom und Angst, StA VI, Frankfurt/M., S. Fischer, S. 302.

Im Unheimlichen wird dieser Teil, dieses Objekt, als Blick umschrieben. Es ist das Erscheinen des Auges selbst: die Erfahrung, sich unter einem Blick zu befinden, von überall gesehen zu werden.

Die Angst des Kindes vor der Dunkelheit rührt daher, daß die Dunkelheit eine Fülle von Blicken beinhaltet, von denen es sich von allen Seiten betrachtet und bedroht fühlt. Freud schon weist uns auf eine Möglichkeit, diese Angst zu durchbrechen, aus der verstummenden Erstarrung zu lösen, hin, wenn er von dem dreijährigen Knaben berichtet, der aus einem Zimmer ruft: »›Tante, sprich mit mir; ich fürchte mich, weil es so dunkel ist.‹ Die Tante rief ihn an: ›Was hast du denn davon? Du siehst mich ja nicht.‹ ›Das macht nichts‹, antwortete das Kind, ›wenn jemand spricht, wird es hell.‹«[9]

[9] Freud, S. (1905d): Drei Abhandlungen zur Sexualtheorie, StA V, Frankfurt/M., S. Fischer, S. 128, FN 1.

Dieter Nitzgen

Aspekte der Angst im Werk von M. Klein und J. Lacan

Neben seiner Kontroverse mit der Ich-Psychologie Hartmanns, Kris' und Loewensteins beinhaltet das Werk Lacans auch eine Auseinandersetzung mit M. Klein und ihrer Schule. Insbesondere in den Schriften und Seminaren der vierziger und fünfziger Jahre werden von Lacan immer wieder Kleinsche Positionen aufgegriffen und ausführlich kommentiert;[1] zustimmend wie kritisch, gelegentlich ironisch, manchmal polemisch, aber niemals ohne das nötige Maß an Respekt. Daß es kein Dialog war, wird daran deutlich, daß es Lacan war, der die Debatte mit Klein suchte, nicht aber diese mit ihm. Lacan wird in Kleins Schriften nicht erwähnt. Daß ein Dialog zwischen beiden nicht stattgefunden hat, ist nicht erstaunlich,[2] wohl aber bedauerlich, da Klein und Lacan in ihren theoretischen Arbeiten und in ihrer klinischen Praxis an durchaus ähnlichen Frage- und Problemstellungen interessiert waren. Etwa an der psychoanalytischen Erforschung der Psychosen, vor allem der psychotischen Angst sowie des Narzißmus und der Genese des frühen Ichs. Besonders interessant in diesem Zusammenhang ist, daß beide die Angst als Ausgangspunkt ihrer theoretischen und praktischen Innovationen wählten: Klein mit ihrer Konzeptualisierung der frühen Angstsituationen und der Betonung der Angst als Dringlichkeitspunkt der Deutung; Lacan mit der Konzeption des »Spiegelstadiums« und den damit verbundenen Zerfalls- und Zerstückelungsängsten des narzißtischen Ichs. Angesichts dieser thematischen Nähe erscheint es sinnvoll, vom Verständnis der Angst bei Klein und Lacan auszugehen, um deren psychoanalytisches Denken zu kontrastieren.

I.

Melanie Klein schrieb 1948 in ihrer Abhandlung *Zur Theorie von Angst und Schuldgefühl*: »Vom Anfang meiner psychoanalytischen Tätigkeit an war

1 Insofern beschränke ich mich auf die Darstellung der Lacanschen Angsttheorie während dieser Zeit.

2 zu den Hintergründen vgl. Roudinesco (1996), S. 294–305.

mein Interesse auf die Angst und ihre Ursachen gerichtet.«[3] Und 1955 fügte sie rückblickend auf die Anfänge der von ihr begründeten psychoanalytischen Spieltechnik hinzu:

»Meine Betonung der Angst führte mich tiefer und tiefer in das Unbewußte und in das Phantasieleben des Kindes. [...] Dieser Ansatz führte mich in unbekanntes Gebiet, denn er eröffnete mir die Möglichkeit zum Verständnis frühkindlicher Phantasien, Ängste und Abwehrmechanismen, die in der damaligen Zeit noch weitgehend unerforscht waren.«[4]

Indem Klein die Bedeutung der Angst nicht nur in der klinischen Theorie akzentuierte, sondern sie zugleich zur Leitlinie der Deutungsarbeit machte, widersprach sie den damals akzeptierten Prinzipien der etablierten ichpsychologischen Deutungstechnik. »Diese besondere Betonung lief der psychoanalytischen Auffassung zuwider, daß Deutungen nicht sehr tief gehen und nicht sehr häufig gegeben werden sollten.«[5]

Dies führte zu einem »radikalen Wandel der Technik«[6]. Mit der Betonung der Angst als Dringlichkeitspunkt der Deutung, so schrieb sie, »wich ich von gewissen Regeln ab, die man damals allgemein befolgte, denn ich deutete, was mir in dem vom Kinde gebotenen Material am dringlichsten erschien; wobei mein Interesse sich auf die Ängste des Patienten und auf die gegen sie errichteten Abwehrmechanismen konzentrierte. Dieser neue Ansatz konfrontierte mich bald mit ernsthaften Problemen.«[7]

Bekanntlich sind Kleins theoretische Ausarbeitungen ebenso wie ihre klinische Praxis seither Gegenstand »kontroverser Diskussionen« in der Psychoanalyse gewesen.[8] Um von heute aus die Originalität ihrer Position ebenso wie deren Problematik aufzuzeigen, erscheint es sinnvoll, zunächst auf jenen Freudschen Text zu rekurrieren, der in diesem Zusammenhang einen »maßgeblichen Einfluß«[9] auf Kleins theoretische Entwicklung gehabt hat: *Hemmung, Symptom und Angst* (1926). Die Revision der Angstlehre, die Freud dort unternommen hat, markiert bekanntlich einen der bedeutsamen Wendepunkte seines Denkens. Er suchte damit seinen eigenen Worten zufolge nichts Geringeres als eine »Einsicht, die uns das Wesen der Angst

[3] Klein, M. (1948/1988), S. 41.
[4] Klein, M. (1955/1988), S. 132.
[5] ebda.
[6] ebda.
[7] Klein, M. (1955/1988), S. 123.
[8] vgl. King, P. u. Steiner, R. (1991).
[9] Hinshelwood, R. (1993), S. 161.

erschließt«[10]. Ausgangspunkt dafür war die Bestimmung der Angst als »Produkt der psychischen Hilflosigkeit des Säuglings, welche das selbstverständliche Gegenstück seiner biologischen Hilflosigkeit ist«[11]. Anstelle seiner ursprünglichen Annahme, daß die Angst ein »Umwandlungsprodukt«[12] der Libido ist, die Freud noch 1920 in einer Fußnote der *Drei Abhandlungen zur Sexualtheorie* (1905) vertreten hatte, erkennt er nun im Zuge der Auseinandersetzung mit Rank um die Bedeutung des Geburtstraumas, die Angstentstehung in einer spezifischen Situation:

»Heißen wir eine solche erlebte Situation von Hilflosigkeit eine *traumatische*; wir haben dann guten Grund, die traumatische Situation von der *Gefahrsituation* zu trennen. [...] Nach der Entwicklung der Reihe: Angst – Gefahr – Hilflosigkeit (Trauma) können wir zusammenfassen: Die Gefahrsituation ist die erkannte, erinnerte, erwartete Situation der Hilflosigkeit. Die Angst ist die ursprüngliche Reaktion auf die Hilflosigkeit im Trauma, die dann später in der Gefahrsituation als Hilfssignal reproduziert wird«[13] (Hervorh. im Original).

Der Zustand der psychischen »Hilflosigkeit« korrespondiert somit der »ursprünglichen traumatischen Angstsituation«[14], »in der es automatisch zur Angstreaktion kommt«[15], insofern das Ich (»die eigentliche Angststätte«[16]) von äußeren, vor allem aber inneren Reizen überwältigt wird. Entscheidend für die Angstentwicklung ist nach Freuds neuer Erkenntnis »die erste Verschiebung der Angstreaktion von ihrem Ursprung in der Situation der Hilflosigkeit auf deren Erwartung, die Gefahrsituation«[17].

Klein hat Freuds Überlegungen in mehrfacher Hinsicht und mit weitreichenden Konsequenzen für ihre eigenen Formulierungen aufgegriffen.[18] Welche zentrale klinische Bedeutung dabei die Übernahme und Ausarbeitung des Begriffs der »Angstsituation« für sie hatten, mag man daran ablesen, daß sie in ihrer hierzulande wenig bekannten Arbeit über die »Ursprünge der Übertragung« schrieb: »Ich glaube, daß der Druck, den die

10 Freud, S. (1926d), GW XIV, S. 161.
11 Freud, a.a.O., S. 168.
12 Freud, S. (1905d), GW V, S. 281, FN.
13 Freud, S. (1926d), GW XIV, S. 199 ff.
14 Freud, S. (1926d), a.a.O., S. 172.
15 ebda.
16 Freud, S., a.a.O., S. 280.
17 Freud, S. (1926d), GW XIV, S. 200.
18 vgl. Hinshelwood, R. (1993), S. 162 ff.

frühesten Angstsituationen ausüben, einer der Faktoren ist, die den Wiederholungszwang ins Werk setzen.«[19] Im Anschluß an Freud ist die Angst also auch für sie das Produkt der psychischen »Hilflosigkeit« des infantilen Ichs angesichts »innerer und äußerer Gefahren«[20]. In diesem Zusammenhang verhalfen besonders Kleins klinische Erfahrungen mit Kindern zu einem vertieften Verständnis »der Beziehung zwischen Angst und Aggression«[21] in der infantilen Angst-Situation:

»Als ich infantile Angst-Situationen analysierte, erkannte ich die grundlegende Bedeutung sadistischer Impulse und Phantasien aus allen (Trieb-) Quellen, die in den frühesten Phasen der Entwicklung konvergieren und einen Höhepunkt erreichen.«[22]

Davon ausgehend beschrieb sie schließlich mit Verweis auf den Freudschen Dualismus von Lebens- und Todestrieben den Zusammenhang von Angst und Aggression:

»Einige Jahre später führte mich mein Versuch, zu einem vertieften Verständnis der infantilen sadistischen Phantasien und ihrem Ursprung zu gelangen, dazu, Freuds Hypothese von einem Kampf zwischen den Lebens- und Todestrieben auf das klinische Material aus der Analyse kleiner Kinder anzuwenden. [...] Diesem Gedanken folgend formulierte ich die Hypothese, daß Angst durch die Gefahr entsteht, die dem Organismus durch den Todestrieb droht; und ich schlug vor, dies als die primäre Ursache der Angst anzusehen.«[23]

Dementsprechend lautet die grundlegende Definition der Angst, die Klein in ihren 1946 verfaßten »Bemerkungen über einige schizoide Mechanismen« formulierte, folgendermaßen: »Ich bin der Meinung, daß Angst aus dem Wirken des Todestriebes innerhalb des Organismus entsteht, daß sie als Vernichtungsangst (Tod) gefühlt wird und die Form einer Verfolgungsangst annimmt.«[24]

Man kann davon ausgehen, daß das Kleinsche Denken mit dem Aufsatz über die schizoiden Mechanismen seine endgültige Gestalt angenommen hat,

[19] Klein, M. (1952/1988), S. 51.
[20] Klein, M. (1948/1988), S. 31.
[21] Klein, M. (1948/1988), S. 41.
[22] Klein, M., a.a.O., S. 27.
[23] Klein, M., a.a.O., S. 28.
[24] Klein, M. (1946/1988), S. 4.

wenngleich die Arbeit über »Neid und Dankbarkeit« erst zehn Jahre später erscheinen wird, denn in ihm wird die Verbindung zwischen Angst und Todestrieb festgeschrieben. Obgleich Klein nach der Untersuchung von Frank[25] »expressis verbis« erstmals in ihrer 1932 erschienenen *Psychoanalyse des Kindes* auf Freuds *Jenseits des Lustprinzips* und das dort entfaltete Konzept des Todestriebes Bezug nimmt, wird dieses doch erst ab Mitte der vierziger Jahren zu einem Bestandteil ihrer klinischen Theorie. Während Freud in dem Text über die schizoiden Mechanismen (die Segal[26] als diejenige Arbeit bezeichnet hat, die Kleins »neue Metapsychologie komplettiert«) nur indirekt erwähnt wird,[27] zitiert Klein in ihrem 1948 erschienenen Aufsatz zur *Theorie von Angst und Schuldgefühl* ausführlich aus *Das Ich und das Es*. »Wir erinnern uns«, so schreibt sie dort, »daß Freud sagte«[28]: »Die gefährlichen Todestriebe werden im Individuum auf verschiedene Weise behandelt, teils durch Mischung mit erotischen Komponenten unschädlich gemacht, teils als Aggression nach außen abgelenkt, zum großen Teil setzen sie gewiß unbehindert ihre innere Arbeit fort.«[29] Eine genaue Lektüre der *Notizen über einige schizoide Mechanismen* zeigt nun, daß Klein hier vor allem der Aspekt der »Mischung« bzw. »Entmischung« der beiden Triebe aufgegriffen und zum Mittelpunkt ihrer Überlegungen von Angst und Todestrieb gemacht hat.

II.

Kleins zentrale Annahme in den *Notizen über einige schizoide Mechanismen* war, daß der Entstehung der Angst das »Wirken« des Todestriebes »innerhalb« des Organismus zugrunde liegt.[30] Damit wird der Todestrieb für sie zur »primäre(n) Ursache der Angst«[31]. Ausgangspunkt ihrer klinischen Überlegungen zur Dynamik der Angst ist dabei die mangelnde Kohäsion des frühen Ichs, über das sie schrieb: »Ich würde auch sagen, daß es dem frühen Ich größtenteils an Kohäsion mangelt, und dementsprechend eine

25 Frank, C. (1999), S. 51 f.
26 Segal, H. (1988), S. ix.
27 Vgl. Klein, M. (1946/1988), S. 4, 5, 6.
28 Klein, M. (1948/1988), S. 28.
29 Freud, S. (1923), GW XIII, S. 284.
30 Klein, M. (1946/1988), S. 4.
31 Klein, M. (1948/1988), S. 28.

Tendenz zur Integration mit einer Tendenz zur Desintegration, einem in Stücke-Fallen, abwechselt.«[32]

Ungeachtet dieser mangelnden Kohäsion geht Klein gleichwohl davon aus, daß »das Ich von Geburt an existiert«[33], wobei Projektion und Introjektion schon seine »Aktivitäten« bzw. »Mechanismen« sind.[34] Mit Blick auf das »Wirken« des Todestriebes »im Inneren« ist für sie der erste psychische Akt eine Projektion; eine Projektion, die den Todestrieb veräußerlicht, ihn gewissermaßen objektiviert, indem sie in »Gestalt« eines verfolgenden Objekts, also als Verfolgungsangst, auftritt. »The fear of the destructive impulse seems to attach itself at once to an object – or rather is experienced as the fear of an uncontrollable, overpowering object«, schreibt sie im englischen Original[35] und unterstreicht dabei durch die Verwendung des Wortes »fear«, Furcht, daß die »Bindung« des Todestriebes an ein Objekt auch die Angst bindet. Charakteristisch für diese primäre Angstsituation, die Klein zunächst als »paranoide« und später unter dem Einfluß von Fairbairn als »paranoid-schizoide Position« bezeichnet hat, ist demnach die gefühlte »Furcht des Ichs vor seiner Vernichtung – letztlich durch den Todestrieb«[36]. Eine der vordringlichsten Aufgaben des frühen Ichs ist demnach die Angstabwehr,[37] d. h. der Versuch, die aus den Wirkungen des Todestriebes resultierende (Vernichtungs-)Angst zu binden. Dies geschieht eben in Form der projektiven (Heraus-)»Setzung« eines verfolgenden »bösen« Objekts, wodurch das Ich in den ersten Lebensmonaten einer paranoiden Angst zum Opfer fällt, die es in der Folge durch den Einsatz »schizoider« Abwehrmechanismen (Spaltung, Idealisierung und Verleugnung sowie projektive Identifizierung) abzuwehren trachtet.[38]

Zusammenfassend gesagt, verarbeitet das infantile Ich in der paranoid-schizoiden Position das Angsterleben durch die Erschaffung innerer Phantasieobjekte, genauer: mit der Erschaffung eines »guten« (idealisierten) und eines »bösen« (verfolgenden) inneren Teilobjekts, die zunächst noch nicht verbunden sind. Wobei, wie Klein betont, die Ausgestaltung dieser inneren

32 Klein, M. (1946/1988), S. 4.
33 Klein, M. (1959/1988), S. 249.
34 Klein, M., a.a.O., S. 250.
35 Klein, M. (1946/1988), S. 4.
36 Klein, M. (1948/1988), S. 33.
37 vgl. Klein,,M. (1946/1988), S. 4 f.
38 vgl. Klein, M., a.a.O., S. 5–12.

Teilobjekte in einem dialektischen Zusammenhang mit den Erfahrungen des Kindes mit der realen, äußeren Brust stehen.

In der zweiten Hälfte des ersten Lebensjahres wird die bislang vorherrschende Verfolgungsangst allmählich durch eine depressive Angst, d. h. die Angst, das »gute« innere und äußere Objekt (Brust) zu verlieren, abgelöst. Initiiert wird diese Entwicklung für Klein durch den Erkenntnisfortschritt im Denken und Empfinden des Kindes, daß die »gute« und die »böse« Brust Eigenschaften ein und derselben Brust sind und nicht, wie zuvor, als separate »Teil-Objekte« wahrgenommen werden. Im Zuge der verbesserten Integration der zuvor gespaltenen inneren Welt (von Teil-Objekten) kommt es zu einer grundlegenden Aufwertung des »guten« inneren Objekts (Brust) und damit zum Auftreten der Angst, dieses nunmehr ambivalent geliebte Objekt zu beschädigen, zu vernichten und es damit für immer zu verlieren. Dadurch entsteht eine neue Balance im Verhältnis von Projektion und Introjektion; in der »depressiven Position« überwiegen für Klein die introjektiven Prozesse, d. h. Versuche, das Objekt zu bewahren, es zu schonen, es wiederherzustellen und seine »guten« Aspekte zu verinnerlichen. Affektiv treten dabei an die Stelle von Verfolgungs- und Vernichtungsgefühlen das Erleben von Schmerz, Schuld, Trauer und Dankbarkeit.

Klein hat die dynamischen Prozesse der »depressiven« und der »schizoid-paranoiden Position« in drei wichtigen Arbeiten im Zeitraum von zwölf Jahren formuliert. 1934 führte sie in ihrer Arbeit zur *Psychogenese der manisch-depressiven Zustände* zuerst Begriff und Inhalt der von ihr so genannten »depressiven Position« ein, die sie 1940 mit einer Arbeit zur Untersuchung zur »Trauer und ihrer Beziehung zu manisch-depressiven Zuständen« ergänzte. 1946 trug sie der Britischen Psychoanalytischen Gesellschaft ihre *Notizen über einige schizoide Mechanismen* vor, in denen sie ihren bisherigen Begriff der »paranoiden« Position durch die Einführung der »schizoiden« (Spaltungs-)Mechanismen zur »paranoid-schizoiden Position« erweiterte. Hatte sie den Begriff der »Position« zunächst verwendet, »um die psychotischen Ängste und Abwehrmechanismen in der frühen Entwicklung des Kindes zu bezeichnen«[39], also genetisch i. S. der Bezeichnung von »Stadien« bzw. »Phasen« der Entwicklung, so hat sie diese Auffassung später dahingehend korrigiert, daß der Begriff der »Position« nicht allein diachron

[39] Klein, M. (1935/1995), S. 54.

verstanden werden darf, sondern als eine zeitlich überdauernde Konfiguration von Trieb, Angst, Objekt und Abwehr begriffen werden muß. Deshalb betonte sie schließlich in ihrer Arbeit über *Einige theoretische Schlußfolgerungen das emotionale Leben des Säuglings betreffend* den synchronen Charakter ihres Verständnisses der »Positionen«:

»Ich habe im Hinblick auf die paranoide und depressive Phase den Ausdruck ›Position‹ gewählt, weil diese Gruppierungen von Ängsten und Abwehrmechanismen nicht auf die frühesten Entwicklungsstadien beschränkt sind, sondern obwohl sie dort entstehen, während der ersten Jahre der Kindheit, und unter gewissen Umständen auch im späteren Leben immer wieder auftreten.«[40]

Insofern ist, worauf wiederum Segal[41] aufmerksam gemacht hat, der Begriff der »Position« als eigenständiger kleinianischer »Strukturbegriff« zu verstehen, in dem Angst(-entwicklung) und psychische Struktur(-bildung) unmittelbar aufeinander bezogen sind.[42] Dadurch, daß Klein das Konzept der »Positionen« als Ensemble, als je spezifische Konfiguration von Trieb, Angst, Objekt und Abwehr definierte, avancierte es zum zentralen »Strukturbegriff« ihrer Metapsychologie. Während die paranoid-schizoide Position im Zeichen der Angst vor der Vernichtung des Ichs steht, geht es in der depressiven Position um die Angst des Ichs, sein Liebesobjekt zu verlieren. Mit der Umwandlung der paranoiden in die depressive Angst in der »depressiven Position« erfolgt für Klein ein grundlegender Wandel der kindlichen Persönlichkeitsorganisation. Daß die Mutter als »ganzes Objekt« erkannt, verinnerlicht und ambivalent geliebt werden kann, nötigt das Kind zur Anerkennung seiner Abhängigkeit vom mütterlichen Anderen, der nun nicht mehr als anwesender Verfolger, sondern als abwesendes Liebesobjekt erscheint. Dabei darf diese Reorganisation der kindlichen Persönlichkeit jedoch nicht als definitiver Schritt, also als bloße Etappe einer linearen Persönlichkeitsentwicklung, mißverstanden werden, sondern nur als zeitweilig erreichbare und zu erreichende »Position« der Persönlichkeitsorganisation, die im Lebenszyklus stets prekär bleiben muß. Das hat im Anschluß an Klein vor allem W. R. Bion hervorgehoben, wenn er im Rahmen seiner psychoanalytischen Theorie des Denkens davon spricht, »daß die Fähigkeit des Subjekts zum Lernen lebenslänglich von seiner Fähigkeit abhängt, die para-

[40] Klein, M. (1952/1988), S. 93.
[41] Segal, H. (1973/1983), S. 16.
[42] zum Strukturbegriff bei Klein vgl. Hinshelwood (1993), S. 617–624.

noid-schizoide Position, die depressive Position sowie das dynamische und andauernde Zusammenspiel zwischen beiden zu tolerieren«[43]. Im Hinblick darauf hat Th. H. Ogden davon gesprochen, daß die Kleinschen »Positionen einander weder folgen noch vorausgehen; sondern gewissermaßen in einer dialektischen Beziehung zueinander koexistieren«[44]. Somit hat Klein mit dem Begriff der »Position« ein Konzept in die Psychoanalyse eingeführt, das, wie Laplanche bemerkt hat, »ausdrücklich jede Reduktion auf eine Chronologie überwindet«[45]. Fügen wir an dieser Stelle hinzu, daß Lacan seiner Arbeit zum Spiegelstadium nahezu zeitgleich mit Klein den Vorrang der genetischen Perspektive in der Psychoanalyse in Frage gestellt hat.

III.

In einer Fußnote der *Notizen über einige schizoide Mechanismen*, in der Klein sich mit Verweis auf J. Riviere mit der Entstehung paranoider Ängste und Phantasien als Folge projektiver Identifizierung auseinandersetzt, analysiert sie deren Ursprung als »Ausarbeitung der [ursprünglichen, D. N.] Vernichtungsangst«: »Diese Ängste sind mit den unbewußten Katastrophenphantasien, zerstückelt, aufgeschlitzt, in Stücke gerissen zu werden, und totaler, gewaltsamer, innerer Zerstörung des Körpers und der Persönlichkeit sowie dem Verlust der Identität verbunden.«[46]

Hier wird, phänomenologisch genau und bis in die Wortwahl hinein, die Verwandtschaft von Kleins »paranoid-schizoider« Innenwelt mit Lacans »Spiegelstadium« und den dort beschriebenen Phantasmen des »zerstückelten Körpers«[47] augenfällig. 1938 hatte Lacan in seinem Enzyklopädie-Artikel über *Die Familie* diese »Phantasmen der Zerstückelung« bereits ausführlich beschrieben und dabei ausdrücklich auf Kleins Arbeit über die *Frühstadien des Ödipuskomplexes* (1928) verwiesen:

»Dem Kastrationsphantasma«, so Lacan, »geht in der Tat eine ganze Reihe von Phantasmen voraus, die die Zerstückelung des Körpers imaginieren und in regressiver Richtung von der Ausrenkung und Zerteilung über die Ent-

43 Bion, W. R. (1992), S. 199.
44 Ogden, Th. H. (1994), S. 34.
45 Laplanche, J. (1988), S. 118.
46 Klein, M. (1946/1988), S. 12, FN.
47 Lacan, J. (1949), SCH I, S. 67 f.

mannung und das Bauchaufschlitzen bis zum Gefressen- und Begrabenwerden führen. Die Untersuchung dieser Phantasmen zeigt, daß sich ihre Reihe einer Form des zugleich zerstörenden und erforschenden Eindringens einschreibt, das aufs Geheimnis des Mutterschoßes zielt.«[48]

Damit bekräftigt Lacan einerseits ausdrücklich die von Klein seit den zwanziger Jahren behaupteten infantilen Phantasien eines »angreifenden und sadistischen Eindringens in den mütterlichen Körper« mit den damit verbundenen Ängsten, darin eingeschlossen, begraben und erstickt zu werden. Zudem präzisiert er den Status ihres »Objekts«.

»Die Untersuchung dieser Phantasmen, die man in den Träumen und in bestimmten Impulsen findet, erlaubt die Behauptung, daß sie sich auf *keinen wirklichen Körper* beziehen, sondern auf ein heteroklites Mannequin, eine barocke Puppe, eine Gliedertrophäe. In ihnen gilt es, *das narzißtische Objekt* zu erkennen, dessen Entstehung wir [...] dargestellt haben: Sie wird dadurch bedingt, daß beim Menschen *die imaginären Körpergestalten* der Beherrschung des eigenen Körpers vorausgehen und daß das Subjekt diesen Gestalten eine Abwehrfunktion gegen die Angst vor vitaler Zerrissenheit gibt, wie sie die Folge der Prämaturation ist.«[49]

Während Klein die primäre (Vernichtungs-)Angst gleichermaßen als Angst vor dem Zerfall des »Organismus« wie auch als Desintegrationsangst des frühen Ichs beschrieben hatte, differenziert Lacan deren grundlegende Register, denn ihm zufolge sind es »imaginäre Körpergestalten« und nicht der Körper selbst, die in der »paranoid-schizoiden« Position zerfallen, wobei diese Position dem »Spiegelstadium« entspricht. Lacan betont damit, daß Körper und Ich hier imaginäre Gestalten sind. Dem widerspricht interessanterweise, und trotz der fehlenden Differenzierung zwischen Organismus und Ich, auch die Kleinsche Theorie grundsätzlich nicht, insofern sie die Projektion des Todestriebes, der damit zum imaginären Verfolger wird, als ersten psychischen Akt unterstellt. Fraglich ist dabei allerdings, welcher Raum in dieser von Klein entwickelten Vorstellung einer imaginären Verarbeitung des Todestriebes für ein »Jenseits« dieses Imaginären, eine Jenseits des unaufhörlichen Spiels von Projektion und Introjektion, Re-projektion und Re-introjektion bleibt. Wenn Klein bereits 1930 behauptet hatte, daß »die früheste Realität des Kindes ganz und gar phantasmatisch«[50] und das

48 Lacan, J. (1938), SCH III, S. 69.
49 Lacan, J., a.a.O. Hervorh. D. N.
50 Klein, M. (1930), S. 238.

Kind demzufolge ein »Gefangener seines eigenen psychischen Zustandes« ist,[51] so erfuhr diese Annahme durch ihre spezifische »Anwendung« der Freudschen Hypothese des grundlegenden Konflikts von Lebens- und Todestrieb gewissermaßen eine triebtheoretische Radikalisierung. Ihre These, daß der Todestrieb die »Ursache« der Angst sein soll, läßt die Vermutung aufkommen, daß damit zugleich ab Mitte der vierziger Jahre das Kleinsche Denken selbst einer Entropie unterliegt; einer Entropie, deren Endpunkt Lacan in seiner »Rede von Rom« 1953 als Form einer »zwanghaften Intrasubjektivität«[52] gekennzeichnet hat. Denn es stellt sich die Frage, wie das Subjekt überhaupt hoffen kann, seinem triebhaft selbsterzeugten, imaginären Gefängnis jemals zu entkommen. Diese Entropie ist freilich um so erstaunlicher, als es Klein selbst war, die mit ihrer Fassung des Freudschen »Wißtriebes« ein Konzept in die Psychoanalyse eingeführt hatte, das durchaus geeignet gewesen wäre, dem Gefängnis einer solch »zwanghaften« Intrasubjektivität zu entkommen.

IV.

Unter dem Einfluß ihrer frühen Kinderanalysen war Klein in den zwanziger Jahren auf das libidinöse und aggressive Interesse gestoßen, das das Kind in Beziehung zum Körper der Mutter erlebt. Diesen kindlichen Drang, das phantasierte Innere des mütterlichen Körpers zu erforschen und sich dessen Inhalte anzueignen, bezeichnete sie im Anschluß an Freud als »Wißtrieb«.

Klein zufolge handelte es sich dabei um (oral- bzw. anal-)sadistische Phantasien des Eindringens in den Mutterleib, der dann seiner wertvollen Inhalte beraubt wird, vor allem des väterlichen Penis. Sie erkannte diese Phantasien zum einen als die Grundlage paranoider und klaustrophobischer Ängste und andererseits ihre Hemmung als Ursache intellektueller Hemmungen und einer beeinträchtigten Fähigkeit zur Symbolisierung. Mit Blick auf die Analyse von »Erna«, die zwischen 1924 und 1926 stattfand,[53] schrieb sie: »Der außerordentliche Sadismus, der mit Ernas intensivem Wißtrieb verlötet war, hatte dazu geführt, daß die Abwehr gegen den Sadismus zur völ-

[51] Ogden, Th. H. (1986), S. 31.
[52] Lacan, J. (1953), SCH I, S. 93.
[53] vgl. Frank, C. (1999), S. 280 ff.

ligen Hemmung einer Reihe von – auf dem Wißtrieb basierenden – Aktivitäten führte. Das *Rechnen*, das *Schreiben* hatten die Bedeutung *sadistischer*, gegen den *Mutterleib* und den *väterlichen Penis* gerichteter Akte.«[54] Und sie fügte bezüglich der Ursachen der Störungen des Wißtriebs hinzu: »Als Grundlage für diese Störung fand ich das verdrängte Interesse am Koitus und an der Sexualität der Eltern, aber auch die Abwehr gegen die eigene Sexualität. Die tiefste Ursache dieser Einstellung, die sich in der Hemmung vieler Sublimierungen auswirkt, ist in der Angst und den Schuldgefühlen einer sehr frühen Entwicklungsstufe zu finden, die die Auswirkungen der aggressiven, gegen den Koitus der Eltern gerichteten Phantasien sind.«[55] Insofern kommt der Angst, wie Klein in ihrer Arbeit über *Die Bedeutung der Symbolbildung für die Ichentwicklung* 1930 ausführlich darlegte, die Rolle und Funktion sowohl eines Antriebs wie auch einer Hemmung der Symbolbildung zu. Wie Segal schrieb, kam Klein zu dem Schluß, »daß Angst die Entwicklung der Symbolik vorantreibt, exzessive Angst sie aber lähmen kann«[56].

Begrifflich konnte Klein sich mit der Behauptung eines »Wißtriebes« auf Freud stützen, der ursprünglich von der kindlichen »Sexualneugier« gesprochen hatte, um dann in einem Zusatz zu den *Drei Abhandlungen zur Sexualtheorie* 1915 einen daraus erwachsenden »Wißtrieb« zu postulieren:

»Um dieselbe Zeit, da das Sexualleben des Kindes seine erste Blüte erreicht, vom dritten bis fünften Jahr, stellen sich bei ihm auch die Anfänge jener Tätigkeit ein, die man dem Wiß- oder Forschertrieb zuschreibt. Der Wißtrieb kann weder zu den elementaren Triebkomponenten gerechnet werden, noch ausschließlich der Sexualität untergeordnet werden. Sein Tun entspricht einerseits einer sublimierten Weise der Bemächtigung, andererseits arbeitet er mit der Energie der Schaulust. Seine Beziehungen zum Sexualleben sind aber besonders bedeutsame, denn wir haben aus der Psychoanalyse erfahren, daß der Wißtrieb der Kinder unvermutet früh und in unerwartet intensiver Weise von den sexuellen Problemen angezogen, ja vielleicht erst durch sie geweckt wird.«[57]

Wie Frank vor kurzem gezeigt hat, hatte Klein diesen Freudschen Begriff zwar »früh aufgegriffen und weitergeführt, ohne allerdings selbst ein ganz

[54] Klein, M. (1932), S. 67.
[55] Klein, M. (1932), S. 108 f.; vgl. Frank, C. (1999), S. 345.
[56] Segal, H. (1999), S. 53.
[57] Freud, S. (1905), GW V, S. 95.

schlüssiges Konzept vorlegen zu können«[58]. Warum sie diesen Begriff dann allerdings in ihren späteren Schriften »nicht mehr gebraucht«[59], ist Frank zufolge eine bis heute nicht ganz geklärte Frage der Forschung zur Entstehung ihres Werkes. Erhellend könnte die Vermutung sein, daß dieser Begriff bei Klein unter einem anderen Namen wieder aufgetaucht sein könnte. Klein hat in ihren *Notizen über einige schizoide Mechanismen* vom »Prototyp« einer »aggressiven Objektbeziehung«[60] gesprochen, der die unbewußte (omnipotente) Phantasie zugrunde liegt, unerwünschte, »schlechte«, d. h. vor allem aggressive »Teile« des Selbst abzuspalten, um diese unbewußt dann »in« das Objekt zu verlagern, also dort »hinein« zu projizieren, und sie auf diese Weise zu kontrollieren. Sie hat bekanntlich vorgeschlagen, diesen Mechanismus einer Identifizierung des Objekts mit Eigenschaften des Selbst als »projektive Identifizierung« zu bezeichnen. »Projektive Identifizierung«, so schrieb sie an anderer Stelle, »basiert auf der Spaltung des Ichs und der Projektion von Teilen des Selbst in andere Menschen; zunächst in die Mutter oder ihre Brust«[61]. Insofern damit eine Entlastung von aggressiven Impulsen verbunden ist, handelt es sich bei der projektiven Identifizierung um einen unbewußten Abwehrmechanismus; einen Abwehrmechanismus freilich, der allerdings durch die gewaltsame Inbesitznahme und Kontrolle des Objekts selbst wieder zur Quelle von neuen Ängsten wird.

Die »projektive Identifizierung« ist, wie sie schrieb, »die Basis vieler Angst-Situationen«, weil »die Phantasie eines gewaltsamen Eindringens in das Objekt [...] Ängste in bezug auf die Gefahren aus[löst], die das Subjekt innerhalb des Objekts bedrohen. Zum Beispiel verursacht der Impuls, das Objekt von innen zu kontrollieren, die Gefahr, nun innerhalb des Objekts kontrolliert und verfolgt zu werden. Durch die Introjektion und Re-Introjektion des gewaltsam in Besitz genommenen Objekts werden die Gefühle innerer Verfolgung des Subjekts ungemein verstärkt.«[62]

Deshalb betrachtete sie den Mechanismus der »projektiven Identifizierung« auch als »ein Grundelement der Paranoia«[63]. Ohne hier im einzelnen auf die Komplexität des Begriffs und der damit verbundenen Kontroversen

58 Frank, C. (1999), S. 342.
59 Frank, a.a.O., S. 346.
60 Klein, M. (1946/1988), S. 8.
61 Klein, M. (1963/1988), S. 303.
62 Klein, M. (1946/1988), S. 11.
63 ebda.

in der Psychoanalyse eingehen zu können,[64] möchte ich hervorheben, daß dieser Mechanismus der projektiven Identifizierung auch dem zugrunde liegt, was Klein zuvor als »Wißtrieb« bezeichnet hatte. Gestützt wird diese Annahme auch dadurch, daß in den Erläuterungen zu ihrem Aufsatz über die schizoiden Mechanismen explizit angemerkt wird, »daß diese früheren Vorstellungen alle Teil des weitergefaßten Konzepts der projektiven Identifizierung sind, das Melanie Klein in dieser Arbeit vorstellte«[65]. Das würde erklären, warum Klein mit Einführung des Konzepts der projektiven Identifizierung auf das des Wißtriebes verzichten konnte und es im folgenden dann auch fallenläßt. Wißtrieb und projektive Identifizierung basieren demnach beide auf oral- und analsadistischen Triebimpulsen gegenüber der Mutter, einschließlich »dem Begehren, in ihren Körper einzudringen«[66].

Nach Kleins ursprünglicher Auffassung war die projektive Identifizierung eine unbewußte (Omnipotenz-)Phantasie und stellte insofern, wie Ogden betont hat, »nur implizit ein psychologisch-interpersonales Konzept«[67] dar. Für Klein war der mütterliche Körper als das »Objekt« von Neugier und Angst vor allem das Produkt infantiler Imagination. »Es ist«, wie sie immer wieder betonte, »in der Phantasie, in der der Säugling das Objekt und das Selbst spaltet.«[68] Und obwohl sie feststellte, »daß der Effekt dieser Phantasie ein sehr realer ist«[69], was die äußeren Beziehungen betrifft, blieb der von ihr gefundene imaginäre Kreislauf von Projektion und Introjektion doch gleichsam geschlossen, was Laplanche zu folgendem ironischem Kommentar veranlaßt hat: »Alles komme von innen: ob gute oder böse, die Objekte würden wie Kaninchen aus dem Hut gezaubert oder Tauben nur so aus dem Hut des Illusionisten herausschlüpfen.«[70] Es war vor allem diese Vorstellung eines geschlossenen intrapsychischen (Phantasie-)»Systems«, die im klinischen Denken der postkleinianischen Autoren, etwa bei Bion und Meltzer, bedeutsame Modifikationen erfahren hat, um schließlich von Lacan radikal in Frage gestellt zu werden.

[64] vgl. Hinshelwood, R. (1993), S. 263–307.
[65] in Klein, M. (1988), S. 325.
[66] Klein, M. (1946/1988), S. 2.
[67] Ogden, Th. H. (1994), S. 97.
[68] Klein, M. (1946/1988), S. 6.
[69] ebda.
[70] Laplanche, J. (1999), S. 109.

V.

Die wohl bedeutsamsten Innovationen der kleinianischen Psychoanalyse verbindet sich mit dem Namen von W. R. Bion[71]. Ausgehend von seinen gruppenanalytischen Erfahrungen während des Zweiten Weltkrieges, hatte Bion in den fünfziger Jahren zunächst anhand mehrerer Aufsätze ein erweitertes, intersubjektives Verständnis der projektiven Identifizierung als Form unbewußter Kommunikation entwickelt. In der Analyse seiner Gegenübertragungsreaktionen in Gruppen stellte er fest: »Der Analytiker fühlt, egal wie schwer dies erkennbar ist, daß er dazu manipuliert wird, in den Phantasien eines anderen eine Rolle zu spielen.«[72]

Indem er ihre kommunikativen »Effekte«, also die bei ihm ausgelösten Affekte, fokussierte, gelangte Bion zu einem Verständnis der projektiven Identifizierung, das über Kleins intrapsychisches Verständnis dieses (Abwehr-)Mechanismus hinausging. Dabei gelang es ihm, die defensiven von den entwicklungsfördernden Aspekten der projektiven Identifizierung genauer zu unterscheiden. In seiner Arbeit über »Angriffe auf Verbindungen« griff Bion zunächst wieder auf seine Gegenübertragungsreaktionen zurück, um daraus dann ein Modell der Mutter-Kind-Beziehung zu konstruieren. Er schrieb:

»Wenn der Patient danach strebte, sich von Todesängsten zu befreien, die seinem Gefühl nach zu stark waren, als daß seine Persönlichkeit sie in sich hätte bewahren können, spaltete er seine Ängste ab und legte sie in mich hinein; offenbar in der Vorstellung, daß sie, wenn sie lange genug in mir ruhen dürften, von meiner Psyche modifiziert werden würden, um dann gefahrlos reintrojiziert werden zu können.«[73]

Und er zog daraus den Schluß:

»Die analytische Situation gab mir das Gefühl, Zeuge einer außerordentlich frühen Szene zu sein. Ich bekam den Eindruck, daß der Patient in seiner frühen Kindheit eine Mutter erlebt hatte, die pflichtbewußt auf die emotionalen Äußerungen des Babys reagierte. Die pflichtbewußte Reaktion hatte etwas von einem ungeduldigen »Ich weiß nicht, was mit dem Kind los ist« an sich. [...] Vom Standpunkt des Babys aus betrachtet, hätte sie die Angst, daß das Kind stirbt, in sich hineinnehmen und auf diese Weise selbst erleben sol-

[71] Biographisch vgl. Bléandonu, G. (1994) passim.
[72] Bion, W. R. (1952/1961), S. 108 ff.
[73] Bion, W. R. (1959/1990), S. 121.

len. Eben diese Angst konnte das Kind nicht in sich bewahren. [...] Dieser Patient hatte es mit einer Mutter zu tun gehabt, die es nicht ertragen konnte, solche Gefühle zu erleben, und auf sie reagierte, indem sie ihnen entweder den Zutritt verweigerte oder aber, weil sie die Gefühle des Babys introjizierte, der Angst selbst zum Opfer fiel.«[74]

Von einem solchen abwehrbedingten Gebrauch der projektiven Identifizierung hat Bion ihren wachstumsfördernden Aspekt unterschieden, bei dem die Mutter dem Kind seine eigenen, unerträglichen Gefühle in »entgifteter« Form zurückgibt. Er bezeichnete diesen Vorgang als »Containing« und das dazu gehörende Modell der Mutter-Kind-Beziehung als »Container-Contained«[75]. Dieses Modell basiert auf einem explizit intersubjektiven Verständnis der Mutter-Kind-Beziehung und überwindet so, was Lacan[76] die »zwanghafte« Intrasubjektivität des Kleinschen Werkes genannt hat.

Indem er es noch weiter abstrahierte, hat Bion nun in einem nächsten Schritt dieses Modell von *Container* und *Contained* zur Grundlage einer psychoanalytischen Theorie des Denkens gemacht. Im Mittelpunkt stand dabei für ihn die Frage, wie emotionale Erfahrungen vom Subjekt »gedacht«, d. h. symbolisch repräsentiert und verarbeitet werden können. Weil er dabei den Vorgang des emotionalen Containments als Ausgangspunkt der kindlichen Denkfähigkeit wählte, wurde für ihn die Verinnerlichung des »Container-Contained«-Modells zur Grundlage des menschlichen Denkvermögens. Dieses Vermögen basiert ihm zufolge darauf, daß die Mutter zunächst stellvertretend für ihren Säugling dessen (noch) undenkbare emotionale Zustände (»Beta-Elemente«) denkt, d. h., dem Kind gegenüber nicht nur die Rolle einer materiell ernährenden, sondern einer »denkenden Brust« übernimmt; ein Vorgang, den Bion abstrakt als »Alpha-Funktion« bezeichnete:

»In der Situation, in der das Beta-Element, sagen wir die Todesfurcht, vom Säugling projiziert und vom Behälter in einer Weise aufgenommen wird, die es »entgiftet«, wird es von dem Behälter so verändert, daß der Säugling es in einer erträglichen Form in seine eigene Persönlichkeit zurücknehmen kann. Der Vorgang entspricht dem, was durch die Alpha-Funktion bewirkt wird. Der Säugling ist auf die Mutter angewiesen, damit sie als seine Alpha-Funktion wirkt. Mit anderen Worten heißt das, daß die Furcht ver-

[74] Bion, W. R. (1959/1990), S. 123.
[75] vgl. Bion, W. R. (1962) u. (1963) passim.
[76] Lacan, J., SCH I, S. 93.

ändert und daß Beta-Elemente dadurch zu einem Alpha-Element gemacht werden wird.«[77]

Nur wenn die Mutter die Fähigkeit besitzt, die emotionale Situation des Kindes zu »alphabetisieren«, hat der Säugling die Möglichkeit, die mütterliche »Denkbrust« zu internalisieren und auf diese Weise selbst einen inneren »Denk-Apparat« auszubilden, um damit über seine emotionalen Erfahrungen nachdenken zu können. Auf seiten der Mutter ist die Voraussetzung dafür das, was Bion als mütterliche »Reverie«, d. h. als träumerische Gelöstheit der Mutter gegenüber ihrem Kind genannt hat. Gemeint ist damit diejenige »Geistesverfassung, die für die Wahrnehmung aller ›Dinge‹ von dem geliebten Objekt offen und deswegen in der Lage ist, die projektiven Identifikationen des Kindes aufzunehmen, gleich ob sie vom Kind nun als gut oder böse empfunden werden«[78]. Insofern Mutter und Kind dabei, wie Bion postuliert, nicht allein durch die elementaren »Bindeglieder« (*links*) von »Liebe« (*love*) und »Haß« (*hate*), sondern auch durch »Wissen« (*knowledge*) miteinander verbunden sind,[79] ergibt sich ein Bezug zum Kleinschen »Wißtrieb«. In Bions intersubjektivem Modell erscheint dieser als »K-Aktivität des Kennenlernens«[80], d. h. als Bestreben, die psychische Realität des eigenen Selbst und des Anderen kennenzulernen und zu verstehen, wobei dieses »Kennenlernen« für Bion notwendigerweise eine »emotionale Erfahrung« beinhaltet. Im Gegensatz dazu unterstellt Bion auch eine Minus-K-Aktivität, die er als »Fähigkeit zum Mißverstehen«[81] definiert; »um zu demonstrieren«, wie er schreibt, »daß eine Fähigkeit zum Mißverstehen einer Fähigkeit zum Verstehen überlegen ist«[82].

»Die Brust in K würde die Angstkomponente in der Todesangst, die in die Brust projiziert wurde, lindern, und das Kind würde allmählich einen erträglichen und infolgedessen wachstumsstimulierenden Teil seiner Persönlichkeit re-introjizieren. In –K wird die Brust so erlebt, daß sie neidisch das gute oder wertvolle Element aus der Todesangst entfernt und den wertlosen Rest gewaltsam in das Kind zurückdrängt. Der Prozeß, der mit einer Angst

[77] Bion, W. R. (1963/1992), S. 57 ff.
[78] Bion, W. R. (1962/1990), S. 84.
[79] vgl. Bion, W. R. (1962) u. (1963) passim.
[80] Bion, W. R. (1962/1990), S. 99.
[81] Bion, W. R. (1962/1990), S. 152.
[82] ebda.

des Kindes zu sterben begann, endet damit, daß es nun ein namenloses Grauen in sich birgt.«[83]

In diesem Sinne kann die projektive Identifizierung als K wie auch als Minus-K-Aktivität verstanden werden; als Bedürfnis nach Kommunikation und gleichzeitig auch als Bestreben, diese zu zerstören. Wenngleich Bion damit die intrasubjektive Beschränkung der Kleinschen Metapsychologie überwindet, so bleibt er doch deren klinischer Perspektive insoweit verpflichtet, daß er weder einen Begriff der Mutter als Subjekt noch die Kategorie des Symbolischen kennt. Für Klein wie für Bion ist es der Säugling, der sich von seiner (Todes-)Angst zu entlasten sucht, indem er diese abspaltet und in die Mutter projiziert. Diese erscheint damit als bloße Empfängerin der infantilen Projektionen, als »Behälter«, der diese aufnimmt, moduliert und schließlich in erträglicher Form zurückerstattet. Im Modell von »Container-Contained« kommt die Mutter daher als Subjekt, vor allem als Subjekt eines eigenen Unbewußten, nicht vor. Was dabei methodisch ausgeklammert bleibt, ist, wie etwa Laplanche in seiner *Allgemeinen Verführungstheorie* aufgezeigt hat, die Frage nach ihrer eigenen unbewußten Besetzung der Brust und den daraus resultierenden unbewußten »Botschaften«[84] an das Kind. Demgegenüber erscheint die klinische Perspektive bei Klein und Bion stets »vom« Säugling »auf« die Mutter hin orientiert. Darüber hinaus wird die Art der Verbindung zwischen beiden affektpsychologisch konzeptualisiert; als imaginäre, projektiv-introjektive Bezogenheit (Klein) bzw. als Affektaustausch (Bion). Indem Bion die Bildung und den Aufbau der Psyche als Verinnerlichung der mütterlichen »Alpha-Funktion«[85] beschrieben hat, stellte er das »Denken« der Emotion in den Mittelpunkt seelischen Wachstums. Damit wird die emotionale Erfahrung zum Quellpunkt gelingender und mißlingender Symbolisierungsprozesse. »In Bions Modell«, schreibt Meltzer, »sucht das Selbst mit Hilfe der primären inneren Objekte (der denkenden Brust) die emotionale Erfahrung durch die Alpha-Funktion zu binden, um dadurch die Symbole zu erschaffen, die Traum-Gedanken als Grundlage des rationalen Denkprozesses, einschließlich der Transformation in Sprache, möglich machen.«[86] Meltzer zufolge hat Bion daher zum »ersten Mal, zu-

[83] Bion, W. R., a.a.O., S. 154; dtsch. Übersetzung modifiziert, D. N.
[84] vgl. Laplanche, J. (1989), S. 126 ff.
[85] vgl. Bion, W. R. (1962/1990), S. 47 f.
[86] Meltzer, D. (1988), S. 228.

mindest in psychoanalytischer Formulierung, die Emotion ins Zentrum der Dinge gestellt«[87].

Angesichts dieser Tatsache ist es um so erstaunlicher, daß Bion der »Alpha-Funktion« den »Status einer Unbekannten«[88] verliehen hat: »Alpha-Funktion ist der Name für eine Funktion, die vom Analytiker benutzt wird, um eine Funktion zu beschreiben, deren Natur er nicht kennt.«[89]

Dadurch, daß die symbolische Funktion zu einem »leeren« Konzept erklärt wird, dessen Natur unbekannt ist, wird der Status des Symbolischen bei Bion wie auch im übrigen kleinianischen Denken unklar.

Wie oben bereits beschrieben, wird die Frage der Symbolbildung bei Klein und ihren Nachfolgern im Zusammenhang mit dem Übergang von der »paranoid-schizoiden« zur »depressiven« Position erörtert. Daß für Klein »die früheste Realität des Kindes ganz und gar phantasmatisch« war[90] und der Säugling demzufolge Gefangener (s)einer imaginären inneren Welt sein soll, wirft die Frage auf, wann, wie und wodurch sich dieses imaginäre Gefängnis öffnet. Dies geschieht, wie Segal in ihrer wegweisenden Arbeit zur kleinianischen Theorie der Symbolbildung dargelegt hat, durch den Prozeß der Symbolbildung, der seinen Ausgang von den infantilen Ängsten nimmt: »Die Symbolbildung ist eine Aktivität des Ich, das versucht, mit den Ängsten umzugehen, die von seiner Beziehung zum Objekt wachgerufen worden sind.«[91]

Im Anschluß an Kleins Befunde situiert Segal den Beginn der Symbolbildung mit dem Eintritt des Kindes in die depressive Position. »Das Symbol entsteht«, so Segal, »sobald depressive Gefühle die paranoid-schizoiden überwinden, sobald die Trennung vom Objekt, sobald Ambivalenz, Schuld und Verlust erlebt und ertragen werden können. Das Symbol wird benutzt, nicht um den inneren Verlust zu verleugnen, sondern um ihn zu überwinden.«[92] Folgt man Segals Argumentation bis zu diesem Punkt, stößt man auf eine seltsame Inkonsequenz. Obwohl sie unter Verweis auf die Zeichentheorie von C. Morris den Prozeß der Symbolisierung ausdrücklich als »*triadische* Beziehung« zwischen Ich, Objekt und Symbol charakterisiert,[93] heißt

[87] Meltzer, D. (1986), S. 23.
[88] Bion, W. R. (1990), S. 85.
[89] Bion, W. R., a.a.O., S. 72.
[90] Klein, M. (1930), S. 238.
[91] Segal, H. (1957/1990), S. 206.
[92] Segal, H. (1957/1990), S. 213.
[93] Segal, H., a.a.O., S. 206; Hervorh. i. Orig.

es wenig später im Text: »Die Symbole werden in der *inneren* Welt ebenfalls als Mittel erschaffen, um das ursprüngliche Objekt wiederherzustellen.«[94] Daß das Ich damit nicht nur zum »Ort« der Symbolbildung, sondern zum Schöpfer des Symbols selbst erklärt wird, zeigt, daß dem kleinianischen Denken das Symbolische als eigenständige, dem Subjekt voraus- und zugrunde liegende Kategorie fremd ist. Gegen die Annahme, daß die Symbole vom Ich als Mittel »erschaffen« werden, hatte Lacan ausdrücklich die »Autonomie des Symbolischen«[95] behauptet und geltend gemacht, daß es umgekehrt gerade das Symbol ist, das seine »Wirkungen« ins Subjekt trägt, wobei »diese Wirkungen [...] ohne Wissen des Subjekts« verlaufen.[96] Im Gegensatz zur affektpsychologischen Begründung bei Klein und Bion imponiert für Lacan Subjektivität als ein »von Symbolen organisiertes System«[97], das »über die individuelle Organisation als Summe individueller Erfahrungen und sogar als individuelle Entwicklungslinie hinausgeht«[98]. Im Hinblick darauf läßt sich sagen, daß die kleinianische Theorie der Symbolbildung bis hin zu Bion die Bedeutung des Symbols verkennt, weil sie das Symbolische als Kategorie nicht (aner-)kennt. Daß sie es versäumt, »sich jener Unterscheidung der Ebenen und Relationen zu bedienen, die durch die Termini des Symbolischen, des Imaginären und des Realen zum Ausdruck kommt«[99], begründet deshalb, weit entfernt davon, nur eine theoretische Differenz zu markieren, auch eine Differenz der klinischen Perspektive sowie der klinischen Praxis. Denn »die Frage des Subjekts bezieht sich«, so Lacan, keineswegs auf das, was aus irgendeiner Entwöhnung, Vernachlässigung, irgendeinem vitalen Mangel an Liebe oder Zuneigung resultieren mag, sie betrifft seine Geschichte, sofern es sie verkennt [...]. Sein Leben ist durch eine Problematik bestimmt, die nicht die seines Erlebens ist, sondern die seines Schicksals, nämlich – was bedeutet seine Geschichte?«[100]

[94] Segal, H., a.a.O., S. 211; Hervorh. i. Orig.
[95] Lacan, J., Sem. II, S. 52.
[96] Lacan, J., SCH I, S. 137.
[97] Lacan, J., Sem. II, S. 56.
[98] ebda.
[99] Lacan, J., a.a.O., S. 51.
[100] Lacan, J., Sem. II, S. 58 ff.

VI.

Nachdem er die Bedeutung des Kleinschen Beitrags im Rahmen der Konzeption des Spiegelstadiums ausdrücklich gewürdigt hatte, nahm Lacan seinen kritischen Dialog mit Klein in seinem ersten Seminar über *Freuds Technische Schriften* (1953–1954) auf, indem er dort die bei Klein vorherrschende Symmetrie von Introjektion und Projektion in Frage stellte. Lacans Kritik richtete sich dabei weniger gegen die Kleinsche Annahme, Introjektion und Projektion als die »frühesten Aktivitäten des Ichs« anzusehen, und somit auch als »von Geburt an wirksam«[101], sondern gegen die Vorstellung, daß beide demselben Register angehören sollen. Gegen Kleins Verständnis, daß »die Situationen, die er durchlebt, und die Objekte, denen er begegnet«, vom Säugling introjiziert werden, d.h. »in das Selbst hineingenommen und auf diese Weise Teil seines inneren Lebens werden«, während er »Gefühle verschiedener Art, vorwiegend Liebe und Haß«, projiziert,[102] machte Lacan geltend, daß Introjektion anders als die Projektion nicht imaginär, sondern symbolisch ist. Wenn die Introjektion, wie er betonte, »immer die Introjektion der Rede des anderen«[103] ist, dann ist das, was introjiziert wird, weder eine »Situation« noch ein »Objekt«, sondern ein Signifikant. Daß die Introjektion im Register des Symbolischen angesiedelt ist, markiert für Lacan ihren kategorialen Unterschied zur Projektion, insofern diese zur Ordnung des Imaginären gehört. Davon ausgehend unterschied er im folgenden auch zwischen der narzißtischen Instanz eines imaginären »Ideal-Ichs« und der eines symbolisch strukturierten »Ich-Ideals« als Summe der Einschreibungen, die das Subjekt der symbolischen Ordnung und dem Gesetz des Vaters unterstellen.[104]

Darüber hinausgehend findet die detaillierteste Auseinandersetzung mit der Kleinschen Psychoanalyse jedoch erst in den Seminaren *Die Objektbeziehung* (1955–1956) und *Die Bildungen des Unbewußten* (1957–1958) statt, weil Lacan hier erstmals systematisch sein eigenes klinisches Modell ausformulierte und damit nicht nur eine Alternative zur ichpsychologischen, sondern auch zur Kleinschen Schule vorstellte. Im Mittelpunkt seiner Kritik stand dabei Kleins Konzeption der »Frühstadien des Ödipuskomplexes«

[101] Klein, M. (1959/1988), S. 250.
[102] ebda.
[103] Lacan, J., Sem. I, S. 83.
[104] vgl. Nasio, J.-D. (1992), S. 67–109.

und dabei vor allem ihre Annahme, daß der Vater, genauer: der väterliche Penis, in der unbewußten Phantasie des Säuglings den Status eines imaginären Partialobjekts haben soll, das ursprünglich im mütterlichen Körper »enthalten« sei. Bei Klein heißt es: »Der Penis des Vaters, sowohl begehrt wie auch gehaßt, existiert nicht nur als Teil des väterlichen Körpers, sondern wird gleichzeitig vom Säugling in ihm selbst und innerhalb des Körpers der Mutter gefühlt.«[105]

Auf die damit verbundene Vorstellung einer ursprünglich dualen Beziehung des Säuglings zum mütterlichen Körper mitsamt seiner imaginären Objekte (Babys, Penisse etc.), die im Mittelpunkt der Kleinschen Theorie der Objektbeziehung steht, reagierte Lacan mit einer grundsätzlichen Revision des Begriffs der »Objektbeziehung«, indem er feststellte: »Der Begriff der Objektbeziehung ist unmöglich zu verstehen oder gar anzuwenden, wenn man in sie nicht den Phallus als ein [...] drittes Element einsetzt.«[106]

Dieses dritte Element erscheint als Wunschobjekt, und zwar zunächst, wie Lacan betonte, als Wunschobjekt der Mutter: »Bei der Mutter gibt es, neben dem Kind, stets die Forderung nach dem Phallus, den das Kind mehr oder weniger symbolisiert oder realisiert.«[107] Insofern das, was die Mutter in ihrem Kind begehrt, »ihr eigenes phallisches Bild« ist,[108] ergibt sich als grundlegende Einheit der Lacanschen Theorie der Objektbeziehung die »imaginäre Triade« bestehend aus Mutter – Kind – Phallus. Diese imaginäre Triade ist, wie Lacan sagte, »an sich präödipal« und dient nur »als Vorspiel zur Einführung der symbolischen Beziehung, die erst mit der vierten Funktion möglich wird, der des Vaters, die durch die Dimension des Ödipus hereinkommt«[109]. Mit dem Auftreten des Vaters ist zugleich, so Lacan, »die fundamentale Enttäuschung des Kindes« verbunden, »daß es nicht nur nicht das einzige Objekt der Mutter ist, sondern daß das Interesse der Mutter, je nach Fall mehr oder weniger ausgeprägt, der Phallus ist. Ausgehend von dieser Erkenntnis muß es in zweiter Linie dessen gewahr werden, daß er der Mutter vorenthalten wird (*privé*), daß sie dieses Objekt selbst ermangelt.«[110] Womit diese Situation das Kind konfrontiert, ist der phallische Mangel (*manque*); der eigene wie auch der der Mutter. Auch wenn man nicht im einzelnen

[105] Klein, M. (1952/1988), S. 79.
[106] Lacan, J., Sem. IV, Sitzung vom 28. 11. 1956.
[107] Lacan, J., a.a.O., Sitzung vom 28. 11. 1956.
[108] Lacan, J., Sem. IV, Sitzung vom 28. 11. 1956.
[109] Lacan, J., a.a.O., Sitzung vom 19. 12. 1956, S. 56.

auf die von Lacan entwickelte »phallische Logik« eingeht, wird deutlich, daß das intersubjektive Feld hier struktural als Wunschökonomie bestimmt wird, die um das phallische Objekt zentriert ist und um das wechselseitige Begehren der Beteiligten kreist, dieses imaginäre Objekt entweder »sein« oder »haben« zu wollen. Dabei beinhaltet diese Situation zwischen der Mutter und dem Kind für Lacan, »daß dieses jene Dimension entdecken muß, daß von der Mutter etwas jenseits seiner selbst begehrt wird, das es selbst zunächst für seine Mutter zu sein meint und zu sein bestrebt ist«[111]. Diese Dimension ist der Vater, der daher im Rahmen der imaginären Ökonomie des Begehrens nicht nur als reale Figur oder imaginäres Objekt auftritt, sondern symbolisch, als »phallische Funktion«, interveniert. Es ist demnach diese väterliche »Funktion«, die das Kind subjektiviert, insofern sie es auf ein Jenseits der imaginären Dialektik hin orientiert. Dieses »Jenseits« erscheint als die Ankunft der Sprache, die im »Namen des Vaters« erfolgt und auf seinem »Nein« gegenüber der imaginären Triade basiert. Was das Kind aus der imaginären Bindung an die Mutter befreit, ist demnach die Einführung der »phallischen Funktion«, d. h. des symbolischen Vaters, der das Kind in die symbolische Ordnung einführt. Im Hinblick darauf wird auch Lacans Einwand gegen die Kleinsche Konzeption des Vaters als primär phantasmatischem Objekt, als Partialobjekt (Penis), im Inneren der Mutter verständlich. Denn was den Übergang vom Imaginären zum Symbolischen bewirkt, die Intervention des symbolischen Vaters, ist weder der Effekt (s)eines realen Penis, noch der eines imaginären Phallus, sondern der Effekt der Sprache, des Signifikanten. Darum hat Lacan den symbolischen Phallus als »Signifikanten« und nicht als Phantasma oder Partialobjekt definiert:

»Der Phallus in der Freudschen Doktrin ist kein Phantasma, wenn man unter Phantasma eine imaginäre Wirkung verstehen muß. Er ist als solcher ebensowenig ein Objekt (ein partiales, internes, gutes, böses etc.), insofern dieser Begriff die Realität hervorhebt, die in einer Beziehung angesprochen wird. Noch weniger ist er wohl das Organ, Penis oder Klitoris, das er symbolisiert. [...] Denn der Phallus ist ein Signifikant [...]. Denn es ist der Signifikant, der bestimmt, die Signifikatswirkungen in ihrer Gesamtheit zu bezeichnen.«[112]

110 ebda.

111 Lacan, J., Sem. IV, Sitzung vom 20. 3. 1957; S. 180.

112 Lacan, J., SCH II, S. 126.

Weil ihr die Kategorie des Signifikanten ebenso fehlt wie der Begriff des Phallus, vermag die Kleinsche Metapsychologie für Lacan den Übergang vom Imaginären zum Symbolischen, von der paranoid-schizoiden zur depressiven Position nicht angemessen zu konzeptualisieren. Seine grundsätzliche Kritik an Klein kommt daher am klarsten in der Zusammenfassung zum Ausdruck, die Pontalis von einer Sitzung des Lacan-Seminars über die »Bildungen des Unbewußten« im März 1957 angefertigt hatte:

»Melanie Klein beschreibt die Beziehung zur Mutter als eine Spiegelbeziehung; der mütterliche Körper wird zur Schaltzentrale der Triebe, die das Kind da hineinprojiziert; Triebe, die durch eine aus grundsätzlicher Enttäuschung entstandene Aggression hervorgerufen werden. In dieser Perspektive bleibt der spätere Zugang zur Realität stets problematisch, einer reinen Dialektik der Phantasie unterworfen. Darin bleibt vernachlässigt, daß für das Subjekt das Äußere als der Ort gegeben ist, an dem sich das Begehren des anderen situiert und an dem es dem Dritten, dem Vater, begegnen wird. Jenseits der bestrickenden dualen Beziehung führt sich ein dritter Term ein, durch den das Subjekt den Anspruch erhebt, bedeutet zu werden. Dieser Punkt, der kenntlich macht, daß mein Begehren bedeutet werden muß, [...] ist der Phallus.«[113]

Bezugnehmend auf den Begriff des Phallus, ist Lacan schließlich auch zu einem Verständnis der Angst gelangt, das sich von dem der Kleinschen Theorie deutlich unterscheidet. Ausgehend von Freuds Unterscheidung zwischen Angst und Furcht, hat er am Beispiel der Phobie des »Kleinen Hans« (1909) aufgezeigt, daß die Angst in dem Moment entsteht, »an dem sich der reale Trieb und das imaginäre Spiel der phallischen Täuschung treffen, und zwar in Beziehung zu seiner Mutter«[114]. Indem sein Penis für ihn zu etwas Realem wird, weil der »Kleine Hans« zu masturbieren beginnt, in eben jenem Moment »beginnt sich«, so Lacan, »das zu erzeugen, was man die Angst nennt, die damit zusammenhängt, daß er die ganze Differenz ermessen kann, die zwischen dem liegt, für das er geliebt wird, und dem, was er geben kann«[115]. Was die Angst verursacht, ist demnach die »immense Kluft« zwischen dem imaginären phallischen Schein und dem realen Sein des Penis, den »vorzuweisen« dem Kind nun »als etwas Erbärmliches erscheint«[116]. Das Kind be-

113 Lacan, J., zit. n. Pontalis (1998), S. 85.
114 Lacan, J., Sem. IV, Sitzung vom 13. 3. 1957, S. 169.
115 Lacan, J., a.a.O., Sitzung vom 20. 3. 1957, S. 181.

findet sich bei »Vorweisen« in der besonderen Situation, »völlig dem Auge und dem Blick des Anderen ausgeliefert zu sein«[117], es ist also im Blick zugleich dem Begehren des mütterlichen Anderen ausgeliefert. Von daher betont Lacan, daß die Angst in der Konfrontation mit dem Begehren des Anderen, also z. B. der Mutter, entsteht. Deren Begehren ist rätselhaft, insofern es das Kind mit ihrem (phallischen) Mangel und daher mit der Frage: »Was willst du (von) mir?« konfrontiert. Angsterzeugend ist dieses, vom Rätsel des mütterlichen Begehrens ausgehende »*Che vuoi?*« insofern und solange es nicht benannt, symbolisiert werden kann. Die Bedingung der Möglichkeit dieser Benennung aber ist die Intervention des symbolischen Vaters, d. h. nach der Formel Lacans, daß der Signifikant des Namens-des-Vaters an die Stelle des Begehrens der Mutter gelangt.[118] Hier wird der Gedanke deutlich, den H.-D. Gondek in seiner sorgfältigen philosophischen Analyse der Angst bei Lacan herausgearbeitet hat: »Die Angst ist nicht Selbstaffektion des Seins, sondern erwächst aus der Begegnung mit dem Anderen.«[119] Das kennzeichnet im Kern den Unterschied zwischen Kleins und Lacans Auffassung der Angst. Während sie in der Kleinschen Konzeption endogen verursacht wird, als »Selbstaffektion« des Organismus unter dem Einfluß des Todestriebes, entsteht sie für Lacan in der Konfrontation mit dem Begehren des Anderen. Daß die Lacansche Psychoanalyse von einer intersubjektiven Ökonomie des Begehrens ausgeht und nicht von einem intrapsychischen Tableau der Destruktion, führt im übrigen auch zu einer grundsätzlich anders akzentuierten klinischen Perspektive. Betont die kleinianische Konzeption perspektivisch den Vorrang eines (projektiven) Bezugs des Säuglings »hin« zur Mutter, akzentuiert Lacan, umgekehrt, den Vorrang des Anderen gegenüber dem Subjekt. Daß nach seiner oft zitierten Formel das Begehren »das Begehren des Anderen« ist, eröffnete die Möglichkeit, das kindliche Begehren in seiner Abhängigkeit vom Begehren der Eltern zu verstehen. Daraus hat sich in Frankreich auch ein »neuer Ansatz« in der Kinderanalyse durch F. Dolto und M. Mannoni entwickelt,[120] der hierzulande in der psychoanalytischen Diskussion, gerade auch der kleinianischen, bis heute weitgehend unerwähnt geblieben ist[121]. Dieser Ansatz ermöglicht andere klini-

[116] Lacan, J., a.a.O., Sitzung vom 13. 3. 1957, S. 168.
[117] Lacan, J., a.a.O., Sitzung vom 13. 3. 1957, S. 168.
[118] vgl. zusammenfassend Fink, B. (1997), S. 60–61 u. S. 177–178.
[119] Gondek, H.-D. (1992), S. 123.
[120] vgl. Mathelin, C. (1999), S. 3–9.
[121] so etwa auch bei Frank, C. (1999).

sche Fragestellungen als sie etwa im Rahmen der Kleinianischen Konzeption gestellt werden können. Zum Beispiel die Frage, die C. Mathelin als lacanianische Kinderanalytikerin im Hinblick auf die phobische Symptomatik eines autistischen Kindes gestellt hat: »Dient der Schrecken des autistischen Kindes dazu, die Mutter auf Distanz zu halten? Oder spiegelt er die entsetzliche Verzweiflung einer Mutter wider, deren Kind kein Gefühl hervorruft, die Unmöglichkeit der Reverie, von der Bion spricht, den schwindelerregenden Abgrund einer Mutter, die sich ihr Kind nicht vorstellen kann? Wer wird das phobische Objekt für wen?«[122] Fragen wie diese überschreiten das von Bion konzipierte »Container-Contained«-Modell nicht allein deshalb, weil sie dessen grundlegende Relation perspektivisch umkehren, sondern, grundsätzlicher noch, weil sie die Bedingungen der Möglichkeit von Containment selbst in Frage stellen. Denn wenn unklar ist, wer für wen »Container« sei, wird in der Tat fraglich, an welche Instanz die Beteiligten appellieren können, um darüber überhaupt nachdenken, geschweige denn Gewißheit erlangen zu können. Und weil diese Frage nicht allein den Kontext der Mutter-Kind-Beziehung betrifft, sondern ebensosehr die Beziehung von Analytiker(in) und Analysant(in), betrifft sie in eminenter Weise die Frage des »Verstehens« und die Möglichkeit der Deutung in der analytischen Praxis. Eben diese Fragen spielen auch eine bedeutende Rolle im zeitgenössischen kleinianischen Denken, etwa unter dem Stichwort der Bedeutung des »dritten Objekts« gegenüber der Dyade bzw. dem der Möglichkeit eines »triangulären Raumes«, dessen Konstruktion jedem Denken und Verstehen zugrunde liegt.[123] Insofern festzustellen ist, daß die Beschäftigung damit auch zu einer erneuten, intensivierten Auseinandersetzung kleinianischer Autoren mit dem Ödipuskomplex geführt hat,[124] wirft die Frage auf, ob sich daraus auch Berührungspunkte zur Psychoanalyse Lacans ergeben; Anknüpfungspunkte vor allem im Hinblick auf die Praxis der Analyse. Dem soll im folgenden anhand einer Falldarstellung zweier führender zeitgenössischer Kleinianer, R. Britton und J. Steiner, nachgegangen werden.

[122] Mathelin, C. (1999), S. 122.
[123] vgl. etwa Britton, R. (1989) sowie Schoenhals, H. (1993).
[124] vgl. Steiner, J. (1989) und Weiß, H. (1999).

VII.

Ausgangspunkt für die Falldarstellungen von Britton und Steiner sind Bions Überlegungen zur Logik des Deutungsprozesses[125], vor allem seine Unterscheidung zwischen der »ausgewählten Tatsache« als spontan auftauchender, stimmiger »Konfiguration« des analytischen Verstehens, die sich zwanglos aus dem analytischen Material ergeben soll und ihm so Sinn und Bedeutung verleiht und, im Gegensatz dazu, der »überwertigen Idee« des Analytikers, die dieser dem Patienten aufnötigt. Um diesen Unterschied klinisch zu illustrieren, präsentierte Steiner den Fall einer Patientin, über die er vorab mitteilte, daß diese – seit »einigen Jahren in Analyse« – aus einem moslemischen Land stamme, »ohne religiös erzogen worden zu sein«, und im übrigen eine »erfolgreiche und vielversprechende Schriftstellerin« sei. Zu Anfang der Analyse sei Frau X »manifest bisexuell« gewesen und habe »zu Intellektualisierungen, akquisitorischer projektiver Identifizierung, und einem alles durchdringenden Gefühl von Unwirklichkeit« geneigt. Dies, so Steiner, »änderte sich nach einigen Jahren Analyse, als sie zunächst einen ›Zusammenbruch‹ hatte, während dem sie an einer agitierten Depression litt, mit einer wahnhaften Hypochondrie, die sich besonders auf ihr Genitale bezog und mit Angst vor Verkehr verbunden war«. Nach diesem »sehr gestörten Abschnitt der Analyse« sei es in der Folge »zu einer guten Rückbildung der Symptome und größerer Einsicht, aber auch zu einer charakteristischen Form der negativen therapeutischen Reaktion« gekommen. Als er dabei war, diesen Text zu verfassen, habe sie »neue Schritte in der Analyse und in ihrem Leben unternommen, aber auch eine ›Kehrtwendung‹ zu alten Ideen und Symptomen gemacht« und war »wieder mit ihrer eigenen Arbeit unzufrieden«[126]. Und nun die Vignette:

»Frau X begann die Stunde mit der Klage, daß ich eine halbe Minute zu spät war, und beschrieb dann, wie sie sich am Ende der vorigen Stunde grausam vor die Tür gesetzt gefühlt habe. Nach einer kurzen Pause erzählte sie mir einen Traum: Sie war auf einem Berggipfel – es gab da oben auch einen riesigen Pilz –, sie hatte Angst, heruntergestoßen zu werden – aber sie kam auch nicht von der Stelle. Ihr Mann sagte ungeduldig von irgendwo jenseits des Gipfels: ›Los, komm! Wir müssen weitergehen, um dort hinzukommen.‹

[125] vgl. vor allem Bion, W. R. (1967) passim.
[126] Steiner, J., in Britton und Steiner (1993), S. 64.

Sie fügte noch hinzu: ›Er muß einen Hang hinuntergegangen sein.‹ Ihre unmittelbaren Einfälle bezogen sich auf Ärger über ihren Vater, der immer große Körbe mit Gemüse und Obst anbrachte, und nach einer Pause sprach sie über den Patienten, der die Stunde nach ihr hatte. Sie hielt ihn für bevorzugt, weil sie vermutete, daß er eine Lehranalyse machte.«[127]

Diese Sequenz konstellierte im Analytiker folgende »ausgewählte Tatsache«:

»Der Teil (ausgewählte Tatsache), der meine Aufmerksamkeit völlig beanspruchte, war die Vorstellung, daß sie ›den Hang runtergehen müßte, um weiterzukommen‹. Ich verstand das so, daß für sie jeder Fortschritt bedeutete, daß es mit ihr ›bergab‹ ginge von ihrem derzeitigen privilegierten Platz auf einem ›Gipfel‹. Meine weiteren Gedanken ordneten sich um diese Vorstellung.«[128]

Davon ausgehend assoziierte der Analytiker nun zusätzlich ein »Ressentiment« der Patientin, ihren »Neid« und »die Befriedigung, daß sie sich von einer schweren Depression erholt hatte«; sodann ihre »Eifersucht« auf »andere Patienten und ihren Bruder« und »ihre Identifikation mit ihrem ziemlich grandiosen Vater«. Er erkennt dabei sein eigenes »bewußtes Gegenübertragungsgefühl« in dem Satz des Ehemanns der Patientin im Traum: »Los, komm! Wir müssen weitergehen, um dort hinzukommen.«[129] Schließlich »ordneten sich« seine Gedanken, wobei folgende gedankliche »Konfiguration« in seinem Kopf Gestalt annahm:

»Sie beinhaltete, daß die Patientin überzeugt war, die Brustwarze aufzugeben sei nicht Entwöhnung, also weitergehen und sich entwickeln, sondern vor die Tür gesetzt und durch einen magischen Pilz-Penis ersetzt zu werden. Wenn sie also den Penis hätte oder der Penis sei, würde sie für immer im Besitz der Brust bleiben. Das bedeutete, den Penis oder seinen Besitzer zu simulieren. Ganz konkret hieß das in ihrer Vorstellung, ›ein Analytiker zu sein‹. Wenn sie ihren illusorischen Platz auf dem Gipfel aufgeben könnte, könnte sie Fortschritte machen, aber in ihren Augen geht es dann bergab.«[130]

Diese gedankliche »Konfiguration« veranlaßte den Analytiker nun zu folgender verbaler Deutung: »Sie fühlen sich von mir vor die Tür befördert und

[127] Steiner, J., in Britton u. Steiner, a.a.O., S. 64 ff.
[128] Steiner, J., a.a.O., S. 65.
[129] Steiner, J., a.a.O., S. 65.
[130] ebda.

herabgesetzt, weil Sie nicht wie ich sein können.«[131] Die Reaktion der Patientin darauf war, so Steiner, »heftige Zustimmung«, verbunden mit dem Satz: »Aber so ist es! Und ich bin sicher, es wird für immer so sein!«[132]

Diese Aussage bewegte den Analytiker im folgenden, seine gegebene Deutung zu »vervollständigen«, indem er folgenden Gedankengang hinzufügte:

»Wenn sie realisiere, daß es sie nicht zur Analytikerin mache, wenn sie eine Deutung annehme, dann sei das eine Einsicht und Vorwärtsbewegung, die aber für sie mit dem Gefühl verbunden sei, den rutschigen Hang abwärts in eine unterlegene Position zu geraten.«[133]

Worauf die Patientin mit dem »Gefühl« reagiert, »wieder etwas Irritierendes im Auge zu haben«[134]. Als der Analytiker dies mit dem Satz beantwortete, daß »sie sähe, was ich meinte, und das irritiere sie«[135], antwortete sie: »Es macht mich wütend, daß Sie sind, wer Sie sind, und ich die bin, die ich bin.«[136]

Der Dialog endet mit der Mitteilung der Patientin, daß sie in ihrer Arbeit bei der Zeitung »zusätzliche redaktionelle Verantwortung übernommen habe, die sie sehr mühsam und unangebracht fand«[137]. Rückblickend kommentiert der Analytiker den gesamten Verlauf der Sequenz mit folgenden Worten:

> »Im Rückblick beeindrucken mich zwei Dinge. Zum einen gab mir die ausgewählte Tatsache nicht nur eine Orientierung, sondern ließ mich auch dicht an dem bleiben, was die Patientin *dachte*. Dagegen hätte ich mich vielleicht in Symboldeutungen verstrickt, um unbewußt Repräsentiertes demonstrieren zu können, wenn ich dem Material mehr zufällig gefolgt wäre. Damit hätte ich riskiert, vorher festgelegte überwertige Ideen von mir einzuführen, die mit so sinnbildlichen Teilobjekten wie ›Brust‹ oder ›Penis‹ verknüpft sind. Zweitens beeindruckte mich, wie kommunikativ die Patientin unbewußt war und wie bereit, Interpretationen anzunehmen und auf sie zu reagieren, wenn auch mit negativem *Affekt*. Heute ist mir sogar noch klarer als damals, daß die Art und Weise, in der ich dieses Traumelement für meine Aufmerksamkeit auswählte,

131 Steiner, J., a.a.O., S. 65 ff.
132 ebda.
133 ebda.
134 ebda.
135 ebda.
136 ebda.
137 ebda.

> einer Identifikation mit der Figur ihres Mannes im Traum entsprang, der, wie ich meine, mich darstellen und außerdem für einen Teil von ihr sprechen sollte. Diese unbewußte Identifikation führte zu meiner psychischen Orientierung, die in diesem Beispiel, wie ich glaube, zu einem *echten Verständnis* führte.«[138]

Steiner gibt hier ein überzeugendes Beispiel einer analytischen Praxis, die sich theoretisch und praktisch an M. Klein und W. R. Bion orientiert. Ein weiterer Vorzug seiner Vignette ist, daß hier genau und mit großer Klarheit ein kleinianischer Weg zur Deutung nachvollziehbar dargelegt wird. Ausgangs- und Kristallisationspunkt dafür ist die »ausgewählte Tatsache« eines Traumelements, in dem die Patientin von ihrer Position auf einem Berggipfel und als Antwort auf einen Satz ihres Mannes sagt: »er muß einen Hang runtergegangen sein«[139]. Dieser Satz wird vom Analytiker in seiner Vorstellung dahingehend transformiert, daß es die Patientin ist, die »den Hang hinuntergehen müßte, um weiterzukommen«. Davon ausgehend lassen sich die Struktur des Deutungsprozesses und seine Elemente probeweise so identifizieren: Grundlegend ist dabei die Annahme, daß es sich beim Deutungsprozeß um einen Prozeß des »Verstehens« handelt; einen Prozeß, der ein »echtes« Verständnis des Analysanden (sic!) durch den Analytiker intendiert. Sodann, daß dieses Verstehen unmittelbar in der analytischen (Zweier-)Beziehung erzeugt oder aber destruiert wird. Demzufolge ist der Analytiker bestrebt, »dicht« an dem zu bleiben, was seine Analysandin unbewußt »denkt«. Die Deutung selbst wird in einer auf das Hier-und-Jetzt bezogenen interpersonalen »Sie-und-ich«-Form gegeben, wobei der Analytiker, wie Steiner betont, auf »Symboldeutungen«, etwa von Teilobjekten (Brust, Penis etc.), ausdrücklich und reflektiert verzichtet. Daß sie mit der Formulierung: »Sie fühlen sich von mir ...« eingeleitet wird, macht den Affekt zum Referenzpunkt der analytischen Interaktion, sowohl für den Analytiker (»Gegenübertragungsgefühl«) wie für die Analysandin.

Der Versuch, diese Sequenz aus lacanianischer Sicht zu kommentieren, kann sich auf die Funktionsbestimmung der Sprache in der Psychoanalyse stützen, wie sie Lacan in seiner »Rede von Rom« 1953 gegeben hat: »Die Funktion der Sprache besteht ja hier nicht darin, zu informieren, sondern zu evozieren.«[140]

[138] Steiner, J., a.a.O., S. 66 ff.; Hervorh. D. N.
[139] a.a.O., S. 65.
[140] Lacan, J., SCH I, S. 143.

Von daher fällt auf, daß Steiner sich in erster Linie darauf bezieht, was die Analysandin (vermeintlich) unbewußt »denkt«, und erst in zweiter Linie darauf, was sie tatsächlich sagt. Tatsächlich hatte die Analysandin den Satz: »*Er* muß einen Hang runtergegangen sein« ausgesprochen. Dieser Satz wird *vom Analytiker* transformiert, und zwar erstens in den Satz, daß »*sie* den Hang runtergehen müßte, um weiterzukommen«, und zweitens in ein Verstehen, das ausdrücklich seines ist: »*Ich* verstand das so, daß sie für sie jeder Fortschritt bedeutete, daß es mit ihr ›bergab‹ ginge von ihrem derzeitigen privilegierten Platz auf dem ›Gipfel‹«[141] (Hervorh. D. N.).

Davon hatte die Analysandin allerdings selbst nicht gesprochen; sie hatte davon gesprochen, daß »Er« und nicht »Sie« den Hang runtergegangen sei. Also ist die Transformation des »Er« in eine »Sie« tatsächlich eine (Um-)Deutung des Analytikers. Damit basiert die für die weitere Deutung wesentliche »ausgewählte Tatsache« nicht auf einem »spontanen« Einfall, sondern auf einer (Um-)Deutung. Geht man demgegenüber mit Lacan davon aus, daß analysieren heißt, den »vollen Evokationswert des Sprechens« wiederherzustellen,[142] wäre es die Aussage der Analysandin selbst in ihrer Wörtlichkeit gewesen, deren »Evokationswert« wiederherzustellen gewesen wäre. Nachzufragen, wer dieser »Er« ist, von dem sie gesprochen hatte, hätte bedeutet, die »Resonanz« der Interpretation in den Mittelpunkt zu stellen, und nicht die Reduktion – etwa durch die »Konfiguration« einer Entwöhnungssituation. »Technisch« entspricht dem eine Methode der Deutung, die es sich versagt, über das wörtlich Ausgesagte hinauszugehen; sei es, indem sie diesem etwas hinzufügt, oder aber, indem sie dem Gesagten eine nicht gesagte »Bedeutung« unterlegt – wie etwa in Steiners Verständnis der »Symboldeutung«. Dementsprechend hat J. Dor im Anschluß an Lacan die analytische Deutung als »*citation*« gekennzeichnet, als bloßes »Zitieren«, welches dem Inhalt des Gesagten nichts hinzufügt und demzufolge auch nichts erfindet: »Der Analytiker, der deutet, macht niemals mehr, als nur ein Sagen zu zitieren, das beim Patienten bereits vorhanden ist.«[143]

Im Unterschied zum kleinianischen Verständnis, wonach der »Sinn« bzw. die »Bedeutung« des Gesagten sich unmittelbar aus der analytischen Beziehung selbst – verstanden als Zweierbeziehung – ergeben soll, insistiert Lacan

[141] Steiner, J., a.a.O., S. 65.
[142] Lacan, J., SCH I, S. 138.
[143] Dor, J. (1994), S. 72.

darauf, daß die Bedeutung sich von einem anderen Ort her zuspricht, dem »Ort, an dem sich das Sprechen bildet«[144]. Dieser Ort, den Lacan als den des »Großen Anderen« bezeichnet hat, »bildet den Hort der Signifikanten« (*trésor des signifiants*)[145], der der analytischen Situation strukturell voraus bzw. zugrunde liegt. (Be-)Deutung wäre demnach das, was jenseits aller bewußten Intentionen der Protagonisten durch die Verschiebung der Signifikanten »zwischen« ihnen entsteht. Als »Ort« bezeichnet der »Große Andere« demnach auch keine imaginäre »Geographie der Phantasie«[146], sondern den »Signifikanten als Kategorie«[147], der damit zum Container des Containers wird. Darin besteht, wie auch das Fallbeispiel von Steiner zeigt, ein wesentlicher Unterschied zwischen einer an Klein und einer an Lacan orientierten psychoanalytischen Praxis. Lacans Dialog mit M. Klein und ihrer Schule endet in einer anderen »Ausrichtung der Kur« und in einer von Klein verschiedenen Bestimmung der »Prinzipien ihrer Macht«[148].

Literatur:

Bion, W. R. (1959): Angriffe auf Verbinden. In: Bott-Spillius, E. (Hg.), Melanie Klein heute, Bd. 1. Beiträge zur Theorie. Übers. von E. Vorspohl. München 1990, Verlag Internationale Psychoanalyse, S. 110–129.

ders. (1961): Erfahrungen in Gruppen. Frankfurt/M. 1990, Fischer Taschenbuch.

ders. (1962): Lernen durch Erfahrung. Übers. u. eingel. v. E. Krecji. Frankfurt/M. 1990, Suhrkamp.

ders. (1963): Elemente der Psychoanalyse. Übers. u. eingel. v. E. Krecji. Frankfurt/M. 1992, Suhrkamp.

ders. (1967): Second Thoughts. London, Heinmann.

ders. (1992): Cogitations. London, Karnac.

Bléandonu, G. (1994): Wilfred Bion. His Life And Works 1897–1979. London 1996, Free Association Books.

Britton, R. (1989): The missing link: Parental sexuality in the Oedipus Complex. In: Steiner, J. (Ed.): The Oedipus Complex Today – Clinical Implications. London 1989, Karnac, S. 83–101.

Britton, R. u. Steiner, J.: Interpretation. Ausgewählte Tatsache oder überwertige Idee? In: Junkers, G. (Hg.), Wege zur Deutung im analytischen Prozeß. Denken – Fühlen – Verstehen. Arbeitstagung der Deutschen Psychoanalytischen Vereinigung in Bremen, 19.–22. 5. 1993, Congress Organisation Geber + Reusch, S. 63–80.

[144] Lacan, J., Sem. III, Sitzung vom 13. 6. 1956.
[145] Lacan, J., SCH II, S. 180.
[146] Meltzer, D. (1975), S. 223.
[147] Lacan, J., SCH I, S. 230.
[148] vgl. Lacan, J., SCH I, S. 171–240.

Dor, J. (1994): Clinique psychanalytique. Paris, Éditions Denoël.
Fink, B. (1997): A Clinical Introduction To Lacanian Psychoanalysis. Theory and Technique. Cambridge, Massachusetts, u. London, Harvard University Press.
Frank, C. (1999): Melanie Kleins erste Kinderanalysen. Die Entdeckung des Kindes als Objekt sui generis von Heilen und Forschen. Stuttgart-Bad Cannstatt, problemata, Frommann-Holzboog.
Freud, S. (1905): Drei Abhandlungen zur Sexualtheorie. In: GW V, Frankfurt/M., S. Fischer, S. 27 ff.
ders. (1909): Analyse der Phobie eines fünfjährigen Knaben. In: GW VII, Frankfurt/M., S. Fischer, S. 241 ff.
ders. (1923): Das Ich und das Es. In: GW XIII, Frankfurt/M., S. Fischer, S. 235 ff.
ders. (1926): Hemmung, Symptom und Angst. In: GW XIV, Frankfurt/M., S. Fischer, S. 111 ff.
Gondek, H. D. (1992): Die Angst als »das, was nicht täuscht«. In: Taureck, B. H. F. (Hg.): Psychoanalyse und Philosophie. Lacan in der Diskussion. Frankfurt/M., Fischer Taschenbuch, S. 107–138.
Hinshelwood, R. D. (1993; 1989; 1991): Wörterbuch der Kleinianischen Psychoanalyse. Stuttgart, Verlag Internationale Psychoanalyse.
King, P. u. Steiner, R. (Hg.) (1991): The Freud-Klein Controversies 1941–1945. London, Routledge.
Klein, M. (1995): Frühstadien des Ödipuskomplexes. In: Gesammelte Schriften, Bd. I, Teil 1, hrsg. v. Ruth Cycon unter Mitarbeit v. H. Erb. Stuttgart-Bad Cannstatt, Frommann-Holzboog, S. 287–305.
Klein, M. (1930): »Die Bedeutung der Symbolbildung für die Ichentwicklung.« In: Klein, M., Gesammelte Schriften, Bd. I, Teil 1, a.a.O., S. 347–162.
dies. (1932): Die Psychoanalyse des Kindes. München 1971, E. Reinhard Verlag.
dies. (1935): Beitrag zur Psychogenese der manisch-depressiven Zustände. In: Gesammelte Schriften, Bd. I, Teil 2, hrsg. v. Ruth Cycon unter Mitarbeit v. H. Erb. Stuttgart-Bad Cannstatt 1995, Frommann-Holzboog, S. 29–75.
dies. (1940): Die Trauer und ihre Beziehung zu den manisch depressiven Zuständen. In: Gesammelte Schriften, Bd. I, Teil 2, hrsg. v. Ruth Cycon unter Mitarbeit v. H. Erb. Stuttgart-Bad Cannstatt 1995, Frommann-Holzboog, S. 159–199.
dies. (1946): Notes on Some Schizoid Mechanisms. In: Klein, M., Envy And Gratitude and other works 1946–1963. London 1988, virago press, S. 1–25.
dies. (1948): On the Theory of Anxiety and Guilt. In: Klein, M., 1988, S. 25–43.
dies. (1952): Some Theoretical Conclusions Regarding the Emotional Life of the Infant. In: Klein, M., 1988, S. 61–94.
dies. (1955): The Psycho-Analytic Play Technique: Its History and Significance. In: Klein, M., 1988, S. 122–141.
dies. (1959): Our Adult World and its Roots in Infancy. In: Klein, M., 1988, S. 122–141, 247–263.
dies. (1963): On The Sense Of Loneliness. In: Klein, M., 1988, S. 122–141.
Lacan, J. (1938): Die Familie. In: Schriften III, S. 39–78. Berlin 1986, Quadriga.
ders. (1949): Das Spiegelstadium als Bildnerin der Ichfunktion, wie sie uns in der psychoanalytischen Erfahrung erscheint. In: Schriften I, S. 61–71, Olten 1973, Walter.
ders. (1953): Funktion und Feld des Sprechens und der Sprache in der Psychoanalyse. In: Schriften I, a.a.O., S. 71–169.
ders. (1958): Die Bedeutung des Phallus. In: Schriften II, S. 119–133. Olten 1975, Walter.

ders. (1960): Subversion des Subjekts und Dialektik des Begehrens im Freudschen Unbewußten. In: Schriften II, S. 165–204.

ders. (1975): Das Seminar, Buch I, Freuds Technische Schriften (1953–1954). Textherstellung durch J.-A. Miller. Übers. v. W. Hamacher. Olten 1978, Walter.

ders. (1978): Das Seminar, Buch II, Das Ich in der Theorie Freuds und die Technik der Psychoanalyse (1954–1955). Textherstellung durch J.-A. Miller. Übers. v. H.-J. Metzger. Olten 1980, Walter.

ders. (1981): Das Seminar, Buch III, Les psychoses (1955–1965). Paris, Seuil. Deutsch: Die Psychosen, übers. v. M. Thurnheim. Weinheim/Berlin 1997, Quadriga.

ders. (1994): Das Seminar, Buch IV, La relation d'objet et les structures freudiennes (1956–1957). Paris, Seuil.

Laplanche, J. (1968): Die Allgemeine Verführungstheorie. Tübingen 1988, edition diskord.

ders. (1987): New Foundations for Psychoanalysis. London 1989, Basil Blackwell Ltd.

ders. (1992): Die unvollendete kopernikanische Revolution in der Psychoanalyse. Frankfurt/M. 1999, Fischer Taschenbuch.

Mathelin, C. (1994): The Broken Piano. Lacanian Psychotherapy With Children. New York 1999, The other Press.

Meltzer, D. et al. (1975): Explorations in Autism. A Psycho-Analytical Study. Perthshire, Clunie Press.

Meltzer, D. (1988): The Apprehension Of Beauty. The Role Of Aesthetic Conflict. In: Development, Art and Violence. Perthshire, Clunie Press.

Nasio, J.-D. (1988): Enseignement des 7 concepts cruciaux de la psychanalyse. Paris 1992, Petite Bibliothèque Payot.

Ogden, Th. H. (1986): The Matrix of the Mind. Object Relations and the Psychoanalytic Dialogue. Northvale, New Jersey, London, Jason Aronson.

ders. (1994): Subjects of Analysis. London Karnac.

Pontalis, J.-B. (1998): Zusammenfassende Wiedergabe der Seminare IV–VI von Jacques Lacan. RISS-Extra 3. Aus dem Französischen v. J. Drobning, unter Mitarbeit v. H. Naumann u. M. Kleiner. Mit einem Vorwort v. H.-D. Gondek. Hg. v. H.-D. Gondek u. P. Widmer. Zürich, RISS-Verlag.

Roudinesco, E. (1993): Jacques Lacan. Bericht über ein Leben. Geschichte eines Denksystems. Aus dem Französischen v. H. D. Gondek. Köln 1996, Kiepenheuer & Witsch.

Schoenhals, H. (1993): Triangulärer Raum und Symbolisierung. In: Gutwinski, J. u. Rotmann, M. (Hg.), »Die klugen Sinne pflegend«. Psychoanalytische und kulturkritische Beiträge. Hermann Beland zu Ehren. Tübingen, edition diskord, S. 191–208.

Segal, H. (1957): Bemerkungen zur Symbolbildung. In: Bott-Spillius, E. (Hg.), Melanie Klein heute, Bd. 1. Beiträge zur Theorie. Übers. v. E. Vorspohl. München 1990, Verlag Internationale Psychoanalyse, S. 202–224.

dies. (1964; 1973): Melanie Klein. Eine Einführung in ihr Werk. Frankfurt/M. 1983, Fischer Taschenbuch.

dies. (1987): New Introduction. In: Klein, M., Envy And Gratitude and other works 1946–1963. London 1988, virago press, S. vii–xi.

dies. (1999): Ödipuskomplex und Symbolisierung. In: Weiß, H. (Hg.), Ödipuskomplex und Symbolbildung. Ihre Bedeutung bei Borderline-Zuständen und frühen Störungen. Hanna Segal zu Ehren. Tübingen, edition diskord, S. 48–62.

Steiner, J. (Ed.) (1989): The Oedipus Complex Today – Clinical Implications. London, Karnac, S. 83–101.

Achim Perner

Zum Problem der Angst in der analytischen Theorie

I

Neben der Liebe, der Schuld und dem Haß gehört die Angst zu den basalen menschlichen Affekten, die unser Tun und Lassen treiben und deren Herkunft im Dunkeln liegt. In der alltäglichen Erfahrung werden sie von bestimmten Objekten hervorgerufen, in denen wir ihre Ursache zu erkennen glauben: So scheint uns die Liebe von den geliebten und die Angst von den bedrohlichen Objekten geweckt zu werden. Die Klinik der Angst scheint die Struktur der alltäglichen Erfahrung zu bestätigen, wenn etwa Freud die zunächst unerklärliche Pferdephobie des »Kleinen Hans« auf dessen Angst vor seinem Vater zurückführte. Vielleicht hatte auch Aristoteles solche unerklärlichen Ängste im Sinn, als er schrieb:

> »Auch wenn nichts Furchterregendes geschieht, geraten Menschen doch in Affekte dessen, der sich fürchtet.«[1]

Aristoteles sah in dieser Beobachtung ein Argument für seine Behauptung, daß »alle Affekte der Seele mit dem Körper verbunden« sind. Andererseits kann die Seele aber nicht dasselbe wie der Körper sein, denn die Seele ist das Prinzip der tierischen Lebewesen, d. h. das, wodurch sich das Lebendige vom Unbelebten unterscheidet. Die Affekte (*pathe*) sind in der aristotelischen Theorie zugleich psychische und körperliche Phänomene; Aristoteles definierte sie als »begriffliche Verhältnisse (logoi) an der Materie«[2] oder, in einer anderslautenden Übersetzung, als »materiegebundene Begriffe«[3]. So verbindet z. B. der Affekt des Zorns das psychische »Streben nach Wiedervergeltung des Schmerzes« mit dem somatischen »Sieden des Blutes, das ums Herz fließt«[4]. Während der idealistische Dialektiker nur die Vorstellungen und Gedanken der Affekte erfaßt und der materialistische Naturforscher nur ihre

1 Aristoteles (1995): Über die Seele, übers. v. Horst Seidl, Hamburg, Meiner, S. 9.
2 ebd.
3 Aristoteles (1983): Von der Seele, übers. v. Olaf Gigon, in ders.: Vom Himmel, Von der Seele, Von der Dichtkunst, München, dtv, S. 260.
4 Aristoteles (1995), S. 11.

körperlichen Erscheinungen beschreibt, besteht, so argumentiert Aristoteles, der Affekt in Wirklichkeit doch gerade aus beidem, aus einer seelischen Regung und einer körperlichen Reaktion, wobei die Gewichtung zwischen beiden ganz unterschiedlich ausfallen kann. Aristoteles siedelte die Affekte somit an der gleichen Stelle an, wie später Freud die Triebe: an der Grenze zwischen dem Psychischen und dem Somatischen. Auch Aristoteles, dessen empirische Wissenschaft in enger Tuchfühlung mit der alltäglichen Erfahrung blieb, ging davon aus, daß die Affekte von bestimmten Objekten verursacht werden.

Aber ganz so einfach liegen die Verhältnisse für den Psychoanalytiker nicht. Freud erkannte in der Pferdephobie des »Kleinen Hans« einen Schutzbau gegen die Kastrationsangst, die für Hans wirklich von seinem Vater ausging. Für Freud verbarg sich dahinter aber Hansens auf die Mutter gerichtete Libido, die nach der Verdrängung nicht konvertiert, sondern als Angst frei wurde:

> »Die Tatsache ist die des Umschlags der sexuellen Erregung in die Angst.«[5]

Freud glaubte, daß er mit dieser Formel das Geheimnis der Angst gelöst hätte: Die Angst ist entbundene Libido, das Resultat der Verdrängung einer libidinös besetzten Vorstellung. Die Angst entsteht dann aus einem Objektverlust. Sie ist zunächst objektlos und muß sich dann ein Objekt suchen, an das sie sich heften kann, um so das verlorene Liebesobjekt durch ein Angstobjekt zu ersetzen. Die Ursache der Angst ist dann nicht im Objekt (dem Vater oder den Pferden), sondern im Subjekt zu suchen. Vor dem Hintergrund der analytischen Erkenntnis muß dann der alltägliche Versuch, die Ursache der Angst im Objekt dingfest zu machen, als eine rationalisierende Projektion verstanden werden, die dazu dient, uns vor den Ängsten zu schützen, die uns aus unserem Inneren bedrohen. Es kann sogar vorkommen, daß diese Projektion nicht nur die Ursache der Angst, sondern die Angst selbst betrifft.

So hat der zehnjährige Peter, der an sehr starken Ängsten leidet, eine Reihe phobischer Objekte im häuslichen Alltag gefunden, in deren Nähe er sich ohne den Schutz eines Erwachsenen nicht wagt, weil für ihn »die Ängste«, die er wie etwas Dingliches erlebt, in diesen Objekten verborgen sind. Nach der Erinnerung seiner Eltern begann die Angst, deren Abwehr (Phobien,

[5] Freud, S. (1900): Analyse der Phobie eines fünfjährigen Knaben, StA Bd. VIII, S. 102.

Zwänge, Tics und Riten) in der Folgezeit immer weiter um sich griff und allmählich das gesamte Familienleben beherrschte, als Peter etwa dreieinhalb Jahre alt war: Damals hatte der Vater im ehelichen Schlafzimmer einen neuen Schrank aufgebaut und dabei eine »Bohrmaschine« verwendet, die Peter in Panik versetzte. Seither hat Peter ein zwiespältiges Verhältnis zu »Geräten« aller Art: Er fürchtet sie, z. B. Staubsauger oder Waschmaschinen, vor allem wenn sie in Gang sind, aber er liebt ihre »Schläuche« und fragt jeden Menschen, den er trifft, ob er »ein kaputtes Gerät« für ihn habe. Die frühödipale Szenerie scheint klar: Schlafzimmer, Vater, Schrank, Bohrmaschine, kaputtes Gerät. Aber genügt diese doch nicht so ungewöhnliche Begebenheit, um eine so dramatisch verlaufende Angstentwicklung in Gang zu setzen? Es fällt jedenfalls schwer, die Entwicklung von Peters Angst mit der ödipalen Verdrängung zu erklären, die eher das auslösende als das verursachende Moment gewesen zu sein scheint.

Die Geschichte eines anderen Jungen kann uns helfen, unsere Frage zu konkretisieren. Ich habe Paul im Alter von fünf Jahren kennengelernt, weil die Situation im Kindergarten immer schwieriger wurde. Er hatte große Probleme, sich von seiner Mutter zu verabschieden, versicherte sich immer wieder, daß sie ihn zu einer bestimmten Zeit abholen würde und war untröstlich bekümmert, wenn statt ihrer sein »Papa« kam, der zwar nicht sein leiblicher Vater war, den er aber seit seinem dritten Lebensjahr kannte. Er konnte weder daheim noch im Kindergarten allein sein und brauchte unablässig die ungeteilte Aufmerksamkeit eines Erwachsenen, der sich ganz auf ihn einlassen mußte. Aber auch dann konnte er bei keinem Spiel und keiner Beschäftigung länger als ein paar Minuten verweilen. Er wechselte ruhelos von einer Beschäftigung zur andern und wurde zuerst wütend, dann verzweifelt, wenn seine Mutter oder die Kindergärtnerin ihm dabei nicht folgen wollten. Jedem Versuch, mit ihm zu sprechen, wich er ängstlich aus. Selbst auf so harmlose Fragen wie die, was er gestern gemacht oder gegessen habe, wollte er keine Antwort geben. Seine gesamte Entwicklung war vom Vermeiden einer starken Angst geprägt, genauer: von einer panischen Angst vor der Angst, die ihn sofort überkam, wenn er seine Umwelt nicht aktiv beschäftigen und damit kontrollieren konnte. Am ausgeprägtesten war seine Angst vor »Männern«, die von einer traumatisierenden Erfahrung herrührte. Als Paul zwei Jahre alt war, machte seine drogenabhängige Mutter einen mehrwöchigen stationären Entzug, zu dem sie sich seinetwegen entschlossen hatte. Der ebenfalls drogenabhängige Vater, den sie kurz vor der Geburt geheiratet hatte, sollte sich in dieser Zeit um das Kind kümmern. Tatsächlich ist er aber mit Paul in einer anderen Stadt verschwunden, in der er mit anderen drogenabhängigen Männern in einem Abbruchhaus lebte. Als die Mutter ihn nach einigen Monaten wiederfand und zu sich holte, traf sie ein vollkommen verängstigtes Kind an, dessen Entwicklung stark zurückgegangen war.

Die Entwicklung dieser Angst kann sicher nicht auf den Umschlag verdrängter ödipaler Libido zurückgeführt werden. Man wird ihre Ursache eher in dem traumatisierenden Verlust der Mutter zu sehen haben, die ihm sein drogenabhängiger Vater nicht ersetzen konnte. Das angstauslösende Moment war also der Verlust der Mutter. Diese Auskunft ist natürlich weder neu noch ungewöhnlich, denn jeder, der mit kleinen Kindern Umgang hat, weiß, daß die zu lange Abwesenheit der Mutter ihnen Angst macht. Es stellt sich aber doch die Frage, wann und warum dieser Verlust Angst und nicht Trauer, Schmerz oder Wut evoziert.

II

Auf dieses Problem ist auch Freud gestoßen, als er sich 1926 zu einer Revision seiner ersten Angsttheorie genötigt sah, zu der das Buch von Rank über *Das Trauma der Geburt* den Anstoß gegeben hatte, das 1924 erschienen war. Noch 1920 hatte Freud die Behauptung, daß »die neurotische Angst aus der Libido entsteht, ein Umwandlungsprodukt derselben darstellt«, für »eines der bedeutsamsten Resultate der psychoanalytischen Forschung« gehalten.[6] Dreizehn Jahre später schrieb er dagegen über die Angstneurose:

> »Daß es die Libido selbst ist, die dabei in Angst verwandelt wird, werden wir nicht mehr behaupten.«[7]

Woher rührt dann aber die Angst? In *Hemmung, Symptom und Angst* versucht Freud, auf diese Frage eine Antwort zu geben. Er kommt dort in einer kritischen Nachbetrachtung der Analysen des »Wolfsmanns« und des »Kleinen Hans« zu der Erkenntnis, daß in beiden Fällen die Kastrationsangst nicht, wie er ursprünglich dachte, die Folge, sondern »der Motor der Ver-

6 Freud, S. (1905a): Drei Abhandlungen zur Sexualtheorie, Zusatz von 1920, StA Bd. V, S. 128, FN 1.

7 Freud, S. (1933): Vorlesungen zur Einführung in die Psychoanalyse, Neue Folge, StA Bd. I, S. 528.

drängung« war.[8] In für ihn sehr nachdrücklichen Worten weist Freud seine erste Angsttheorie nun zurück:

> »(...) der Angstaffekt der Phobie, der ihr Wesen ausmacht, kommt nicht aus dem Verdrängungsvorgang, nicht aus den libidinösen Besetzungen der verdrängten Regungen, sondern aus dem Verdrängenden selbst; die Angst der Tierphobie ist die unverwandelte Kastrationsangst, also eine Realangst, Angst vor einer wirklich drohenden oder als real beurteilten Gefahr. Hier macht die Angst die Verdrängung, nicht, wie ich früher gemeint habe, die Verdrängung die Angst. (...)«
> »Die Untersuchung der Phobien, die vor allem berufen sein sollte, diesen Satz zu erweisen, bestätigt ihn also nicht, sie scheint ihm vielmehr direkt zu widersprechen. (...) Immer ist dabei die Angsteinstellung des Ichs das Primäre und der Antrieb zur Verdrängung. Niemals geht die Angst aus verdrängter Libido hervor.«[9]

Diese Formulierungen werfen zwei Probleme auf: Zum einen fällt es nicht ganz leicht, Freuds Einschätzung der Kastrationsangst als Realangst zu folgen. Man wird ja die Kastrationsdrohung nur in den seltensten Fällen als eine wirkliche Gefahr ansehen können; zumeist handelt es sich dabei um ein Phantasma, das sich beim Knaben in der ödipalen Phase beim Anblick des weiblichen Genitales bildet. Man kann aber der Lesart von Lacan folgend in der Realangst an dieser Stelle nicht mehr das Gegenteil der neurotischen Angst verstehen, sondern im Unterschied zur Angst vor äußeren Gefahren die wirklich reale Angst, die Angst als das Reale, als eine Gegebenheit der psychischen Realität, die sich zwar an Symbole heften, aber nicht symbolisiert werden kann. Diese Angst rührt von der sich wiederholenden Erfahrung des Verlusts eines ursprünglichen Objekts her, das Lacan als *Objekt a* bezeichnet. Darauf werde ich unten wieder zurückkommen. Und zum anderen bildet sich dieses Phantasma in der Regel eben nur beim Knaben. Woher könnte dann die Angst des Mädchens rühren, das Freuds Theorie zufolge ja nicht der Kastrationsangst, sondern dem Penisneid verfällt?

Freud hat diese Problematik selbst gesehen, aber erst an einer späteren Stelle aufgegriffen, denn seine neue Sicht der Kastrationsangst stellt nicht das abschließende Resultat seiner Überlegungen dar; sie bildet eher den Schlußpunkt einer kritischen Problematik der Angst, die Freud in den ersten Ab-

[8] Freud, S. (1926): Hemmung, Symptom und Angst, StA Bd. VI, S. 252.
[9] ebd.

schnitten seiner Arbeit umreißt, um in den folgenden eine Lösung anzudeuten, die viele Fragen offenläßt. Es ist nicht ganz einfach, dem Zusammenhang von Freuds Gedanken zu folgen. Der Text wirkt, obwohl die einzelnen Abschnitte klar und nachvollziehbar geschrieben sind, im ganzen doch ungewöhnlich gewunden. Das mag daran liegen, daß das Buch von Rank unter den Mitgliedern des *Geheimen Komitees* damals sehr hohe Wellen schlug; Abraham sah daran »Anzeichen einer unheilvollen Entwicklung, bei der es sich um Lebensfragen der Psychoanalyse handelt«[10]. Tatsächlich ist das Komitee an dieser Auseinandersetzung zerbrochen. Freud, der das verhindern wollte, hatte in einem langen Brief an die Mitglieder des Komitees zu dem Buch von Rank Stellung genommen, das er für »sehr bedeutungsvoll« hielt und das ihm »viel zu denken« gab.

Rank hatte die Ursache der Angst auf das Trauma der Geburt zurückgeführt und darin den Quellpunkt aller Neurosen gesehen.[11] Diese Behauptung, der Freud kritisch, aber nicht grundsätzlich ablehnend gegenüberstand, stellte die Bedeutung des Ödipuskomplexes und damit den theoretischen Kern der Psychoanalyse in Frage. Die entscheidende Frage betrifft dabei die psychische Instanz der Verdrängung, ökonomisch gesprochen: die Dynamik der Hemmung des Triebs. Auf diese Frage spitzt Freud in seinem Brief die Auseinandersetzung zu:

> »Der phantastischen Rückkehr in den Mutterleib setzen sich Hindernisse entgegen, welche Angst hervorrufen, die Inzestschranke, woher stammt nun die? Ihr Vertreter ist offenbar der Vater, die Realität, die Autorität, welche den Inzest nicht gestatten. Warum haben diese die Inzestschranke aufgerichtet? Meine Erklärung war eine historisch soziale, phylogenetische. Ich leitete die Inzestschranke ab von der Urgeschichte der menschlichen Familie und sah so in dem aktuellen Vater das wirkliche Hindernis, welches die Inzestschranke auch in dem neuen Individuum aufrichtet. Hier weicht Rank von mir ab. Er weigert sich, auf die Phylogenese einzugehen und läßt die Angst, welche dem Inzest widerstrebt, direkt die Geburtsangst wiederholen, so daß die neurotische Regression in sich selbst durch die Natur des Geburtsvorganges gehemmt wäre. Diese Geburtsangst würde zwar auf den Vater übertragen, aber er wäre nur ein Vorwand für sie. Im Grunde sollte die Einstellung zum mütterlichen Leib oder Genitale von vornherein eine ambivalente sein. Dies der Widerspruch. Ich finde es sehr schwer, mich hier zu entscheiden.«[12]

[10] Freud, S. und Abraham, K. (1965): Briefe, Frankfurt/M., S. Fischer, S. 324.

[11] Rank, O. (1998): Das Trauma der Geburt, Gießen, Psychosozial-Verlag.

[12] Freud, S. und Abraham, K. (1965), S. 323.

In *Hemmung, Symptom und Angst* versuchte Freud, Ranks Theorie der Angst mit seiner eigenen zu verbinden. Er konzidiert Rank, daß es schon vor der Kastrationsdrohung zur Angstbildung kommen kann, und führt in einer allerdings sehr vorsichtigen Formulierung die präödipale Angst wie Rank auf den Geburtsvorgang zurück, der nun das historische Vorbild der späteren Angstzustände wird:

> »Beim Menschen und ihm verwandten Geschöpfen scheint der Geburtsakt als das erste individuelle Angsterlebnis dem Ausdruck des Angstaffekts charakteristische Züge verliehen zu haben.«[13]

Die Entwicklung der späteren Angstzustände ist dann keine spontane Produktion mehr, bei der verdrängte Libido in Angst verwandelt wird, sondern eine Reproduktion dieser ersten Angst:

> »(...) die Angst wird bei der Verdrängung nicht neu erzeugt, sondern als Affektzustand nach einem vorhandenen Erinnerungsbild reproduziert. Mit der Frage nach der Herkunft dieser Angst – wie der Affekte überhaupt – verlassen wir aber den unbestritten psychologischen Boden und betreten das Grenzgebiet der Physiologie. Die Affektzustände sind dem Seelenleben als Niederschläge uralter traumatischer Erlebnisse einverleibt und werden in ähnlichen Situationen wie Erinnerungssymbole wachgerufen.«[14]

Wenn Freud die Affekte nun als »Erinnerungssymbole« begreift, um ein paar Zeilen weiter sogar von »Affektsymbolen« zu sprechen, dann erinnern diese Formulierungen an die oben erwähnte Theorie von Aristoteles, der die Affekte als »materiegebundene Begriffe« definiert hatte. Die Angst bekommt in Freuds Theorie nun die Funktion eines Zeichens, eines Signifikanten, wie Lacan präzisieren würde, das im Physiologischen wurzelt. Die Angst ist damit wie der Trieb an der Grenze zwischen dem Psychischen und dem Somatischen angesiedelt; sie stellt, wie schon Aristoteles dachte, eine Verbindung zwischen der Seele und dem Körper dar. Im Unterschied zu Aristoteles bleibt Freud aber nicht bei dieser definitorischen Erkenntnis stehen; er fragt nicht nach dem Sein, sondern nach dem Geworden-Sein der Angst.

Seine weiterführenden Gedanken knüpfen an der Beobachtung an, daß die Angst »in erster Linie etwas Empfundenes« ist.[15] Die psychische Emp-

[13] Freud, S. (1926), S. 239.
[14] ebd.
[15] ebd. S. 273.

findung der Angst ist durch ihren »Unlustcharakter« gekennzeichnet, d. h. durch das Bestreben, sie zu vermeiden. Diesen Aspekt hatte schon Spinoza bemerkt, der die Angst als die Begierde definierte, »ein größeres Übel, das wir fürchten, durch ein kleineres zu vermeiden«[16]. Auf der somatischen Ebene des Empfundenen hebt Freud an der Angst die Sensationen an den Atmungsorganen und am Herz hervor, in denen er »motorische Innervationen, also Abfuhrvorgänge« sieht. Während die Angst mit bestimmten anderen Affekten wie der Trauer oder dem Schmerz den psychischen Unlustcharakter teilt, stellt die physiologische Dimension ihr Spezifikum dar:

> »Die Angst ist also ein besonderer Unlustzustand mit Abfuhrreaktionen auf bestimmten Bahnen. Nach unseren allgemeinen Anschauungen werden wir glauben, daß der Angst eine Steigerung der Erregung zugrunde liegt, die einerseits den Unlustcharakter schafft, andererseits sie durch die genannten Abfuhren erleichtert.«[17]

Aus dieser physiologischen Analyse der Angst, die in vielen Zügen seiner Analyse der sexuellen Erregung gleicht, zieht Freud den Schluß, daß die Angst

> »die Reproduktion eines Erlebnisses ist, das die Bedingungen einer solchen Reizsteigerung und der Abfuhr auf bestimme Bahnen enthielt. (...) Als solches vorbildliches Erlebnis bietet sich für uns Menschen die Geburt, und darum sind wir geneigt, im Angstzustand eine Reproduktion des Geburtstraumas zu sehen.«[18]

Die Angst zeigt sich – und das ist, wie Freud hervorhebt, der Kern seiner neuen Angstheorie – als Reaktion auf einen Zustand der Gefahr.[19] Damit ist aber nur der Angstzustand selbst erfaßt, der als ein psycho-somatisches Zeichen von den Bedingungen und Anlässen unterschieden werden muß, unter denen er später wieder erscheint. Genau dies ist der Punkt, an dem Freuds Theorie sich von Ranks unterscheidet, denn Rank faßt die Angst nicht als Zeichen, sondern als Phänomen auf. Nach Ranks Theorie stellt sich die unerledigte Angst des Geburtstraumas auf dem Wege der Erinnerung bei allen sich dafür bietenden Gelegenheiten wieder ein, so daß sich etwa die Kind-

16 Spinoza, B. (1909): Die Ethik, Leipzig, Kröner, S. 165.
17 Freud, S. (1926), S. 274.
18 ebd. S. 274.
19 ebd. S. 275 f.

heitsphobien durch die assoziative Verknüpfung bestimmter Wahrnehmungen mit den Erinnerungen an den Geburtsvorgang bilden.[20] Rank sagt ausdrücklich, daß es sich »bei der ganzen Neurosenbildung (...) um wirklich reproduzierte Reminiszenzen an die Geburt bzw. ihr lustvolles Vorstadium handelt«[21]. Freud hält dieser Auffassung die Behauptung entgegen, »daß die frühesten Kindheitsphobien eine direkte Rückführung auf den Eindruck des Geburtsaktes nicht zulassen«; er konzidiert aber, daß »eine gewisse Angstbereitschaft des Säuglings unverkennbar« sei.[22] Diese präödipale Angstneigung, die seine erste Angsttheorie nicht erklären konnte, ist das Phänomen, für das Freud eine theoretische Erklärung finden mußte, die – im Unterschied zur Theorie von Rank – mit den grundlegenden Konzepten der analytischen Theorie vereinbar war.

Gegen Ranks Theorie führt er drei Argumente an: Sie beruhe auf der unwahrscheinlichen Annahme, daß ein Kind visuelle Eindrücke vom Geburtsvorgang empfangen hat; sie schwanke beliebig zwischen dem Glück der intrauterinen Existenz und dem traumatischen Geburtserlebnis, und schließlich gebe es bestimmte Erscheinungsformen kindlicher Angst, wie etwa der Angst vor der Dunkelheit, die sich nicht in Ranks Theorie einordnen ließen.[23] Am letzten Einwand setzt Freuds eigene Ausarbeitung an.

Die typischen Angstsituationen, die bei kleinen Kindern noch vor der Kastrationsangst in Erscheinung treten, sind die Angst vor dem Alleinsein, die Angst vor der Dunkelheit und die Angst vor fremden Personen, die es anstelle der Mutter vorfindet. Das gemeinsame Moment dieser angstauslösenden Situationen ist »das Vermissen der geliebten (ersehnten) Person«. Diese Bedingung erlaubt es aber, einen Zusammenhang mit der Geburtsangst und der Kastrationsangst zu erkennen:

> »Die Angst erscheint so als Reaktion auf das Vermissen des Objekts, und es drängen sich uns Analogien auf, daß auch die Kastrationsangst die Trennung von einem hochgeschätzten Objekt zum Inhalt hat und daß die ursprüngliche Angst (die »*Urangst*« der Geburt) bei der Trennung von der Mutter entstand.«[24]

[20] Rank, O. (1998), S. 14 ff., S. 48 ff.
[21] ebd. S. 46.
[22] Freud, S. (1926), S. 277; vgl. Rank, O. (1998), S. 25.
[23] Freud (1926), S. 276.
[24] ebd. S. 277.

Die drei prototypischen Formen der infantilen Angst zeigen sich in diesem Licht als unterschiedliche Spielarten der Trennungsangst. Die Kastrationsangst wird, so Freud, »durch regelmäßig wiederholte Objektverluste (...) vorbereitet«[25], und auch die beiden folgenden Formen, die Freud erwähnt, die Gewissens- und die Todesangst, lassen sich leicht unter diesem Aspekt begreifen. Man könnte dann versucht sein, in dieser Abfolge ein Kontinuum im Sinne einer Entwicklungsreihe zu sehen. Aber das wäre eben Ranks und nicht Freuds Theorie. Freud bringt hier die Beobachtung ins Spiel, daß die Angst, die wir empfinden, in der Regel die Angst vor etwas ist, das noch gar nicht eingetreten ist. Diese Angst stellt darum keine situative Reaktion dar, sie ist ein warnendes Signal. Diese Beobachtung erlaubt es ihm, zwischen der vorwegnehmenden »Signalangst« und der reaktiven »automatischen Angst« zu unterscheiden, eine Unterscheidung, die die frühere zwischen Realangst und neurotischer Angst ersetzt und die Grundlage seiner ersten Angsttheorie bildet. Freud beschreibt diesen Unterschied durch eine präzise phänomenologische Analyse. Ihr gemeinsames Moment ist die »infantile Hilflosigkeit« angesichts einer »anwachsenden Bedürfnisspannung«, d. h. die »Situation der Unbefriedigung, in der Reizgrößen eine unlustvolle Höhe erreichen«[26]. Die automatische Angst, deren Prototyp im Sinne einer »Urangst« die Geburtsangst darstellt,[27] ist die adäquate biologische Reaktion auf eine Gefahr; die Signalangst benutzt diese Reaktion als ein warnendes Zeichen, das vom Ich ausgeht. Bei der »Urangst« der Geburt, die eine objektive Lebensgefahr darstellt, erfüllt die Innervation der Atmungsorgane und des Herzschlags eine biologische Funktion: Sie setzen die Tätigkeit der Atmungsorgane in Gang und beugen der Vergiftung des Blutes vor.[28] Diese Angst hat noch keinen psychischen Inhalt, die Geburt stellt für den Säugling keine Trennung dar, weil er noch kein Objekt haben kann: Der Fötus kann, so Freud,

> »nichts anderes bemerken als eine großartige Störung in der Ökonomie seiner narzißtischen Libido. Große Erregungssummen dringen zu ihm, erzeugen neuartige Unlustempfindungen, manche Organe erzwingen sich höhere Besetzungen, was wie ein Vorspiel der bald beginnenden Objektbesetzung ist.«[29]

[25] ebd. S. 272.
[26] ebd. S. 278.
[27] ebd. S. 277.
[28] ebd. S. 275.
[29] ebd. S. 276.

Bei den später auftretenden Angstsituationen reproduziert sich diese somatische Innervation, deren biologische »Zweckmäßigkeit« nun aber entfällt.[30] Die somatische Angstreaktion hat damit einen entscheidenden Funktionswandel erfahren:

> »Diese Wandlung bedeutet einen ersten großen Fortschritt in der Fürsorge für die Selbsterhaltung, sie schließt gleichzeitig den Übergang von der automatisch ungewollten Neuentstehung der Angst zur beabsichtigten Reproduktion der Gefahr als Signal ein.«[31]

Auf der Ebene der somatischen Reaktion handelt es sich bei den später auftretenden Ängsten um dasselbe Phänomen wie bei der Geburtsangst. Darin stimmt Freud Rank zu. Aber nun tritt erst die psychische Funktion hinzu, die dieses Phänomen als ein warnendes Signal benutzt:

> »Mit der Erfahrung, daß ein äußeres, durch Wahrnehmung erfahrbares Subjekt der an die Geburt mahnenden gefährlichen Situation ein Ende machen kann, verschiebt sich nun der Inhalt der Gefahr von der ökonomischen Situation auf seine Bedingung, den Objektverlust. Das Vermissen der Mutter wird nun die Gefahr, bei deren Eintritt der Säugling das Angstsignal gibt, noch ehe die gefürchtete Situation eingetreten ist.«[32]

Eine gefürchtete Situation kann qua definitionem nur vom Ich wahrgenommen werden, so daß auch in der neuen Theorie der Satz seine Geltung behält, daß das Ich die »eigentliche Angststätte« ist.[33] Dieser Satz erfährt aber eine gewisse Einschränkung, denn er soll nur bei den Psychoneurosen gelten; bei den Aktualneurosen, deren Ursache nicht in der Kindheit, sondern in der Gegenwart zu suchen ist, wiederholt sich dagegen eine dem Geburtstrauma analoge Situation, in der es zu einer automatischen Angstreaktion nach dem Vorbild der Geburtsangst kommt.[34]

In beiden Fällen handelt es sich aber nicht um eine Wiederholung der unverarbeiteten Geburtsangst, wie Rank behauptete, sondern um neue Angstsituationen, in denen die Angst als automatische Reaktion oder als warnendes Signal nach dem Muster der Geburtsangst neu produziert wird. Sie ist

[30] ebd. S. 275.
[31] ebd. S. 279.
[32] ebd. S. 278.
[33] ebd. S. 280.
[34] ebd. S. 281.

dann nicht als ein regressives Phänomen zu verstehen, das nur im Wiedererleben der Geburtsangst aufgelöst werden kann, sondern als die adäquate Reaktion auf spezifische Angstsituationen.

III

Freud hatte das gemeinsame Moment der unterschiedlichen Angstsituationen im Objektverlust gesehen. Im Fall von Paul, den ich oben erwähnt habe, leuchtet diese These ein, die Entwicklung seiner traumatischen Angstneurose begann, als er im Alter von zwei Jahren von seiner Mutter getrennt wurde. Anders ist es aber bei Peter, der nicht von seiner Mutter getrennt war, als seine Angstentwicklung begann. Nach seiner Aufnahme im Therapeutischen Heim[35], die eine Trennung von seinen Eltern war, zeigte er weder Schmerz noch Trauer. Er schien eher erleichtert als bekümmert zu sein und benahm sich so, als wäre er schon immer dort gewesen. Auch das Verhalten seiner Mutter, die sich wenige Wochen später vom Vater trennte, ließ wenig Sorge erkennen. Sie ließ oft wochenlang nichts von sich hören, hielt die vereinbarten telefonischen Kontakte nicht ein, und die immer wieder versprochenen Päckchen kamen nie an. Man könnte sagen, sie ließ ihren Sohn fallen wie eine heiße Kartoffel. Peter hat nach kurzer Zeit begonnen, ein extremes Strafbedürfnis an den Tag zu legen, dem entweder die von einem glückseligen Lächeln begleitete Phantasie vorangeht, die Mutter zu töten, oder das wohlverdiente Lob, etwas besonders gut gemacht zu haben. Das regelmäßig darauf folgende Strafbedürfnis äußert sich zunächst in kleinen, eher symbolischen Überschreitungen, die solange gesteigert werden, bis es zur Androhung einer Strafe kommt, die seinem Vergehen angemessen wäre. Mit unnachgiebiger Insistenz fordert Peter dann diese Strafen in einem Ausmaß ein, das seinen mörderischen Phantasien entspricht. Er wolle *nie mehr* essen, *nie mehr* sitzen usf., d. h., er verurteilt sich zu jenem »Lebenslänglich«, mit dem das Gesetz vorsätzlichen Mord bestraft. Wenn ihm nachgegeben wird (»Na gut, dann setzt du dich eben nie wieder hin«), verfällt er umgehend in die Panik eines Kindes, das ernsthaft glaubt, nie wieder essen oder sitzen zu dürfen. Erst die so erzwungene Beschränkung des Strafmaßes auf sein wirkliches

[35] Es handelt sich um das Therapeutische Heim des Vereins für Psychoanalytische Sozialarbeit in Rottenburg.

Vergehen kann ihn beruhigen, als würde ihm damit gesagt: Nein, du hast deine Mutter nicht getötet, du hast nur dies oder jenes gemacht. Diese Szenerie, die sich mehrmals täglich und an manchen Tagen sehr oft wiederholt, kann sich zu der trotzigen Drohung steigern, andere Kinder zu töten und zu dem mit großem Ernst geäußerten Wunsch, selbst getötet zu werden. Dieser Wunsch hat für ihn aber keinen strafenden, sondern einen erlösenden Charakter; er will, wie er manchmal glaubhaft sagt, einfach nicht mehr leben. Die geforderte Strafe ist dann gar keine Strafe mehr, sondern ein Mittel zum Zweck. Peters große Angst vor den »lebenslänglichen« Strafen gilt dann vielleicht nicht nur der Länge der Strafe, sondern der unendlichen Länge des Lebens, die assoziativ damit verbunden ist.

Peters Angst zeigt einen komplizierten Bau. Sie manifestiert sich auf unterschiedlichen Ebenen der psychischen Strukturierung und hat dementsprechend auch einen unterschiedlichen pathologischen Wert. Man kann etwas vereinfachend sagen, daß Peter in der Phobie eine Zuflucht vor einem psychotischen Zusammenbruch und den damit verbundenen Ängsten sucht. Weil die Phobie ihm diese Zuflucht nicht bieten kann, weitet sie sich beständig aus. Mit anderen Worten: Die phobischen Objekte können seine Angst nicht symbolisieren, es bleibt immer ein Rest, der sich an neue Objekte heften muß.

Peters Angst vor den Strafen bewegt sich zwischen dem neurotischen und dem psychotischen Niveau: Es geht vom Strafbedürfnis eines Über-Ichs aus, das den Übergang von der präödipalen zur ödipalen Strukturierung noch nicht vollzogen hat. Peter hat es noch nicht zur Ausbildung der Gewissensfunktion und von Schuldgefühlen gebracht, sondern bewegt sich im Rahmen einer archaischen Rache, die Gleiches mit Gleichem vergolten wissen will.

Hinter dem Strafbedürfnis verbirgt sich der Wunsch, die Mutter (und nicht den Vater) zu töten. Die phobischen Objekte, die gefährliche mütterliche und geliebte väterliche Aspekte vereinen (Behälter und Schläuche), bilden einen Schutzbau gegen die Angst, die durch die Szene im elterlichen Schlafzimmer ausgelöst wurde. Diese Szene, die den psychischen Wert einer Urszene, zugleich aber den Status einer Deckerinnerung hat, beinhaltet offenbar eine sadistische Vorstellung des elterlichen Geschlechtsverkehrs, die ihm Angst macht. Sie hatte damals zur Folge, daß Peter zunächst darauf bestand, daß nachts die Türen von seinem Zimmer und dem Schlafzimmer der Eltern offen bleiben mußten. Dann mußte das Licht in seinem Zimmer anbleiben, aber auch diese Bedingung vermochte seine Angst nicht in Schach zu halten. Bald darauf konnte er nicht mehr allein in seinem Zimmer schlafen und quartierte sich im Bett seiner hilflosen Eltern ein. So konnte er nachts zwar schlafen, aber am Tag griff die Angst immer weiter um sich. So hat etwa der Film *Free Willy*, in dem ein Tankerunglück eine große Rolle spielt, die Angst vor Unfällen aller Art und vor Öl in ihm geweckt. Ölheizungen, die er in jedem Haus vermutet, üben eine ambivalente Faszination auf ihn aus: ihre Schläuche ziehen ihn an, aber er fürchtet sich vor dem Öl und dem Brenner, auch vor dem Keller, in dem er steht. Ein Zimmer, das sich über dem Kellerraum befindet, in dem ein Ölbrenner steht, würde er nie betreten.

Worauf kann die Entstehung dieser Angst zurückgeführt werden, die sich nicht ohne weiteres in Freuds Schema der prototypischen Angstsituationen einfügen läßt?

Den ersten Hinweis, wo wir nach einer Antwort suchen können, gibt uns das Benehmen von Peters Mutter, die sich nach seiner Aufnahme im therapeutischen Heim so abrupt von ihm abwandte, nachdem sie davor den Eindruck erweckt hatte, sich gar nicht von ihm trennen zu können. Als sie ihn schließlich doch einmal besuchen kam, stürzte sie sich zur Begrüßung auf ihn und sank in einer exaltierten Weise vor ihm in die Knie, um ihn an sich zu ziehen und mit Worten und Küssen zu überschütten, ohne ihn dabei eines wahrnehmenden Blickes zu würdigen. Peter, dem solche Szenen offenbar nichts Neues waren, ließ das reglos über sich ergehen. Man kann aus diesen Beobachtungen und auch aus den Gesprächen mit ihr den Schluß ziehen, daß diese Mutter, die bei Peters Geburt nicht nur an Jahren noch sehr jung war, keine innere Beziehung zu ihm hat und vielleicht auch nie hatte. Sie hat, wie wir sagen können, keine innere Bindung an ihr Kind, das sie nicht wie ein menschliches Wesen, sondern eher wie eine Puppe behandelt, d. h. wie ein Übergangsobjekt, das sie selbst braucht, anstatt von ihm gebraucht zu werden. Sie konnte ihm, um eine Formulierung von Winnicott aufzugreifen, darum keine hinreichend gute Mutter sein. Umgekehrt hat Peter seit seiner Aufnahme im Heim unablässig die Nähe eines Erwachsenen gesucht, dessen ungeteilte Aufmerksamkeit er sich mit wirklich allen Mitteln zu erhalten versucht. Nur unter dieser Bedingung kann er es gut aushalten, aber sobald jemand innerlich nicht bei ihm ist, stellt er sofort irgend etwas an, um dessen Aufmerksamkeit zu erzwingen. Daß Peter damit die ungeteilte Aufmerksamkeit eines Babys fordert, zeigen die Bedingungen, die erfüllt sein müssen, damit er essen oder trinken kann. Er kann das nur in ihm vertrauten geschlossenen Räumen, bei verschlossenen Türen und Fenstern und unter der

Voraussetzung, daß ihm dabei ein Erwachsener, zu dem er eine innere Beziehung hat, in die Augen schaut. Diese Bedingungen reproduzieren offensichtlich die abgeschiedene Intimität des Stillens. Tatsächlich hat Peter im Säuglingsalter über längere Zeit die Nahrung verweigert und dabei sein Leben riskiert. Seine unerfahrenen Eltern haben die Gefahr, in der er schwebte, erst so spät realisiert, daß er für drei Wochen in einer Klinik aufgenommen werden mußte.

IV

Diese Beobachtungen geben uns keine Auskunft über das Entstehen, dafür aber über das Vergehen der Angst. Unsere Frage bekommt damit eine ganz neue Richtung: Vielleicht ist ja gar nicht das Vorhandensein, sondern die Abwesenheit von Angst erklärungsbedürftig. Die Angst wäre dann als eine unausweichliche Gegebenheit des menschlichen Daseins zu verstehen, so daß es bestimmter Bedingungen bedarf, damit sie nicht beherrschend, sondern gebunden wird. In diese Richtung weisen die Überlegungen von Melanie Klein, deren Interesse von Beginn ihrer psychoanalytischen Tätigkeit an auf die Angst gerichtet war, die das Zentrum ihrer theoretischen Ausarbeitungen bildet.[36] Klein knüpft an Freuds Bemerkung an, daß »eine gewisse Angstbereitschaft beim Säugling (...) unverkennbar« ist,[37] wir über die seelische Verfassung des Säuglings aber noch viel zu wenig wissen.[38] Sie versucht, diese Lücke zu schließen mit theoretischen Ausarbeitungen, die auf der Grundlage ihrer klinischen Erfahrung mit Kleinkindern beruhen. Klein greift Freuds Konzept der frühen Angstsituationen auf, um das entscheidende Drama der frühkindlichen Entwicklung in die ersten sechs Lebensmonate zu legen. Ihr zufolge wird das Seelenleben des Kleinkindes nicht von den libidinösen Sexualtrieben, sondern von destruktiven Todestrieben beherrscht, denen der Lebenstrieb des Säuglings noch nicht gewachsen ist. Unter der Herrschaft einer übermächtigen Angst projiziert das Kleinkind seine destruktiven Regungen nach außen, d. h. auf die mütterliche Brust, wo es ihnen wieder begegnet. Diese Situation setzt das komplexe Wechselspiel von Spal-

36 vgl. Klein, M. (1983): Zur Theorie von Angst und Schuldgefühl, in dies.: Das Seelenleben des Kleinkindes, Stuttgart, Klett Verlag.

37 Freud, S. (1926), S. 277.

38 ebd. S. 276.

tungen, Introjektionen und projektiven Identifizierungen in Gang, das Klein zufolge die Dynamik des frühkindlichen Seelenlebens bestimmt. In der Arbeit mit Kindern, die – nach einer schönen Formulierung von Martin Feuling – an lebensgeschichtlich früh aufgetretenen Störungen leiden, hat sich die Theorie Melanie Kleins als außerordentlich fruchtbar und hilfreich erwiesen. Man muß sich aber fragen, ob sie damit wirklich die ersten Schritte der normalen frühkindlichen Entwicklung oder nicht eher einen pathologischen Prozeß beschreibt. Winnicotts Konzept des »holding« durch eine hinreichend gute Mutter und Bions Konzept des »containing« frühkindlicher Ängste legen eher letzteres nahe. Das frühkindliche Seelenleben ist dann zwar von destruktiven Regungen und den daraus folgenden Ängsten bestimmt, die von Klein beschriebenen Prozesse werden aber nur dann beherrschend, wenn es der Mutter nicht gelingt, sie einzudämmen. Das gelingt ihr aber nur in jener innigen Beziehung, in der das Kind sich von seiner Mutter gut gehalten weiß. Es ist dann die Bindung an den mütterlichen anderen, die die Angst des Säuglings in erträglichen Grenzen hält, und genau diese Bindung hat Peter offenbar in einer nur unzulänglichen Weise erfahren.

Ich möchte also die These aufstellen, daß die Angst kein reaktives, sondern ein ubiquitäres Phänomen ist, das sich immer dann bemerkbar macht, wenn auf irgendeine Weise die Bindung des Kindes an seine Mutter nicht gelingt. Diese These erklärt auch die von Freud konstatierte Angstbereitschaft des Säuglings und macht verstehbar, warum der von ihm hervorgehobene Objektverlust bei kleinen Kindern regelmäßig Angst auslöst: Weil eben durch die Bindung an das Objekt die Angst gebunden wird. Freud war bei seinen Überlegungen von der Kastrationsangst des ödipalen Knaben ausgegangen, in der er das wesentliche Moment der Neurosenbildung sah. Die Neurose des Mädchens bedarf aber eines anderen Moments, weil der Verlust des Penis für es ja keine Drohung sein kann:

> »Wir dürfen an ihrer Angstbedingung die kleine Modifikation anbringen, daß es sich nicht mehr um das Vermissen oder den realen Verlust des Objekts handelt, sondern um den Liebesverlust von seiten des Objekts.«[39]

Wenn man diesen Satz nicht nur für das Mädchen, sondern auch für den Knaben gelten läßt, ruft der Liebesverlust Angst hervor. Dann läßt sich aber auch umgekehrt sagen, daß die liebevolle Zuwendung von seiten des Objekts

[39] ebd. S. 283.

die Angst mildern kann, und genau damit versuchen die Mütter ja auch, die Angst ihrer Kinder zu beruhigen. Nichts anderes sagt Freud, wenn er hevorhebt, daß »ein äußeres, durch Wahrnehmung erfaßbares Objekt der an die Geburt mahnenden gefährlichen Situation ein Ende machen kann«[40].

Mit seiner fortschreitenden Entwicklung gibt das Kind die ausschließliche Bindung an die Mutter auf, genauer: es weitet sie aus auf andere Personen und später auch auf gegenständliche oder geistige Objekte wie die Kunst, die Wissenschaft oder die Religion. Wenn man aber einem Erwachsenen alle Objekte entzieht, an denen er Halt finden kann, wie es z. B. in der grausamen Praxis der Einzelhaft geschieht, dann überkommt ihn nach kurzer Zeit jene unbändige Angst, die bei Entführten zur Folge hat, daß sie Halt bei ihren Entführern suchen. Die wohl wirksamste und bestimmt mächtigste Form der Bindung stellt die Gruppe dar, von der ausgeschlossen oder verstoßen zu werden bei vielen so große Angst auslöst, daß sie zu allem bereit sind. Die Angst, die kleine Kinder zeigen, wenn sie sich verlassen fühlen, löst sich also mit fortschreitendem Alter nicht auf, sie wird nur weniger bemerkbar, weil die Bindungen weiter verteilt sind. Wir können dann sagen, daß die Bindung an andere einen Schutz gegen die Angst bildet, so daß die Angst vielleicht nicht der einzige, aber doch ein wesentlicher Antrieb zur Entwicklung sozialer Bindungen und kultureller Bildungen darstellt. Die Kultur ist dann nicht nur, wie Freud dachte, gegen die Aggression, sondern auch gegen die Angst gebaut. Tatsächlich stehen Angst und Aggression ja auch, wie Melanie Klein gezeigt hat, in einer engen Beziehung zueinander: Angst kann sich in Aggression und Aggression in Angst verwandeln. Der Fremdenhaß ist dafür ein ebenso schreckliches wie instruktives Beispiel.

Die Angst muß dann, wie ich oben angedeutet habe, als etwas Reales verstanden werden, als Reaktion auf den urprünglichen Verlust eines Objekts, das nicht symbolisiert werden kann, weil, wie Freud schreibt, das Kind keine Wahrnehmungen vom Geburtsvorgang hat. An die Stelle dieses verlorenen *Objekts a*[41] treten dann andere Objekte, die diesen Verlust weder rückgängig noch wettmachen können: die Brust, die Stimme, der Blick (der Mutter), der Kot (des Kindes), die in den klinischen Bildern der präödipalen Störungen eine so große Rolle spielen. Wir können dann die Bedeutung des Kastrationskomplexes verstehen, der, wie Françoise Dolto hervorgehoben hat,

40 ebd. S. 278.

41 vgl. dazu Lacan, J. (1978): Seminar XI, Die vier Grundbegriffe der Psychoanalyse, Olten, Walter.

nicht zur Symbolisierung des verloren Objekts, sondern zur Symbolisierung und damit zur Anerkennung eines unwiederbringlichen Verlusts führt[42].

V

Die These, daß die Angst ein ubiquitäres Phänomen des menschlichen Daseins ist, durch die Bindung an andere gemildert wird und wieder erscheint, wenn diese Bindungen zerrissen werden, rekurriert stillschweigend auf die Bindungstheorie, die nur bei wenigen Analytikern Anklang gefunden hat. Die Bindungstheorie geht auf den Ferenczi-Schüler Imre Hermann zurück, der sie vor allem mit ethologischen Argumenten untermauert hat, denen die meisten Analytiker nur wenig Überzeugungskraft beigemessen haben. Sie hat aber Analytiker wie Balint und Bowlby beeinflußt und ist in jüngerer Zeit explizit von Nicolas Abraham, Maria Torok und Serge Tisseron aufgegriffen worden. Sie besagt, daß es neben der narzißtischen Libido und der Objektlibido der Freudschen Theorie eine dritte Form libidinöser Strebungen gibt: die Bindungslibido.[43] Natürlich ist die skeptische Aufnahme neuer Grundbegriffe nur allzu berechtigt, sie wird in der Psychoanalyse eher zu selten als zu oft an den Tag gelegt. Ich bin mir auch nicht sicher, ob man in der Bindungslibido wirklich etwas grundlegend anderes als die Objektlibido sehen muß oder ob man sie nicht eher als ihre früheste Form interpretieren kann. Es scheint mir aber unabweisbar, daß es neben dem Streben nach narzißtischer Bestätigung und nach sexueller Befriedigung etwas gibt wie das Streben nach Schutz und Geborgenheit, das nicht auf die beiden erstgenannten Strebungen reduziert werden kann. Freud selbst, der in seiner Abhandlung über *Massenpsychologie und Ich-Analyse* immer wieder den Begriff der sozialen Bindung benutzt und ihre unterschiedlichen Erscheinungsformen analysiert, führt sie auf zielgehemmte Liebestriebe zurück.[44] Dort finden sich übrigens auch Überlegungen zum Verhältnis von Bindung und Angst:

> »Eine Panik entsteht, wenn eine solche Masse sich zersetzt. (...) Die gegenseitigen Bindungen haben aufgehört, und eine riesengroße, sinnlose Angst wird frei. (...) Nehmen wir das Wort ›Panik‹ im Sinne der Massenangst, so können

42 Dolto, F. (1987): Das unbewußte Bild des Körpers, Weinheim und Berlin, Quadriga.

43 vgl. zusammenfassend Tisseron, S. (2000): Phänomen Scham, München, Ernst Reinhardt.

44 Freud, S. (1923): Massenpsychologie und Ich-Analyse, StA Bd. IX, S. 97, 107 u. 129.

wir eine weitgehende Analogie behaupten. Die Angst des Individuums wird hervorgerufen entweder durch die Größe der Gefahr oder durch das Auflassen von Gefühlsbindungen (Libidobesetzungen); der letztere Fall ist der der neurotischen Angst.«[45]

Es ist erstaunlich, daß Freud 1926 in seiner großen Arbeit über die Angst nicht mehr auf diesen Zusammenhang eingegangen ist, der als eine leicht beobachtbare Tatsache ja auch dann bestehen bleibt, wenn die Behauptung, daß die Libido dabei in Angst verwandelt wird, aufgegeben werden muß. Andererseits kann man Freuds neue Theorie, derzufolge jede Angst im Kern eine Trennungsangst ist, ohne Mühe mit der Bindungstheorie in Übereinklang sehen. Sie läßt auch Raum, Freuds erste Angsttheorie, die doch auf analytischen Erfahrungen beruht, in die zweite zu integrieren: Denn wenn die zurückgezogene Objektlibido beim Aufgeben libidinöser Bindungen nicht in Angst, sondern in narzißtische Libido verwandelt wird, dann wird durch diesen Vorgang die dadurch entbundene Angst zusätzlich vergrößert, weil jede Verstärkung der narzißtischen Libido ja eine Vergrößerung des Selbst und seiner Regungen zur Folge hat. In die Dynamik des Umschlagens libidinöser Objektbesetzungen in Angst wird dann nur ein zusätzlicher Schritt eingeschaltet, sie verläuft nicht direkt, sondern vermittelt über den Narzißmus. Die Angst wird dadurch zwar nicht erzeugt, wie Freud ursprünglich dachte, aber verstärkt.

Es scheint also, daß die Theorie der Bindung es uns erlaubt, das Problem der Angst in eine neue Perspektive zu rücken, deren klinische Fruchtbarkeit sich nur in der analytischen Erfahrung zeigen kann. Es müssen sich dafür aber auch Belege im kulturellen Leben finden, von denen im folgenden Abschnitt einige in lockerer Reihung aufgeführt sind.

VI

Die Angst wird also, wie wir nun annehmen, wie die Aggression durch Objektbesetzungen gebunden. Man kann dann noch einen Schritt weitergehen und sagen, daß die Aggression durch sexuelle, die Angst dagegen durch sublimierte Libido gebunden wird. Wenn diese Behauptung zutrifft, dann müßte die Auflösung überwiegend sexueller Bindungen Aggression freisetzen, die

[45] ebd. S. 80 u. 81 f.

Auflösung überwiegend zärtlicher Bindungen dagegen Angst. Mir scheint, daß die klinische wie die alltägliche Erfahrung diese Behauptung unterstützen, für die sich in der Literatur viele Beispiele finden; die instruktivsten sind vielleicht Flauberts *Versuchung des heiligen Antonius* und Goldings *Herr der Fliegen*. Bei Golding schaukeln sich die Angst und die Aggressivität einer Gruppe englischer Jungen, die auf einer einsamen Insel aller kulturellen Bindungen verlustig gegangen sind, solange gegenseitig hoch, bis sie sich in einem mörderischen Bacchanal entladen; bei Flaubert führen die phantasmagorischen Glaubenskämpfe des einsamen Eremiten zu einer ozeanischen Verschmelzung mit der Natur.

Die sozialen, kulturellen und religiösen Bindungen, die die verschiedenen Kulturen ihren Mitgliedern anbieten, sind so unterschiedlicher Art, daß sie einer eigenen Untersuchung bedürfen. Eine vollkommene Bindung gelingt wohl nie, darum haben alle Kulturen der namenlosen Angst, die hinter ihren Bindungen liegt, Namen, Gestalt und Riten zu ihrer Vertreibung gegeben. Die pantomimische Inkarnartion von angsteinflößenden Dämonen läßt sich in allen Kulturen finden, wobei die Masken der Angst sich von den indianischen Tänzen bis zum Hexentanz der alemannischen Fastnacht auf eine verblüffende Art ähneln. Besonders eindrucksvolle Zeugnisse sind die Tympana der gotischen Kathedralen, die den Gläubigen durch äußerst phantasiereich ausgestaltete Bestiarien höllischer Dämonen auf dem Weg des rechten Glaubens halten wollten. Die dämonistische Ikonographie des Mittelalters fand ihre Fortsetzung in den makabren Totentänzen des Barock, dann, mit zunehmender Literalität, in den gothic novels und den romantischen Schauerromanen, von denen noch Freud beeindruckt war. Das Kino des 20. Jahrhunderts verband gleich nach seiner Erfindung den romantischen Schauerroman mit der mittelalterlichen Ikonographie des Dämonischen zum Gruselfilm: *Der Golem* und *Frankenstein*, *Nosferatu* und *Die Mumie* waren die Kassenschlager des neuen Massenmediums, die seither immer wieder neu verfilmt worden sind.

Die beständig drohende Gegenwärtigkeit der Angst zeigt sich aber nicht nur in den Parallelwelten der rituellen, religiösen und ästhetischen Phantasmagorien, sie taucht auch in der realen Welt auf, als Angst vor den Fremden oder den Anderen, den Hexen, Juden, Kommunisten oder Zigeunern, gegen die man sich angeblich mit allen Mitteln schützen muß und die, zum kollektiven Massenwahn gesteigert, bis zum Äußersten gehen kann. Gerade weil die Realität wirkliche Gefahren birgt, eignet sie sich besonders gut dazu, der ungreifbaren Angst, die sich in unserem Inneren regt, eine greifbare Gestalt zu geben, wie in jenen nicht zu Unrecht bestehenden Ängsten vor gesundheitlichen Risiken, Kriegsgefahren oder Umweltkatastrophen, die zu erzeugen wir uns so angelegen sein lassen. Der französische Historiker Georges Duby hat eine kleine Anthologie exemplarischer Bilder dieser Ängste zusammengestellt,[46] von denen den Menschen zu befreien das Ziel der Aufklärung war, das sie verfehlte.

Daß die Angst nicht nur ein ständiger Begleiter, sondern der Motor der individuellen Entwicklung ist, hat Kierkegaard bemerkt, dem wir die erste große Abhandlung über die Angst verdanken. Kierkegaard beschäftigt sich mit der Angst als Philosoph, aber in einem theologischen Kontext. Ihm geht es darum, der idealistischen Ethik des Sollens eine existenzialistische Ethik des Seins entgegenzusetzen, die er in der dogmatischen Lehre der Erbsünde fundieren will. Seine Frage konzentriert sich zunächst auf das Problem der ersten Sünde – der Sünde Adams, die die Sünde in die Welt brachte – und ihr Verhältnis zur Sündhaftigkeit der nachfolgenden Generationen. Das ist im Kern die gleiche Frage, die später Freud noch einmal stellt, als er nach der Quelle der Schuld sucht, die er nicht mehr in einem theologischen, sondern in einem biologischen Kontext ansiedelt. Kierkegaard entwickelt seine Antwort durch eine genaue Lektüre des biblischen Mythos vom Sündenfall. Adams Sündenfall bestand im Essen der Frucht vom Baum der Erkenntnis, wobei der biblische Text eine enge Verbindung zwischen dem Wissen und der Sexualität herstellt: die erste Erkenntnis ist ja sexueller Natur. Vor dem Sündenfall lebten Adam und Eva im Zustand der Unschuld, ihr erwachender Geist stand, so Kierkegaard, vor dem Nichts. Und genau davor ängstigte er sich, denn der Zustand der Unwissenheit ist ein Zustand objektloser Angst. Mit anderen Worten: Das Nichts gebiert die Angst,[47] der Gegenstand der Angst ist »ein Nichts«[48]. In diese Angst vor dem Nichts fiel das göttliche Verbot, vom Baum der Erkenntnis zu essen, das in Adam die Begierde weckte und ihn in die nächste Angst stürzte, die Angst vor der Freiheit, es doch zu tun oder nicht. Adam konnte seine Freiheit aber nur verwirklichen, indem er das göttliche Verbot übertrat, so fiel er in die Sünde und stand damit in der Schuld, die eine neue Angst hervorbrachte. Der Mensch wird so in der Sün-

[46] Duby, G. (1996): Unseren Ängsten auf der Spur. Vom Mittelalter bis zum Jahr 2000. Köln, Dumont.

[47] Kierkegaard, S. (1984): Der Begriff Angst. Frankfurt/M., eva, S. 40 ff.

[48] ebd. S. 71.

de gezeugt und geboren, aber daraus erwüchse dem einzelnen noch keine Schuld, wenn sich der Sündenfall, d. h. der Sprung von der Angst zum verbotenen Wissen, nicht bei jedem einzelnen wiederholte. Jedes Kind wird unwissend geboren. Es erfährt dieselbe Angst vor dem Nichts wie Adam und sucht wie er seine Zuflucht im Wissen, durch das es seine Unschuld verliert. Das Wissen vermag die Angst vor dem Nichts aber nicht aufzulösen, es kann sie nur in die Angst vor diesem oder jenem Etwas verwandeln. Allein der Glaube, der durch die Angst vertieft und ernst geworden ist, vermag den Menschen von der Angst zu erlösen.

Heidegger greift in *Sein und Zeit* Kierkegaards Gedanken auf, löst sie aber aus ihrem theologischen Kontext. Er sieht in der Angst eine ausgezeichnete Grundbefindlichkeit des menschlichen Daseins, von der aus sich das Dasein erst erschließt, denn das

> »*Wovor der Angst ist das In-der Welt-sein-als-solches.* (...) Nichts von dem, was in der Welt zuhanden und vorhanden ist, fungiert als das, wovor die Angst sich ängstet. (...) Im wovor der Angst wird das »Nichts ist es und nirgends« offenbar. Nichts und nirgends besagt phänomenal: *das Wovor der Angst ist die Welt als solche.*«[49]

Die Angst treibt den Menschen zunächst zur Flucht in die »Verfallenheit an das Man«, in der das Dasein sich auf der Flucht vor sich selbst verliert. Aber sie treibt ihn auch darüber hinaus, weil ihn die Angst wieder vereinzelt:

> »Die Angst (...) holt das Dasein aus seinem verfallenden Aufgehen in der ›Welt‹ zurück. Die alltägliche Welt bricht in sich zusammen. Das Dasein ist vereinzelt, das jedoch *als* In-der-Welt-sein. (...)
> Diese Vereinzelung holt das Dasein aus seinem Verfallen zurück und macht ihm Eigentlichkeit und Uneigentlichkeit als Möglichkeiten seines Seins offenbar.«[50]

Beide, Kierkegaard und Heidegger, sehen in der Angst, die sie von der Furcht klar unterscheiden, kein pathologisches, sondern ein existenzielles Phänomen, von dem aus sich der rechte Glaube bzw. das Wesen des Seins erst erschließt.

Was Heideggers existenziale Analytik als einen Vorzug ansieht: daß die Angst uns aus der Teilhabe an der alltäglichen Betriebsamkeit herausfallen

[49] Heidegger, M. (1986): Sein und Zeit. Tübingen, Niemayer, S. 186.
[50] ebd. S. 189 u. 191.

läßt, indem sie uns vereinzelt, erscheint dem Psychoanalytiker gerade als Problem. Er wird die Platzangst, die jemanden daran hindert, seinen Geschäften nachzugehen, nicht als eine existenzielle Erfahrung würdigen, sondern als ein Symptom behandeln, d. h. als eine hemmende Beschränkung und nicht als eine existentielle Erweiterung der Erfahrung. Die Angst, die dem Analytiker begegnet, erschließt nicht das Dasein, sondern verschließt dem Subjekt den Zugang zur Welt, etwa wie beim »Kleinen Hans«, den seine Pferdephobie daran hinderte, auf die Straße zu gehen, um sich die Welt zu erschließen. Es sind vor allem vier Gesichtspunkte, in denen sich die psychoanalytische Wahrnehmung der Angst von der philosophischen unterscheidet:

1. bringt die Psychoanalyse die dialektische Beziehung von Subjekt und Objekt ins Spiel, die Heideggers existenziale Analytik ausdrücklich überwinden wollte.[51] Die Angst ist dann keine existenzielle Erfahrung, in der sich das Dasein des Menschen als sein Sein erschließt, sondern subjektives Leid;

2. wendet sich die Psychoanalyse nicht von der Weltlichkeit der Welt ab, die Heidegger als seinsvergessener Betrieb erscheint. Die Angst ist für die Psychoanalyse nicht das Movens der Abwendung von der Verfallenheit an das Man, sondern eine Hemmung des Zugangs zur Welt;

3. ist der Zugang der Psychoanalyse zur Angst nicht – um auf eine aristotelische Unterscheidung zurückzugreifen – betrachtend, sondern verändernd. Sie will die Angst nicht verstehen, sondern auflösen;

4. stößt die Psychoanalyse dabei nicht auf eine existenzielle Grundbefindlichkeit, sondern auf ganz spezifische Ängste, deren Form und Genese sie konkret untersucht.

Heidegger und Freud sprechen, wie es zunächst scheint, nicht von derselben Angst: Der Psychoanalytiker hat es mit den pathologischen Bildungen und ihren Symptomen zu tun, der Philosoph dagegen mit einer existenziellen Grundbefindlichkeit. Im Unterschied zu Heideggers Ontologie weist Kierkegaards existenzielle Psychologie der Angst aber viele und z. T. überraschende Berührungspunkte mit der Psychoanalyse auf, vor allem im IV. Kapitel, das sich mit der Angst im Einzelmenschen beschäftigt und eine bemerkenswerte Passage über das Schweigen enthält, das den anderen zum Sprechen bringt.[52] Tatsächlich hat Kierkegaard, auf den Heidegger Bezug nimmt, sich zur Angst nicht nur denkend verhalten, sondern sie selbst erfah-

[51] ebd. S. 59.
[52] Kierkegaard, S. (1984), S. 114.

ren. Der Analytiker wird dann mit Recht in seiner Philosophie eine großartige Sublimierung sehen. Kierkegaards Leben war von der Unmöglichkeit gezeichnet, die geliebte Frau zu heiraten. Wie Kafka, in dessen Literatur die Metamorphosen einer ausweglosen Angst in jeder Zeile gegenwärtig sind, hat er seine Verlobung mit Regine Olsen wieder gelöst – ein traumatisches Erlebnis, das zum Fixpunkt seines Lebens und Denkens wurde. Sein gesamtes Werk läßt sich als ein fortgesetzter Dialog mit der früheren Verlobten verstehen, auf die er in seinen Tagebüchern immer wieder zu sprechen kommt. Im Zentrum seines Denkens steht die unlösbare Spannung zwischen der erotischen Libertinage eines ästhetizistischen Donjuanismus und einer kompromißlosen Ethik der Ehe, deren Forderungen er selbst nicht genügen konnte. Er ging darum die ersehnte Verbindung mit Regine Olsen nicht ein, blieb einsam und erfuhr in dieser bindungslosen und gewollten Einsamkeit die Angst, um die sein Denken beständig kreiste. Es ist dann naheliegend, in der Unmöglichkeit, die ersehnte Verbindung einzugehen, das Erbe der sexuellen Schuld seines geliebten Vaters zu sehen, der sich als wohlhabender Rentier mit seinem Sohn religiösen Grübeleien hingab, seinen frommen Grundsätzen zum Trotz aber eine Dienstmagd schwängerte und daraus ein streng gehütetes Geheimnis machte.[53] Man würde es sich aber zu leicht damit machen, Kierkegaards Philosophie der Angst auf seine familiale Pathologie und damit auf ein Symptom zu reduzieren. Kierkegaard hat sich selbst als einen exemplarischen Fall angesehen, den er einer schonungslosen Analyse unterzog, um so aus dem neurotischen Vaterkomplex philosophische Einsichten zu gewinnen, deren Wert sich nicht nach ihrer psychischen Herkunft bemessen läßt. Denn wenn die Neurose uns, wie Freud sagte, Züge des normalen Seelenlebens in einer Vergrößerung zeigt, hat gerade Kierkegaards autobiographische Philosophie dem Analytiker einiges zu sagen.

Auf ganz anderen Wegen als Kierkegaard und Heidegger hat der psychoanalytisch sensibilisierte Ethnologe Bronislaw Malinowski in der Angst den Motor der kulturellen Entwicklung erkannt: Die magischen Praktiken der frühen Kulturen hatten die Beschwichtigung, Vermeidung oder Bekämpfung jener angstmachenden Gefahren zum Ziel, die später Technik, Wissenschaft und Religion von uns halten sollten.[54] Freud selbst hat sich nicht gescheut, die Psychoanalyse in diesen Zusammenhang zu stellen,[55] und tatsächlich hat

53 Vgl. Richter, L. (1984): Zum Verständnis des Werks, in: Kierkegaard, S. (1984), S. 154.

54 Malinowski, B. (1973): Magie, Wissenschaft und Religion. Frankfurt/M., S. Fischer.

55 Freud, S. (1905b): Über Psychotherapie, StA EB, S. 107 ff.

Henry F. Ellenberger eine bruchlose Verbindung nachgewiesen, die von den magischen Praktiken über den Exorzismus, den Mesmerismus und die Hypnose zur Psychoanalyse führt.[56] Als therapeutische Methode ist Psychoanalyse ausdrücklich ein behandlungstechnisches Mittel gegen die Angst, zugleich wohnt ihr aber wie jeder sozialwissenschaftlichen Methode, die Abwehr dieser Angst auch inne. Das hat implizit der Psychoanalytiker und Ethnologe Georges Devereux in einem Buch behauptet, dessen Titel in der korrekten Übersetzung »Von der Angst zur Methode in den Verhaltenswissenschaften« lauten müßte.[57] Mit einer großen Anzahl von Beispielen aus der ethnologischen Forschung belegt Devereux seine These, daß die sozialwissenschaftlichen Methoden vor allem der Angst des einsamen Feldforschers vor seinem Objekt entwachsen sind, also weniger der objektivierenden Erkenntnis als vielmehr der Abwehr dieser Angst dienen. Wie ein schützender Schild stehen die Methoden zwischen dem forschenden Subjekt und seinem Gegenüber, das durch die Methode zum Objekt verdinglicht wird. Dieselbe Situation wie in der ethnologischen Feldforschung treffen wir unter anderen Bedingungen auch in den psychotherapeutischen Settings an. Man kann sich dann fragen, ob nicht auch die psychoanalytische Methode der Angstabwehr dient.

Einen Hinweis darauf, daß diese Frage nicht ganz aus der Luft gegriffen ist, gibt uns die berühmte Urszene, aus der der Kern der analytischen Technik hervorgegangen ist. Der erste Fall, der in die analytische Literatur Eingang gefunden hat, ist die Behandlung der Anna O. durch Joseph Breuer, dem Freud das Verdienst zugeschrieben hat, als erster seiner Patientin zugehört zu haben. Als Breuer wegen der Eifersucht seiner Frau diese Behandlung abrupt abgebrochen hatte, entwickelte die in den Arzt verliebte Patientin eine Scheinschwangerschaft, vor der der entsetzte Breuer mit seiner Frau nach Venedig floh.[58] Vergleichbare Situationen waren Freud nicht unvertraut, der von Patientinnen, die er aus der Hypnose weckte, umarmt und geküßt wurde und sich nach dem Verzicht auf die Hypnose mit den unzweifelhaften Anzeichen einer ihm peinlichen Verliebtheit konfrontiert sah. Freuds Antwort auf die Verliebtheit seiner Patientinnen ist die Theorie der Übertragung, die es ihm erlaubte, da weiterzumachen, wo Breuer aufgeben mußte. Man

56 Ellenberger, H. (1973): Die Entdeckung des Unbewußten, Bd. I, Bern, Huber.

57 Devereux, G. (1967): Angst und Methode in den Verhaltenswissenschaften, München, Hanser.

58 Jones, E. (1960): Leben und Werk von Sigmund Freud, Bd. I, Bern, Hans Huber, S. 267 f.

kann dieser Theorie den Charakter einer Abwehr sicher nicht absprechen, denn sie läuft im Kern ja darauf hinaus, daß der Analytiker sich mit einem methodischen Kunstgriff die Liebesansprüche seiner Analysanten vom Leibe hält.[59] Technik und Theorie der Psychoanalyse, die ja beide in der Übertragung wurzeln, werden durch diese Feststellung aber nicht diskreditiert: Gerade weil die Abstinenz des Analytikers den Beziehungs- bzw. Bindungswunsch des Analysanten enttäuscht, indem er ihn als Übertragung abwehrt und deutet, wird das Sprechen des Analysanten überhaupt möglich. Das Konzept der Übertragung verwandelt wie die anderen Methoden die intersubjektive Bindung in eine Subjekt-Objekt-Relation, aber sie dreht das klassische Verhältnis um: sie macht den Analytiker zum Objekt der Übertragung seines Analysanten, den er damit, nicht immer zu dessen Freude, in der Position des Subjekts beläßt.

Auch die analytische Methode ist einer Angst entwachsen, die der erfahrene Analytiker nicht mehr bemerkt, weil sie durch die Methode in Schach gehalten wird; dem Anfänger ist dieser Zusammenhang aber durchaus gegenwärtig, der in dem Maß in seiner Wahrnehmung verblaßt, indem er sich seines methodischen Instrumentariums sicherer wird. Er läuft dann aber Gefahr, darüber die Wirksamkeit der Angst im analytischen Prozeß zu übersehen, der nicht nur von der Übertragungsliebe des Analysanten, sondern auch und vielleicht noch mehr vom Schweigen des Analytikers in Gang gehalten wird. In diesem Schweigen regt sich aber, wie Kierkegaard bemerkt hat, eine Angst, die das Subjekt zum Sprechen bringt. Hatten Kierkegaard und Heidegger in der Angst das dynamische Moment einer Vereinzelung gesehen, das zur Vertiefung des Glaubens oder der existenziellen Erfahrung des Seins führt, so zeigt sich die Angst auch in der Psychoanalyse als ein wirksames dynamisches Moment, das zur Vereinzelung des Analysanten in der analytischen Situation und zu einer Vertiefung seiner Erfahrung des Unbewußten führt. Psychoanalyse und Philosophie sind also gar nicht so weit auseinander, wie es auf den ersten Blick erscheint.

[59] vgl. dazu ausführlich Freud, S. (1915): Bemerkungen über die Übertragungsliebe, StA EB.

Claus v. Bormann

Der Begriff der Angst bei Kierkegaard

»Quel est celui qui, au nom du plaisir,
ne mollit pas dès le premier pas
un peu sérieux vers sa jouissance?«
(J. Lacan, L'éthique de la psychanalyse)

Versucht man, von der Philosophie einen Übergang zu ihrer feindlichen Schwester, der Psychoanalyse, zu finden, so bietet sich der Begriff der Angst an, der in beiden Bereichen zentral ist. In der Philosophie wird er allerdings von vornherein als ein Zustand des Gemüts aufgefaßt, der wie andere Affekte durch den Rückzug aufs Denken zu überwinden ist. Der Gegenstand der Philosophie ist das Denken, der Begriff, mit dem das Seiende erfaßt werden soll. Denken heißt zunächst, die vielen gegebenen und zerstreuten Dinge in einer Vorstellung zusammenzufassen, sie in ihrer Allgemeinheit anzusehen, als »Idee« (geschaute Gestalt) oder »Wesen« (als das, was bleibt) oder »Begriff« – *den* Menschen, *das* Gute, *das* Wahre ... Indem die Philosophie derart eingrenzt, hat sie Anderes außer sich: den verfließenden Zusammenhang (das ápeiron des Anaximander), die Bewegung als solche, das Nichts. Parmenides hat, im Ausgang von der Erfahrung der Mathematik, diesen Ursprung des Denkens ausgesagt. »Dasselbe ist Denken und Sein.« – »Seiendes ist ..., nicht dagegen das Nichts.« – »Wie könnte aber dann Seiendes zugrunde gehen, wie könnte es werden?« – »So ist Werden ausgelöscht und unerfahrbar Vergehen.«[1] Schon damals ist dieses Verhältnis von Denken und Sein so interpretiert worden, daß es gilt, das Sein vom Denken her zu begreifen: Nur das »ist«, was sich denken läßt, die Idee als Präsenz des Seienden, der Begriff als Zusammenfassung des einzelnen, die Wahrheit der Aussage als Logos. Darum ist Bewegung nicht zu denken; man vergleiche die Paradoxien des Zenon, des Schülers von Parmenides. Alle anderen Philosophen haben in dieser Bahn weitergedacht, wenn auch in Umwandlungen und Verfeinerungen dieses Ansatzes – so Platon, der für die Erkenntnis die »Flucht in die Logoi (die Ideen)« fordert, oder Aristoteles, der die Vorstellung des »ápeiron« (des Unbegrenzten) als Inbegriff purer Möglichkeiten verwirft und die Wirklichkeit

[1] Die Fragmente der Vorsokratiker, hrsg. von H. Diels und W. Kranz, 28 B 3, B 6, B 8.

des Wesens (enérgeia) setzt, bis hin zu Hegel, der die Wirklichkeit nur durch die Idee oder den Begriff bestimmt sein läßt und das zufällig Kontingente nicht beachtenswert findet. Nur im bewußten Denken ist Sicherheit und Wahrheit, am bekanntesten ist diese Überlegung durch Descartes' Rückgang auf das »cogito ergo sum« geworden.

Aber dieses Denken ist nicht alles, die Philosophie hat sich dorthin vor dem unheimlichen Fluß des Erscheinenden gerettet. Das Andere, das Fremde der Philosophie, zeigt sich in den Affekten und vor allem in dem der Angst, die von der Stoa neben Lust, Schmerz und Begierde als einer der Grundaffekte bestimmt wird, von denen alle anderen ableitbar sind. Aber die Affekte haben keine Wahrheit: »af-fectus«, das ist, was den Menschen, der im Wesen Logos·ist, affiziert, was ihm angetan wird. Angst und Schrecken des Lebens und der Tragödie, aber auch Freude und Begierde müssen beherrscht, ins Denken aufgenommen werden; daher kämpft Platon gegen die Dichtung. So gehen auch Augustin und die mittelalterliche Philosophie sowie in der Neuzeit z. B. Descartes, Spinoza, Hobbes und Kant mit den Affekten um. Als Grundstimmung der Weltangst taucht dieses Gefühl im Christentum auf, so im Johannesevangelium (16, 33) als Angst oder Bedrückung oder in der Mönchskrankheit der »acedia« (Entkräftung des Geistes, die als Grundlage aller möglichen Sünden angesehen und bekämpft wird) oder später als »Angst des Lebens« bei Schelling, der von der Mystik Jakob Boehmes beeinflußt ist. Bei Hegel ist die Angst, die bei ihm Furcht heißt, ein Moment des Übergangs zum Allgemeinen, insofern sich der einzelne als einzelner fühlt, und muß also im Begriff des Selbstbewußtseins oder Geistes überwunden werden. Die Philosophie hat sich für diese Ab- und Ausgrenzung entschieden, im Konflikt mit der Religion, mit dem Mythos, der Tragödie und Kunst, und sie hat dadurch die Sicherheit ihres begrifflichen Denkens gewonnen.

Anders wird es erst bei Kierkegaard, der am Ende der großen Philosophie, im »Zusammenbruch des deutschen Idealismus«[2], den »Begriff Angst« in die Philosophie einführt. Der Begriff Angst wird zentral für sein Existenzdenken, das nicht mehr das Denken des Denkens an den Anfang stellt, sondern die menschliche zeitlich-endliche Existenz, die sich in sich einzuholen sucht und dabei auf die Angst trifft. Es wird deutlich, daß die Philosophie des begrifflichen Denkens, von Parmenides bis Hegel, ein Zwischenreich im Chaos

[2] M. Heidegger, Einführung in die Metaphysik, Tübingen 1966, 34.

des Unbestimmten bildet, dessen Ausdruck die Angst ist. Es scheint, als wäre es das Vorrecht des Menschen, vor der Unheimlichkeit der Angst auf die Inseln des Denkens zu flüchten, und als hätte diese Unheimlichkeit die Menschen in der ersten Hälfte des 19. Jahrhunderts wieder eingeholt und in der zweiten Hälfte überschwemmt, so daß die Psychoanalyse entstand. Kierkegaard widmet dem Problem der Angst ein ganzes Buch, »Der Begriff Angst. Eine schlichte psychologisch-andeutende Überlegung in Richtung auf das dogmatische Problem der Erbsünde«, erschienen 1844 unter dem Pseudonym »Vigilius Haufniensis« (etwa: »der Wachsame aus Kopenhagen«). Allerdings ist diese Pseudonymsetzung erst nachträglich erfolgt, im Entwurf nennt Kierkegaard noch seinen eigenen Namen als Autor. Anders als bei seinen sonstigen Schriften, bei denen das Pseudonym immer auf einen einseitigen Gesichtspunkt hinweist, von dem aus zu deuten ist, kann man dieses Buch also als Ausdruck von Kierkegaards eigenen Vorstellungen nehmen. Er will mit ihm in die philosophisch-theologische Diskussion seiner Zeit eingreifen und schafft dazu einen neuen philosophischen Begriff.

Kierkegaard nimmt die in der Dichtung der Zeit dargestellten Vorstellungen der Angst auf, sieht darin allerdings ein grundsätzliches Problem. Die griechische Tragödie, ihr Schrecken und Zittern (phóbos und phríttein), die Bedrängnis (thlípsis) der christlichen Religion und die Angst, welche die theologische Vorstellung vom Willkürgott (nach Descartes ein »dieu trompeur« oder »genius malignus«) hervorrief, haben in die Philosophie flüchten lassen, und nun tritt die Angst in der Literatur des 18. und 19. Jahrhunderts wieder hervor: in den Schauerromanen der Zeit, man denke an Tieck, E. T. A. Hoffmann, Hauff, Stifter, E. A. Poe und andere, etwa auch an den »Erlkönig« von Goethe. Diese Geschichten werden fast immer allein aus der Perspektive des Subjekts erzählt, es findet sich unheimlichen, unerkannten Gefahren ausgesetzt. »Die Angst gründet allein im Subjekt.«[3] Paradox scheint, so Alewyn, daß diese Angst geschildert und eifrig gelesen wird, als die realen Gefahren und ihre realen Ängste zu verschwinden beginnen. Die Dämonen, die Gespenster, die Wälder, Nächte und Gewitter bieten nichts Furchterregendes mehr – man genießt den »angenehmen Schauder«, den »thrill«, der später dem »Thriller« seinen Namen gibt. So die Literatur!

Kierkegaard schließt sich diesen Angstbildern an und wird auch aus eige-

[3] So Richard Alewyn über diese Literatur in: Aspekte der Angst, hrsg. von H. v. Ditfurth, München 1977, 49.

nem Erleben ihr Analytiker. Aber entscheidend ist doch, daß er die Angst nicht so sehr und ausschließlich als Affektzustand beschreibt, der sie ja auch ist, sondern sie als Begriff bestimmt. Angst ist nach ihm eine »Zwischenbestimmung«, die er dem Denken der Metaphysik und der Theologie entgegenhält. In der Literatur zum Kierkegaardschen Angstbegriff wird trotz des Titels seines Buches seine Darstellung der Angst meistens als Beschreibung eines Affekts, einer Stimmung oder Befindlichkeit aufgefaßt. Besonders wirksam geschieht dies durch Heidegger, der Kierkegaards Analyse des Angstbegriffs lediglich aus seinem existentiellen, also persönlichen Engagement für den christlichen Glauben ableitet und nun unter der Angst eine »Grundbefindlichkeit« versteht, in der das Dasein sich vor sich selbst bringt.[4] Auch Walter Schulz behandelt in mehreren Arbeiten Kierkegaards Begriff der Angst nur als Phänomen der Angst, und zwar als »die Dialektik von Geist und Leib«, analysiert dabei allerdings Kierkegaards Schrift sehr gründlich.[5] Einzig Lacan gibt sich in der letzten Sitzung seines Seminars über die Angst Rechenschaft darüber, daß Kierkegaard mit einer erstaunlichen Kühnheit vom »Begriff der Angst« spricht: Entweder man geht von Hegels Begriff des Begriffs aus, der in symbolischer Weise »eine wahre Aufnahme (prise) des Wirklichen« gebe, oder die einzige Aufnahme sei »die Angst als letzte und einzige Auffassung (appréhension) aller Realität«. (Séminaire X, 3. 7. 1963) So hat er auch sein Seminar angefangen: »Nicht die Wahrheit von Hegel, sondern die Wahrheit der Angst«, »die Wahrheit, die Kierkegaard gibt«, führe zum Begehren im analytischen Sinne. (Séminaire X, 21. 11. 1962)[6]

Kierkegaards Angstbegriff ist aber auch Gegenstand psychoanalytischer Untersuchungen geworden, im theoretischen wie im praktischen Sinn einer Anwendung auf ihn selbst. Er gilt für die Darstellung und Analyse »der Angst des modernen Menschen« als »paradigmatische Gestalt [...], deren geistige, physische und psychische Existenz von symptomatischer Bedeu-

4 M. Heidegger, Sein und Zeit, Tübingen 1963, § 40, § 53, vgl. die Anmerkungen S. 190 und S. 235.

5 Vgl. bes. W. Schulz, Die Dialektik von Geist und Leib bei Kierkegaard, in: Verstehen und Vertrauen. Festschrift für Otto Bollnow, Stuttgart 1968.

6 S. Weber und H.-D. Gondek, die beide das Séminaire X genau untersuchen, haben, wie mir scheint, die Bedeutung dieses Anschlusses an Kierkegaard verkannt und sehen darum die Möglichkeit, die psychoanalytische Angsttheorie mit Kierkegaard zu begründen, nicht so sehr; vgl. Samuel Weber, Der Hexenbrief, in: Zeta 02. Mit Lacan, hrsg. von D. Hombach, 1982, 53 f.; Hans-Dieter Gondek, Angst. Einbildungskraft. Sprache, München 1990, 250 und 225.

tung für den modernen Angstmenschen schlechthin ist«.[7] Doch scheint es nicht, als hätte man ihn damit adäquat begriffen. Kierkegaard ist gewiß ein ausgeprägter Neurotiker. Seine Biographie weist entsprechende Probleme auf: einen Vater, der unter wiederkehrenden starken Anfällen von Schwermut, Sündenbewußtsein und religiösen Anfechtungen litt; eine heiter sinnliche Mutter, die er nie erwähnt, wohl weil sie ihm allzu direkt sinnlich war; von seinen sechs Geschwistern starben fünf, als er noch jung war, und die Mutter, als er 21 Jahre alt war, der letzte Bruder wurde Bischof und starb später in Schwermut; er selber litt unter einer vom Leben abwendenden Erziehung: »Als Kind wurde ich streng und ernst im Christentum erzogen, menschlich gesprochen, auf wahnsinnige Weise erzogen, [...] ein Kind, auf wahnsinnige Weise dazu verkleidet, ein schwermütiger alter Mann zu sein.«[8] Seine Verlobung scheiterte wohl an Problemen der Sexualität, wie die meisten Interpreten annehmen, sie verfolgte ihn sein ganzes Leben hindurch als Schuld; er suchte – und litt darunter unerträglich – Auseinandersetzungen mit der Kopenhagener Öffentlichkeit und schließlich einen offenen Konflikt mit der dänischen Kirche, der er die Christlichkeit absprach. Das gab genügend Stoff für Psychoanalytiker und Psychiater. O. Pfister erblickt in Kierkegaards Buch »Der Begriff Angst« die »Verallgemeinerung der unverstandenen eigenen schweren Angstneurose«, sonst reich an »scharfsinnigen Beobachtungen«, im übrigen aber »grundfalsch«. Der Antagonismus seines Angstbegriffs weise auf eine »Liebeshemmung« hin.[9] Dieser Diagnose schließen sich andere an. Künzli versteht den »Begriff Angst« als ersten Versuch einer Neurosenlehre überhaupt und als Ansatz zu einer Selbstanalyse, die aber die Angst der Neurose nur steigere. Auch er attestiert Kierkegaard eine Angstneurose, wie sie aus Libidostauung entstehe.[10] W. Walther schließlich kommt ebenfalls zum Ergebnis einer Angstneurose bei Kierkegaard, die aus seiner Erziehung resultiere.[11] Problematisch ist der Begriff der Angstneurose; zum Teil ist er sehr allgemein verstanden, wie etwa nach der heutigen Internationalen Klassifikation psychischer Störungen, ICD-10, F41.1,

[7] A. Künzli, Die Angst als abendländische Krankheit. Dargestellt am Leben und Denken Soeren Kierkegaards, Zürich 1948, 2.

[8] F. Brandt, Søren Kierkegaard, Kopenhagen 1963, 7 ff.

[9] O. Pfister, Das Christentum und die Angst, Zürich 1944, 19 f.

[10] a.a.O., 100 ff.

[11] W. Walther, Die Angst im menschlichen Dasein. Eine psychologische Betrachtung über die Angst, aufgezeigt am Leben und Werk Sören Kierkegaards, München, Basel 1967, 13, 21 f., 133 ff.

dann besagt er wenig Spezifisches; zum Teil bezieht er sich auf Freuds frühen Begriff einer Aktualneurose, wonach die Angstneurose sich durch Anhäufung sexueller Erregung ohne geeignete Abfuhr unmittelbar in Symptome umsetze; allerdings scheint es bei dem keuschen Kierkegaard doch schwer, von einem sexuellen Abusus zu sprechen. Einen anderen und fruchtbareren Hinweis bringt die sehr gründliche psychiatrische Untersuchung von Hjalmar Helweg. Nach ihm litt Kierkegaard an einem manisch-depressiven Mischzustand, den er zwar beherrschen konnte, der sich aber als Angst auswirkte.[12] Helweg verweist auf einen Bericht Kierkegaards über einen Arztbesuch 1846:[13] Kierkegaard habe den Arzt gefragt, ob »jenes Mißverhältnis in [seinem] Bau zwischen dem Leiblichen und dem Seelischen sich heben lasse, so daß [er] das Allgemeine verwirklichen könne«. Mit dieser letzten Formulierung meint Kierkegaard seine Einfügung in die bestehende Ordnung von Staat, Kirche und Gesellschaft, an dieser Stelle den Eintritt ins Pfarramt, an anderem Ort die Verwirklichung des Sexuellen in der Ehe. Der Arzt habe es bezweifelt. Kierkegaard fragt weiter, ob nicht »der Geist imstande sei, ein solches Grund-Mißverhältnis durch den Willen umzuschaffen oder umzubilden«. Der Arzt bezweifelt es ebenso; ja, der Arzt rät ihm ab, »[seine] ganze Willenskraft in Bewegung zu setzen (von der er eine Vorstellung hat), da [er] das Ganze sprengen könne«, d. h., geisteskrank werden. Dieses Urteil Helwegs wird von französischen Autorinnen aufgenommen: Nach Marguerite Grimault hat Kierkegaard sein Leben hindurch gegen die Depression gearbeitet.[14] Auch Lacan scheint in den letzten Sitzungen seines Seminars über die Angst Kierkegaard viel mehr zugrunde zu legen, als es explizit zum Ausdruck kommt, sowohl als theoretische Referenz als auch als Objekt seiner Überlegungen: Er thematisiert das Verhältnis von Geist und Körper; Abrahams Opfer; die Behauptung, daß die Frau sinnlicher sei, eine andere jouissance habe als der Mann; die Abstraktheit der christlichen Religion; die Fremdheit der Sexualität, vor allem des Phallus – alles Themen von Kierkegaard im Umkreis seines Buches. Insbesondere aber erklärt Lacan das Begehren des Zwangsneurotikers im Verhältnis zu seiner Angst, und man er-

[12] H. Helweg, Søren Kierkegaard. En psykiatrisk-psykologisk studie, København 1933, S. 77 ff.

[13] a.a.O., 316 f., vgl. Kierkegaard, Papirer VII A 126.

[14] M. Grimault, La mélancolie de Kierkegaard, Paris 1965, 10; im zweiten Kapitel ihrer Arbeit stellt sie die Deutungen der Psychoanalytiker (S. 65 ff.) sowie die Auffassungen der Psychiater (S. 129 ff.) zu Kierkegaard dar. Vgl. a. Marie-Thérèse Accard Couchoud, Kierkegaard ou l'instant paradoxal. Recherches sur l'instant psychotique, Paris 1981.

kennt Kierkegaard wieder: Es ist geprägt durch Hemmung, d. h. durch Begehren und gleichzeitige Verhinderung, was sich als Angst zeigt; vor allem ist es aber die Abwehr eines anderen Begehrens, indem es die Angst an die Stelle des Mangels des Objekts setzt und an dem Phantasma der Opferbereitschaft (oblativité) hängt; es verweigert sich dem genitalen Akt und wirft sich statt dessen auf exaltierte Liebe als Negation des Begehrens, indem es ein unmögliches Begehren sucht. Mir scheint, eine solche Interpretation Kierkegaards als Zwangsneurotiker, der dadurch eine psychotische Depression im Zaum hält, wie es Helweg vorsichtig beschreibt, wird ihm am meisten gerecht. Es scheint unbezweifelbar, daß Kierkegaard schwere psychische Probleme hatte, aber er hat sie bewältigt. Wer wie er in zwölf Jahren Schaffenszeit, von 1843 bis 1855, solche Werke (20 veröffentlichte Bücher in der dänischen Ausgabe der Werke und 25 Bände der *Papirer* – Tagebücher und Entwürfe), darunter Texte von höchstem philosophischem und literarischem Niveau hervorbringt, von dem muß man wohl sagen, er habe sein Begehren gelebt, wohl zwar in sublimierter Form[15] und vielleicht wie »ein schreibender Mönch in seiner Zelle«[16], aber das bedeutet nicht weniger Genuß und erfülltes Leben, wenn auch persönliches Leiden. Mir scheint, daß Kierkegaards Neurose ihn gerade in die Lage versetzte, so klar wie kein anderer Philosoph, zumal in seiner Zeit, die Problematik der Existenz in Endlichkeit und zufälligen Bedingungen zu denken und trotzdem den Anspruch auf Freiheit im Durcharbeiten dieser Existenz zu wahren. Diese – sehr relative – Freiheit kommt zu ihrem deutlichsten Ausdruck im Begriff der Angst, den er als Aufgabe für das Denken gestellt hat.

Für Kierkegaard ist der »Begriff Angst« eine »Zwischenbestimmung«, ein »Übergang«, von dem aus sich die endliche Existenz ins Verhältnis zu etwas Anderem setzen, ein »Zwischenzustand«, von wo aus sie sich zu etwas Transzendentem, das sie übersteigt, verhalten kann, philosophisch oder theologisch gesprochen: zur Idee oder zu Gott. Als »psychologische Zwischenbestimmung« ist die Angst die letzte Annäherung, noch nicht das Verhältnis selbst, aus der dann im unerklärlichen »Sprung« das Verhältnis zum Unendlichen ergriffen werden kann. Der »Begriff Angst« ist, wie Kierkegaard sagt, eine »psychologische« Schrift: gemeint ist eine Überlegung, wie der Sprung für das Subjekt möglich ist, nicht etwa, wie der Sprung geschieht, in Abgren-

[15] Helweg, a.a.O., 332 f.

[16] Walther, a.a.O., 65.

zung von Metaphysik und Dogmatik. Psychologisch ist sie insofern, als sie Verhältnisse des Subjekts betrachtet. Mir scheint, man kann den Kierkegaardschen Sprung mit dem Lacanschen »Akt« zu verstehen suchen, der im polaren Gegensatz zum »Ort der Angst« steht. Ein Akt ist »eine signifikante Manifestation, in der sich einschreibt, was man den Sprung des Begehrens (l'écart du désir) nennen könnte«. Darin, so schließt Lacan sein Seminar, »gibt es eine Überwindung der Angst, wenn sich der Andere benannt hat«[17]. Sicher sind Absicht und Richtung des Denkens bei beiden verschieden, aber die Struktur des Gedankengangs scheint mir gleich. Die Ausführung muß es zu zeigen versuchen.

Um Kierkegaards Begriff der Angst als Zwischenbestimmung zu verstehen, muß man sich ein wenig in die Denkweise des spekulativen Denkens und auch in die der Theologie versetzen. Kierkegaard nimmt als Problem auf, daß die spekulative Philosophie (vor allem von Hegel) die Kategorie des Übergangs als Negation oder als Vermittlung allenthalben gebraucht, aber nicht erklärt. Es fehle an der nötigen Zwischenbestimmung. Der dazu entscheidende Begriff ist in der Philosophie »die Kategorie des Augenblicks«[18]. Kierkegaard bezieht sich zunächst auf Platon, der den Augenblick zwar zeigt, aber ihn nur als »eine lautlose atomistische Abstraktion« auffassen kann: Nach Platon ist der Augenblick (tò exaíphnes, eigentlich das Plötzliche, das Unvermutete) der Moment, in welchem Bewegung in Ruhe und umgekehrt umschlägt. (Parm. 156 d) An anderer Stelle bestimmt Platon es als die philosophische Einsicht (noûs), die »aus dem ständigen Zusammensein und Zusammenleben im Bemühen um die Sache selbst plötzlich wie ein Licht entsteht«[19]. Und er versteht es als die Frucht des philosophischen Eros: »Wer nämlich bis hierher in der Liebe erzogen ist, das mancherlei Schöne in solcher Ordnung und richtig schauend (in der Weise der Theorie), der wird, indem er nun der Vollendung in der Liebeskunst entgegengeht, plötzlich ein von Natur wunderbar Schönes erblicken, nämlich jenes selbst [...], um des-

[17] Lacan, Séminaire X. L'Angoisse, 25.6.1963 und 3.7.1963.

[18] Kierkegaard, Der Begriff der Angst, übersetzt von Rosemarie Løgstrup, hrsg. von H. Diem und W. Rest, Köln und Olten 1956 (= dtv-Ausgabe), Einleitung zum Kapitel III, 537 ff.; Samlede Værker, 1. Auflage 1902, Bd. IV, 350 ff.; ich werde diese Übersetzung als die m. E. gelungenste zitieren und daneben die Seitenzahl des Bandes IV der dänischen Samlede Værker anführen, die auch in der größten, aber sehr schrullig übersetzten deutschen Ausgabe von E. Hirsch im Diederichs Verlag (auch im Bertelsmann Verlag als Siebenstern-Taschenbuch) angegeben ist.

[19] Platon, Der siebente Brief 341 c/d.

sen willen er alle bisherigen Anstrengungen gemacht hat, welches zuerst immer ist und […] an und für und in sich selbst ewig überall dasselbe seiend.«[20] Platon kann nach Kierkegaard darum den Augenblick zwar nicht zeitlich verstehen, er ist bei ihm nur »das Atom der Ewigkeit«, der erste Versuch der Ewigkeit, »gleichsam die Zeit anzuhalten«, macht aber wenigstens die Schwierigkeit deutlich, die der Übergang vom Nichtsein zum Sein hat, »sofern Ewigkeit und Augenblick zu den äußersten Gegensätzen werden«[21]. Diese Schwierigkeit werde vom spekulativen Denken unterschlagen. Tatsächlich bestimmt Hegel das Wesen oder die Idee als das dialektische Übergegangensein des Unterschiedenen in ein Ganzes: »Das Fortgehen des Begriffs ist nicht mehr Übergehen noch Scheinen in Anderes, sondern Entwicklung, indem das Unterschiedene unmittelbar zugleich als das Identische miteinander und mit dem Ganzen gesetzt […] ist.«[22] Hegel betrüge nach Kierkegaard das Denken, indem er mit den endlichen Mitteln der Logik spekulativ die Ewigkeit erreichen will. Er habe sich zwar in die Ewigkeit hineingerettet, aber die Zeit nicht gedacht, unsere Zeitlichkeit nicht mitgenommen. So wirft er Hegel in der Einleitung seines Buches vor, er würde in der Logik die Wirklichkeit zu bestimmen behaupten, indem er die Zufälligkeit einfach auslasse; den Glauben als das Unmittelbare bezeichnen und dabei seine geschichtliche Voraussetzung nicht gelten lassen; mit dem spekulativen Denken zur Versöhnung kommen wollen und so Versöhnung und spekulative Konstruktion verwechseln; in der Logik das Negative als treibende Macht der Bewegung ansehen und derart den Sprung zum Neuen in ein quantitatives Verhältnis auflösen.[23] Während die alte Philosophie die Endlichkeit wenigstens gedacht, wenn auch nur abstrakt mit einer unendlichen Bestimmung verbunden habe, überspringe Hegel die Endlichkeit, unsere endliche zeitliche Existenz.

Kierkegaard sieht es als seine Aufgabe an, die Zeitlichkeit des existierenden Menschen zu denken und ihn doch geistig zu bestimmen, im Verhältnis zur Ewigkeit. Der Mensch ist »eine Synthese des Zeitlichen und des Ewigen«, die in einem »Dritten« gesetzt sein muß. Dieses Dritte, der Übergang,

20 Platon, Das Gastmahl 210 e bis 211 b, in der Übersetzung von Schleiermacher.

21 Kierkegaard, Der Begriff der Angst, a.a.O., 542 ff./IV 354 ff.

22 Hegel, Enzyklopädie (1830), § 161; vgl. Wissenschaft der Logik, hrsg. von G. Lasson, Hamburg 1963, Zweites Buch (Das Wesen), 4 f.

23 Kierkegaard, a.a.O., 447 ff./IV 282 ff., vgl. 472 ff./IV 302 ff.; ich zitiere dieses Werk jetzt mit den beiden Seitenangaben im Text.

der Zwischenzustand, ist für Kierkegaard der Augenblick, den er ebenso wie den Begriff der Angst in der Philosophiegeschichte erstmals im Grunde bestimmt. Kierkegaard verbindet den Augenblick mit der Angst: Angst ist der psychische Zustand des Übergangs im Leben des Individuums als eine Möglichkeit der Freiheit, jedesmal, wenn ein Sprung ansteht oder anstehen könnte; der Augenblick ist ein wirklicher Zustand des Übergangs in der Zeitlichkeit als Möglichkeit der Ewigkeit, jedesmal, wenn die Zeit angehalten wird. Denn die Synthese des Menschen als Zeitliches und Ewiges wiederholt eine erste Synthese: »den Menschen [...] als Synthese von Seele und Leib«. (550/360 f.) Darum ist »die Angst [...] der Augenblick im individuellen Leben«. (537/350) Der Augenblick ist der »Zwischenmoment«, in dem »die Zeit und die Ewigkeit einander berühren, [und zwar] in der Zeit«. (545/357) Sobald der Geist als Grundlage der Synthese gesetzt wird, ist der Augenblick da. Er setzt die Zeitlichkeit (im Gegensatz zum bloßen Ablauf der Zeit) und damit die Geschichtlichkeit, insofern nun Gegenwart, Vergangenheit und Zukunft einander durchdringen. »Ist der Augenblick gesetzt, so ist das Ewige, ist aber zugleich das Zukünftige, das wiederkommt als das Vergangene.« (546 ff./358 ff.) In ihm wiederholt sich das Vergangene und bewirkt Angst, insofern es zukünftig werden kann. (551/361) Der Augenblick macht es also möglich, daß der Mensch sich aus dem Verlauf der Zeit heraus setzen, ihm gegenübertreten und so die Zeit qualifizieren kann, etwa als Gegenwart in einer Wiederholung. Der Mensch ist nicht nur ein zeitlich endliches Wesen, sondern über sich hinaus, er transzendiert sich, und das macht Angst. Vielleicht mag man hier einmal in Parenthese die Lacansche Formulierung der logischen Zeit vergleichen:[24] Die Auflösung des Gefangenenparadoxons ist möglich aufgrund der dritten Bewegung, le moment de conclure, die dadurch, daß sie die Bewegungen der andern beiden Subjekte umfaßt und sie je durch ein Zögern der eigenen Bewegung anhalten kann, dem Kierkegaardschen Augenblick vergleichbar wird. In diesem Moment schließt das Subjekt aufgrund der Handlungen der beiden Anderen, in die es sich hineindenkt, was es in den Augen der Anderen darstellt. Jeder transzendiert seine eigene Zeitlichkeit auf dem Grund der Übereinstimmung mit dem Anderen, aber er verhält sich damit nicht zur Ewigkeit, sondern zu den Anderen – was dieselbe Angst erzeugt.[25]

[24] J. Lacan, Die logische Zeit und die Assertion der antizipierten Gewißheit, Écrits, 197 ff./Schriften III, 101 ff.

[25] a.a.O., 207/114.

Die andere Denkweise, der Kierkegaard vorwirft, Zwischenbestimmungen vergessen zu haben, und auf die er im Untertitel seines Buches anspielt, ist die Theologie, und zwar ihr Umgang mit der Vorstellung der Erbsünde, die den Übergang zu Schuld und Sünde im engeren Sinn und damit zum Sprung in den Glauben bildet. Für den Gedankengang des Buches sind nicht so sehr die Unterschiede zwischen den alten kirchlich-dogmatischen Überlegungen wichtig, sondern die Möglichkeit einer Bewegung der Transzendenz, ähnlich wie im Falle der Metaphysik, die vor der Bewegung des Sprungs in ihrer psychologischen Möglichkeit hervortreten muß, wenn es einen Übergang geben soll, der dem Denken standhält. Für Kierkegaard ist die Erbsünde keine Bestimmung der Ethik, sondern der Dogmatik, die sie aber bloß voraussetzt, nicht erklärt. Erst die Psychologie (in seinem Sinne) untersucht »die disponierende Voraussetzung, die reale Möglichkeit der Sünde«, »wie die Sünde entstehen kann, nicht daß sie entsteht«.[26] Der Begriff der Erbsünde ist notwendig, wenn man verstehen will, wie es möglich ist zu glauben. Wenn der christliche Glaube an Versöhnung und Erlösung glaubt, wie es Jesu Verkündigung zugrunde liegt, so muß wohl etwas prinzipiell Verkehrtes am Menschen sein, das der Versöhnung und der Erlösung bedarf. Es geht darum, »das Denken gegen das Undenkbare anstoßen zu lassen« (a.a.O., 468 f./300), und dazu braucht man eine Zwischenbestimmung wie die Erbsünde, die den Übergang von dem Zustand des Nichtglaubens zum Sprung in den Glauben andeutet, denn »die Sündhaftigkeit ist keine Epidemie, die sich wie Kuhpocken überträgt« (483/310), und der Glaube, so könnte man ergänzen, ist keine Wunder- oder Spontanheilung.

Seit Augustin hat die Kirche den Begriff der Erbsünde (peccatum originale, eigentlich Ursünde) aufgestellt, der einerseits durch einen freien Akt des Ungehorsams gegen Gott und andrerseits durch die Herrschaft der Begehrlichkeit (concupiscentia) über den Menschen gekennzeichnet ist. Dieses zweite Merkmal festigt später den Begriff der Erbsünde i. e. S. (peccatum haereditarium); die Vorstellung ist die, daß sich die Sünde des Ursprungs in der sexuellen Zeugung überträgt. In den Auseinandersetzungen der reformatorischen mit der römisch-katholischen Kirche bildet sich der dogmatische Begriff heraus. Die protestantische Kirche lehrt, »daß nach Adams Fall alle Menschen, so naturlich geborn werden, in Sunden empfangen und geborn werden, das ist, daß sie alle von Mutterleib an voll boser Lust und Nei-

[26] Kierkegaard, Der Begriff der Angst, a.a.O., 459 f./292, 463/294.

gung seind (der lateinische Text sagt: ›cum concupiscentia‹) und kein wahre Gottesfurcht, keinen wahren Glauben an Gott von Natur haben können«.[27] Die Schuld der Erbsünde werde zwar durch die Taufe weggenommen, aber ihr Material, »die böse Neigung und Lust« (concupiscentia), bleibe.[28] Das Trienter Konzil stellt dagegen, »das wirkliche und eigentliche Wesen der Sünde« werde hinweggenommen, aber es bleibe in dem Getauften ein als »Begehrlichkeit« (concupiscentia) bezeichneter »Zunder« (fomes), der aus der Sünde stamme und zur Sünde geneigt mache.[29] Beide Kirchen stimmen also darin überein, daß sie die »concupiscentia« als etwas Sündhaftes werten; darum ist die unausweichliche Folge ihre Sexualfeindlichkeit, auch wenn sie vielleicht nicht immer gewollt ist. Wenn man den Bezug auf Adams Sündenfall als wesentlich versteht, so daß durch ihn oder in ihm alle gesündigt hätten, wie die dogmatischen Formulierungen erkennen lassen, so macht man nach Kierkegaard »eine phantastische Voraussetzung«, »aber das Denken ging leer aus«. (a.a.O., 467 f./297 f.) Es ist wichtig, die ursprüngliche Sünde weder zur Substanz des Menschen zu machen, wie es der Manichäismus mit seinen Nachfolgern, etwa den Katharern oder einigen Pietisten, annimmt, noch als willkürlich freie Handlung des Menschen anzusehen, als beginne er immer wieder von vorn, wie es vom Pelagianismus und den Aufklärern behauptet wurde. Kierkegaards Lösung dieses Dilemmas heißt: »Der Mensch ist Individuum und als solches zugleich er selbst und das ganze Geschlecht.«[30] (470/300) Dieser Widerspruch, mit dem Kierkegaard die Schwierigkeiten der Erbsündenlehre zu beheben und doch den Begriff zu wahren sucht, bedeutet für ihn eine »geschichtliche Bewegung«: »Indem nun die Geschichte des Geschlechts fortschreitet, beginnt das Individuum ständig von vorn.« (471/301) Es handelt sich also immer um eine verantwortliche Wahl in der neuen Qualität eines Sprunges und zugleich um die fortschreitende quantitative Bestimmung des Geschlechts in seiner Geschichte. Diese zweite quantitative Festlegung ist das, was Kierkegaard an späterer Stelle »Erbsünde stricte sic dicta« nennt; sie fesselt das Individuum in anderer

[27] Augsburger Konfession, Art. II.

[28] Melanchthon, Apologie der Augsburger Konfession, zu Art. II.

[29] J. Neuner und H. Roos, Der Glaube der Kirche in den Urkunden der Lehrverkündigung, Regensburg 1961, 149 f.

[30] Das deutsche Wort »Geschlecht« hat im Dänischen zwei Synonyme: »køn« im Sinne von Mann und Frau und »slægt« als Generation; das letzte wird hier gebraucht, es hat also an dieser Stelle noch keine sexuellen Konnotationen.

Weise als der ursprüngliche Zustand, ohne daß es jedoch je die Ursprünglichkeit seines qualitativen Sprunges verliert. (513 ff./332 ff.)

Doch wie läßt sich diese freie Ursprünglichkeit denken? Wie ist Schuld möglich, die keine moralische Schuld ist und ohne die der Übergang zur Sünde und zum Glauben nicht möglich wäre? Dazu bedarf es eben der Zwischenbestimmung, die das Subjekt zweideutig zwischen beiden Zuständen hält, so daß der Sprung kein notwendiger Zwang, aber auch keine willkürliche Beliebigkeit ist. Die kirchlichen Autoritäten haben sie stets als Begehrlichkeit (concupiscentia) bestimmt. Kierkegaard wendet ein, das »ist eine Bestimmung von Schuld und Sünde vor Schuld und Sünde« und daher auch nicht zweideutig. (486/312) Eine andere Zwischenbestimmung sei vielleicht das Wort des Verbots in der Schöpfungsgeschichte, »ein rätselhaftes Wort«, oder in der Versuchung durch die Schlange »der Sprechende [als] die Sprache« (491 f./315 f.; 495/318), aber mit dem Wort und dem Sprechen habe man schon die Ebene der psychologischen Zwischenbestimmung verlassen. (485/311) Die gesuchte Zwischenbestimmung ist die der Angst in ihrer Zweideutigkeit als »sympathetischer Antipathie und antipathetischer Sympathie« oder »süßer Beängstigung«. (488/313) Kierkegaards Ausruf anläßlich der Frage nach der Macht des Beispiels, das verführen kann, zeigt, wie sehr er weiß, was er mit der Bestimmung des Übergangs durch die Angst an Neuem geprägt hat: »Zwischenbestimmungen, Zwischenbestimmungen! Man bringe eine Zwischenbestimmung zuwege, die die Zweideutigkeit hat, die den Gedanken rettet, daß das [Subjekt], wie es auch sei, beides werden kann, schuldig und unschuldig. Hat man nicht Zwischenbestimmungen prompt und deutlich zur Hand, so sind die Begriffe Erbsünde, Sünde, Geschlecht, Individuum verloren und das [Subjekt] mit ihnen.«[31] (531/345)

Diesen Begriff der Angst gilt es nun zu explizieren. W. Schulz meint, die ursprüngliche Angst, von der Kierkegaard ausgeht, sei die Angst, »die aus dem Gegensatz von Leib und Geist ersteht«. Sie könne nicht »reine Geistesangst« sein, sondern müsse durch ein den Geist radikal in Frage stellendes Gegensätzliches bedingt sein, und das ist »in der Angst vor mir selbst« der Leib.[32] Doch Kierkegaard setzt ursprünglicher an, wenn er auch in einem

[31] Ich habe »Subjekt« an die Stelle von »Kind« gesetzt, um den Gedanken zu verallgemeinern.

[32] W. Schulz, a.a.O., 166; bei diesem Kierkegaardschen Gegensatz ist immer wieder vom »Leib« die Rede, dänisch »legem«. Das Dänische unterscheidet wie das Deutsche zwischen »Körper« (dänisch »krop«) und »Leib«. Das kann zu Mißverständnissen führen,

zweiten Schritt zu diesem Gegensatz gelangt. In § 5 des ersten Kapitels seines Buches gibt er eine Begriffsbestimmung der Angst, der sich trotz der bilderreichen Sprache mehr entnehmen läßt als bloß dieser abstrakte Gegensatz: »Die Angst ist eine Bestimmung des träumenden Geistes und gehört als solche in die Psychologie. Im Wachen ist der Unterschied zwischen mir selbst und meinem Anderen gesetzt, im Schlafen ist er suspendiert, im Träumen ist er ein angedeutetes Nichts. Die Wirklichkeit des Geistes zeigt sich stets als eine Gestalt, die seine Möglichkeit versucht (lockt), aber die zerfließt (verschwindet), sowie er nach ihr greift, und ein Nichts ist, das nur ängstigen kann. Mehr kann sie nicht, solange sie sich nur zeigt. [...] Die Angst [...] ist die Wirklichkeit der Freiheit als Möglichkeit für die (zur) Möglichkeit.«[33] (487 f./313) Zunächst ist zu sagen, daß das Nichts, von dem im Text auch an anderer Stelle die Rede ist, nicht als »gar nichts« verstanden werden darf. Einige Zeilen vorher heißt es: »Träumend entwirft der Geist seine eigene Wirklichkeit, diese Wirklichkeit aber ist Nichts.« Heidegger hat es metaphysisch aufgefaßt: »Mit der Grundstimmung der Angst haben wir das Geschehen des Daseins erreicht, in dem das Nichts offenbar ist.« – »Da-sein heißt: Hineingehaltenheit in das Nichts.«[34] Solch ein absoluter Gebrauch des Nichts vertrüge sich nicht mit der Bedeutung, welche die Angst bei Kierkegaard hat. Das sieht Hans Rochol ganz richtig: »Das ›Nichts‹ ist also nur vorläufiger Art: ein bloßes noch Nichts, mit dem darauf erst folgenden Werden dessen, was sodann ein ›Etwas‹ ist.«[35] Kierkegaard spricht in dem Zitat von einem »angedeuteten Nichts«, das ist nicht Nichts, vor allem aber bezeichnet er das Nichts, das in der Angst zum Vorschein kommt, näher als »Möglichkeit zur Möglichkeit«[36]. Das kann doch nur heißen, es zeigt sich eine Möglichkeit, die andere Möglichkeiten zur Folge hat. (Vgl. 492/316) An anderer Stelle erläutert er diese Angst als »das Sich-vor-sich-selbst-Zeigen der Freiheit in der Angst der Möglichkeit oder im Nichts der Angst«. (532/345; 575/379) Dieses Spiel der Möglichkeiten ist kein Nichts mehr, es spiegelt sich

denn der »Leib« ist schon der beseelte Körper, wie er im Abendmahl genannt ist; aber bei einem Theologen, der Kierkegaard auch ist, ist ein solches Mißverständnis fast nicht vermeidbar.

33 Ich habe dem Text bei einigen Worten eigene Übersetzungen in Klammern beigefügt, um so vielleicht Mißverständnisse auszuschließen.

34 Heidegger, Was ist Metaphysik?, in: Wegmarken, Frankfurt/M. 1967, 10, 12.

35 Hans Rochol, Einleitung zu: S. Kierkegaard, Der Begriff Angst, Hamburg 1984, X–XII.

36 Die Übersetzung mag verwundern, doch im Dänischen heißt »mulig for ...« so viel wie »möglich zu ...«.

ja in Möglichkeiten, aber es ist auch noch keine wirkliche Freiheit, sondern noch Möglichkeit, die vor der Wirklichkeit steht. Um wirklich zu werden, bedarf es genau dieser Zwischenbestimmung.

Kierkegaard hebt auch hervor, daß diese Zwischenbestimmung ganz anders psychologisch ist als jene »concupiscentia« der Theologen, weil sie eine wesentliche Zweideutigkeit mit sich bringt. (488 f./313 f.) Bei Kindern zeige sich die Angst in ihrer Zweideutigkeit »als ein Suchen nach dem Abenteuerlichen, dem Ungeheuren, dem Rätselhaften«, auch dort sei sie »das Träumen des Geistes«. (Ebd.) Sie ist als Anzeichen des Übergangs von Unschuld zu Schuld wesentlich zweideutig: »Wer durch Angst schuldig wird, der ist ja unschuldig; denn es war ja nicht er selbst, sondern die Angst, eine fremde Macht, die ihn ergriff, eine Macht, die er nicht liebte, sondern vor der er sich ängstigte; – und doch ist er ja schuldig, denn er versank in die Angst, die er doch liebte, indem er sie fürchtete. Es gibt in der Welt nichts Zweideutigeres als dies.« (489/314) Erst der Sprung in die Entscheidung würde die Zweideutigkeit beenden. (Ebd.) Angst ist also »nicht eine Bestimmung der Notwendigkeit, aber auch keine der Freiheit; sie ist eine in Verstrickung geratene Freiheit, wobei die Freiheit in sich selbst nicht frei ist, sondern eben verstrickt ist, nicht in der Notwendigkeit, sondern in sich selbst«. (497/320) Sartre beschreibt die Angst Kierkegaards als »Angst vor der Freiheit«, also auch als »Angst vor mir«. In ihr enthülle sich unsere Freiheit als das Erfassen unserer selbst von der Zukunft her, die durch nichts bedingt ist.[37] Auch Rochol versteht Kierkegaards Angstbegriff aus einer derartigen Freiheit, einer »Ursachenlosigkeit« oder »Grundlosigkeit«, die erst die Zweideutigkeit erkläre oder mit ihr in Wechselbeziehung stehe und die ihn dem Freiheitsbegriff Kants bzw. Sartres annähere.[38] Doch das heißt m. E. die wesentliche Zweideutigkeit des Kierkegaardschen Angstbegriffs verkennen. Weder die Autonomie bei Kant noch die freie Wahlmöglichkeit bei Sartre ließen eine Zweideutigkeit zu, die als Verstrickung der Freiheit in sich selbst verstanden werden könnte. Noch eine andere Überlegung, die auf die Begriffsbestimmung der Angst durch Kierkegaard zurückgeht, läßt einen solchen idealistischen Freiheitsbegriff bei Kierkegaard zweifelhaft werden. Dort spricht Kierkegaard von dem »Unterschied zwischen mir selbst und meinem Anderen« (mit Andet, also Neutrum), der im Wachen gesetzt und im Träu-

[37] J.-P. Sartre, Das Sein und das Nichts, Reinbek 1991, 91 ff.

[38] Rochol, a.a.O., XXII ff., XXXIII ff., LIII f.

men, womit er diesen Zustand der ursprünglichen Angst bezeichnet, »ein angedeutetes Nichts« ist. (488/313) »Das Andere« ist nun sicher kein realer anderer, keine Person, aber es ist doch »eine fremde Macht« (489/314), die ihn ergreift und identisch mit seiner Angst ist. An späterer Stelle nennt er es »einen Komplex von Ahnungen«, die ein Nichts sind, mit dem er aber in »lebendiger Kommunikation« steht. (513/332) Wie soll man nicht sehen, was diese Zweideutigkeit der Angst und das nicht Greifbare ihres Gegenstands mit der von Lacan hervorgehobenen Angst in der Annäherung an das unbewußte und für immer verlorene Objekt verbindet, welches das Begehren durch das Phantasma verursacht? (Séminaire X, 8.5.1963) Dann wird deutlicher, daß es keine Ursachenlosigkeit der Angst geben kann, wenn dies auch keine Ursache im äußerlich empirischen Sinn bedeutet. Die Angst zielt auf den Mangel und hält derart das Begehren offen. (Séminaire X, 15.5.1963) Die Angst ist so »die Wahrheit der Sexualität«, insofern in dieser das Objekt »a«, der ursprüngliche Mangel, um den es in der sexuellen Begegnung geht, immer verfehlt wird. (Séminaire X, 5.6.1963) Diese unbewußte Gegenwart des Anderen im Begehren, das es stets im doppelten Sinn Begehren des Anderen sein läßt, sollte es nicht auch die Möglichkeit für die Möglichkeit des Anderen in der Angst Kierkegaards sein?

Während bisher – nach der Vorstellung Kierkegaards – vor allem die ursprüngliche Angst in ihrer Zweideutigkeit als »träumender Geist« bedacht wurde, stellt er in einem zweiten Schritt den Gegenstand der Angst »mehr und mehr [als] ein Etwas« vor, das aber doch nicht den qualitativen Sprung in die Schuld erkläre. »So ist die Angst der Schwindel der Freiheit, der aufsteigt, wenn der Geist die Synthese setzen will (gemeint ist die Synthese des Seelischen und des Leiblichen) und die Freiheit nun hinunterschaut in ihre eigene Möglichkeit und dabei die Endlichkeit ergreift, um sich daran zu halten. In diesem Schwindel sinkt die Freiheit um.« (512 f./331 f.) Das Ergreifen der Endlichkeit ist der Übergang in die Sünde. Die Endlichkeit selbst ist noch keine Sünde, sie bleibt noch in der Zweideutigkeit, aber sie gehört zu den Bedingungen, die das existierende Subjekt in sich einholen muß, um sich in der Freiheit zu halten. Daß die Freiheit im Grunde unmöglich ist, wenn auch nicht ihr Anspruch, läßt die Angst größer werden. Die andere Bedingung ist die Abfolge der Generationen, also die Geschichte, die Kierkegaard in schönen Interpretationen des Unterschieds von Griechentum und Christentum beleuchtet. Durch beide Bedingungen bleibt die Freiheit des Sprunges unbenommen, aber die Angst wird doch gleichsam prädisponiert, so daß sie einen größeren Sprung machen muß, will sie zur Entscheidung kommen. Diese Situation hat Schulz wohl im Blick, wenn er sagt, daß bei Kierkegaard »die Alternative nun ›Leib und Geist‹ heißt, wobei der Leib als Gegensatz zum Geist gegen den Leib, der mit der Seele vereinigt war, klar abzuheben ist. [...] und gerade durch diesen menschlichen Leib wird der Geist nun bedrängt.«[39] Die Bedingungen des Leibes, besser jetzt des Körpers, mit denen der Geist es nun zu tun hat, sind die Sinnlichkeit und als ihr Extrem die Sexualität, der Kierkegaard weite Passagen seines Buches widmet, vor allem das zweite Kapitel. Mit dem Augenblick, als der Geist gesetzt ist, »da [der Mensch] Mensch wird, wird er es auch dadurch, daß er zugleich Tier ist«; doch Kierkegaard weiß, daß das Tier durch den Instinkt bestimmt ist, der Mensch dagegen setzt sich durch den Geist als Synthese. (496/319) Kierkegaard nimmt seine Feststellung aus »Entweder-Oder« auf, »das Christentum habe die Sinnlichkeit in die Welt gebracht«, weil erst »unter der Bestimmung von Geist [...] die Sinnlichkeit gesetzt« ist. Als ihren Ausdruck bezeichnet er die Musik, vor allem den »Don Giovanni« Mozarts, als »die sinnlich-erotische Genialität«, die fasziniert und zugleich beängstigt.[40]

Kierkegaards Äußerungen zur Sexualität erscheinen widersprüchlich, wenn man nicht darauf achtet, daß es nicht die Sexualität als solche ist, die nach ihm als Sünde aufgefaßt wird, sondern daß diese Beurteilung allein von dem Verhältnis zur Sexualität abhängt, das eingenommen wird. Schwieriger wird das Verständnis noch dadurch, daß es genau die Charaktere der Sexualität sind, die nicht nur von der Psychoanalyse, sondern eigentlich von allen, die ernsthaft und nicht moralisch über die Sexualität nachdenken, als wesentlich für Sexualität angesehen werden, auf die Kierkegaards Verdikt zutrifft. Im Vergleich mit den Feststellungen Lacans zum Verhältnis von Angst und Sexualität könnte deutlich werden, daß Kierkegaard die Problematik der Fremdheit der Sexualität genau erfaßt hat, daß er aber diesseits ihrer stehenbleibt, aus persönlichen, schon angedeuteten Gründen, weil er die Angst dem Begehren vorzieht.

»Erst im Sexuellen ist die Synthese als Widerspruch gesetzt«, die Synthese des Menschen von Leib und Seele, die vom Geist getragen wird. (497/319 f.) Aber diese Synthese wird zum Äußersten zugespitzt, wenn der Geist den Leib »als Leib mit der geschlechtlichen Differenz« bestimmt. (521/338) »Mit

39 Schulz, a.a.O., 167.

40 Kierkegaard, Entweder-Oder II. Die unmittelbaren erotischen Stadien oder das Musikalisch-Erotische, übersetzt von H. Fauteck, Köln und Olten, 74 ff.

der Sündhaftigkeit wurde die Sexualität gesetzt.« (501/323) »Und diese erhielt [...] die Bedeutung der Sündhaftigkeit.« (519/336) Diese Behauptungen werden kontrastiert mit den Bemerkungen: Die Sinnlichkeit ist nicht als solche Sündhaftigkeit. (509/329) Und mehr noch: »Das Sexuelle als solches ist nicht das Sündige.« (521/337) Kierkegaard will diese Widersprüche durch die Unterscheidung von Scham und Trieb lösen. (521 ff./338 ff.) Die Scham weiß zwar von der sexuellen Differenz, aber verhält sich nicht zu ihr; dies geschieht erst durch den Trieb. In der Scham kann sich der Geist nicht zur sexuellen Differenz bekennen, daher bleibt »die Angst der Scham so ungeheuer zweideutig«. »Und verletztes Schamgefühl ist der tiefste Schmerz.« Dies geschieht nicht durch die Lust. Die Scham versteht das Sexuelle im Grunde nicht, sie stößt sich an einem Widerspruch: »Das Sexuelle ist der Ausdruck für jenen ungeheuren Widerspruch, daß der unsterbliche Geist als Genus bestimmt ist.« (523/338) Geistig und griechisch gesehen kann dieser Widerspruch gelöst werden, indem man ihn als das Schöne und als das Komische versteht; christlich und grundsätzlich gesehen bleibt der Geist im Erotischen fremd. Darum bleibt die Scham auch zugegen, wenn sich der erotische Genuß »so schön und rein und sittlich ausdrückt wie nur möglich, in seiner Freude ungestört von wollüstigen Reflexionen«. (524 f./340 f.) Der Trieb dagegen nimmt die sexuelle Differenz auf. Er verhält sich zu seinem Anderen. (522/338) Kierkegaard weiß, daß der Trieb nicht Instinkt ist, aber er ist auf ein Ziel aus, die Zeugung (womit er wohl den Coitus als solchen meint). »Im Augenblick der Konzeption (gemeint ist hier wohl der Orgasmus) ist der Geist am weitesten fort, und darum ist die Angst am größten.« (526/341) Wird die geschlechtliche Differenz als Trieb gesetzt, also im Verhalten zu ihr, also als Sexualität im eigentlichen Sinn, so ist man in der Sünde. (535/349) Das klingt nun trotz aller gegenteiligen Rechtfertigungen wie Manichäismus, also wie prinzipielle Verurteilung der Sexualität.

Doch Kierkegaard ist nicht dieser Meinung. Er hält einen sittlich reinen erotischen Genuß für möglich, wenn auch nicht ohne die Angst der Scham. (524 f./340 f.) Kierkegaard hält es für nötig, anstatt nach der klösterlichen Betrachtung zu greifen, »die geschlechtliche Differenz ethisch zu durchdringen«. (524/340) In einem gestrichenen Textabschnitt zu dieser Frage äußert er sich dazu: »Entweder man muß laut und deutlich das Unsittliche in der sinnlichen Lust aussprechen wie jener Verführer in ›Entweder-Oder‹, dessen Tagebuch deshalb gerade sittlichen Wert besitzt, oder man muß jegliche Rede darüber mit dem Sittlichen durchdringen und vor allem der Naivität entsagen.« – »In welchem Sinne ist das Sexuelle Sündigkeit? [...] Man soll nicht ins Kloster gehen, sondern sich verheiraten. Richtig, aber es ist ziemlich töricht das zu tun, wenn doch der höchste Ausdruck der ehelichen Liebe eine Liebe ist, die gegen das Geschlechtsverhältnis gleichgültig ist.«[41] Etwas später folgt noch ein weiterer nachträglich gestrichener Abschnitt zu dem Problem: »Das Sexuelle ist also nicht die Sünde, erst indem ich die Sünde setze, setze ich auch das Sexuelle als Sündigkeit. Daraus folgt natürlich nicht, daß ich sündige, wenn ich heirate, da ich ja vielmehr den Widerspruch zu beheben, den Trieb in das Sittliche zu verwandeln strebe; denn nur insoweit ist das Sexuelle das Sündige, als der Trieb sich irgendeinen Augenblick rein als Trieb zeigt, geistig gesprochen, in seiner Nacktheit zeigt.«[42] Aber damit ist noch nicht gesagt, wie das Sexuelle in das Sittliche zu übernehmen ist. Kierkegaard will es ganz und gar durch die Liebe dominiert und auch domestiziert wissen. Im Gegensatz zum Trieb ist »die Liebe das Ruhende, das rein Erotische«. (522/338) Er hält es für ein Mißverständnis, »vom Sexuellen zu abstrahieren, das heißt es im äußerlichen Sinne zu vernichten«. Denn ist es einmal da, so nützt die Abstraktion nichts. »Die Aufgabe ist natürlich, es in die Bestimmungen des Geistes hineinzugewinnen. [...] Die Realisation dieser Aufgabe ist der Sieg der Liebe in einem Menschen, in dem der Geist so gesiegt hat, daß das Sexuelle vergessen ist und der Mensch sich des Sexuellen nur im Vergessen erinnert. Wenn dies geschehen ist, so ist die Sinnlichkeit im Geist verklärt und die Angst vertrieben.« (536/349)

Kierkegaards Lösung der Angst, die sich im Sexuellen zeigt, ist also dessen Harmonisierung mit den Anforderungen der Liebe, so daß die Sexualität ihre Fremdheit verliert. Doch will es scheinen, daß auf diese Weise weder die Angst überwunden noch die Sexualität bewahrt ist. Nimmt man der Sexualität ihre Fremdheit, so löst man sie auf, und indem man sie so entleert, nimmt man mit ihr auch der Liebe das, wovon sie lebt, den Anderen, der sich in ihr nennt. In dem Narzißmus, der übrigbleibt, ist aber auch die Angst nicht überwunden, denn diese verliert sich nur durch einen Sprung oder Akt. Für Kierkegaard ist darum auch nicht seine Vorstellung über die Liebe das letzte Wort, die Angst verliert sich nach ihm in der Öffnung durch die Handlung des Wortes im Verhältnis zu einem Anderen (591 f./394) und vor allem im Glauben, den er als den entscheidenden Akt ansieht. Wenn Glauben »die in-

41 Kierkegaard, Papirer V B 53, 29.
42 Papirer V B 53,38.

nere Gewißheit [ist], die die Unendlichkeit vorwegnimmt«, so wird die Auflösung aller Möglichkeiten in die Unendlichkeit »in der Angst das Individuum überwältigen, bis dieses sie wieder besiegt in der Antizipation des Glaubens«. (633/423) Die Möglichkeit des Glaubens ist das Ende aller Möglichkeiten der Angst. In der Folge daraus mag man aber noch mehr schließen. Jeder Entschluß ist das Ende der Angst, wenn er in der jouissance endet: die Handlung im sexuellen Begehren oder die im geistigen Leben oder der Sprung in den Glauben. Diese besiegen die Angst, nachdem sie durch sie möglich sind.

Autorinnen und Autoren

Hiltrud Amuser Burger, Psychoanalytikerin in freier Praxis, Spanisches Staatsexamen Philosophie, Direktorin von »Kur Klinikum, Krisenbehandlungen« – Psychotherapeutische und Psychosomatische Klinik. Gründungsmitglied der Assoziation für die Freudsche Psychoanalyse e.V. (AFP), Mitglied des »Instituts für Gruppenanalyse, Heidelberg«, Mitglied der »International Association of Group Psychotherapy«.

Claus v. Bormann, Dr. phil., Dozent für Philosophie am Oberstufen-Kolleg der Universität Bielefeld, Psychoanalytiker in freier Praxis, Gründungsmitglied der Assoziation für die Freudsche Psychoanalyse (AFP) und der Freud-Lacan-Gesellschaft Berlin. Veröffentlichungen zum Verhältnis von Philosophie und Psychoanalyse.

Cristina C. Burckas, argentinische Psychoanalytikerin, seit 1989 in freier Praxis in Freiburg. Gründungsmitglied der Assoziation für die Freudsche Psychoanalyse (AFP); Mitglied und Weiterbildungsdozentin am Institut für Psychoanalyse und Psychotherapie in Freiburg im Breisgau (DPG). Verschiedene Veröffentlichungen zur psychoanalytischen Praxis in deutscher, spanischer und französischer Sprache.

Eva-Marie Golder, Psychoanalytikerin für Kinder und Erwachsene in Colmar, langjährige Mitarbeiterin von Françoise Dolto, seit 1980 in freier Praxis in Colmar, zahlreiche, auch deutschsprachige Veröffentlichungen, Autorin des Buches: Le premier entretien, Ed. Rivages, Seuil, 1995; Zur Übertragung in einem Fall von Perversion, Band I dieses Jahrbuchs, 1998.

Martine Lerude, Psychiaterin und Psychoanalytikerin in Paris und Berlin. Mitglied der Association Freudienne Internationale und der Freud-Lacan-Gesellschaft, Psychoanalytische Assoziation Berlin. Veröffentlichungen über Fragen der Jugend (Théories implicites et dépression, 2000) und der Weiblichkeit (Belle ou pas belle: une question analytique?, 1998).

Hinrich Lühmann, Dr. Phil. Oberstudiendirektor; seit 1986 Psychoanalytiker in freier Praxis in Berlin. Gründungsmitglied der Assoziation für die Freudsche Psychoanalyse (AFP) und der Freud-Lacan-Gesellschaft Berlin. Arbeitsschwerpunkte: Pädagogik und Psychoanalyse, Aggressivität und Fremdenhaß, Literaturwissenschaft und Psychoanalyse.

André Michels, Psychiater und Psychoanalytiker in Luxemburg und Paris, Gründungsmitglied der Assoziation für die Freudsche Psychoanalyse. Veröffentlichungen: Eine Technik für die Psychoanalyse? (Mitherausgeber), Würzburg, Königshausen und Neumann, 1994; Psychoanalyse nach 100 Jahren, München, Ernst Reinhardt Verlag, 1997 (Mitherausgeber).

Peter Müller, Dr. med., seit 1978 Psychoanalytiker in freier Praxis in Karlsruhe, Gründungsmitglied der Assoziation für die Freudsche Psychoanalyse (AFP), Veröffentlichungen zur psychoanalytischen Praxis. Mitautor und -herausgeber von: Eine Technik für die Psychoanalyse?, Königshausen und Neumann, 1993 und: Psychoanalyse nach 100 Jahren, Ernst Reinhardt, 1997.

Dieter Nitzgen, M. A., Psychoanalytiker und Gruppenanalytiker in freier Praxis in Müllheim/Baden. Veröffentlichungen zur Psychoanalyse des Alkoholismus (Bd. 2 dieses Jahrbuchs) und der Sucht. Mitglied der Assoziation für die Freudsche Psychoanalyse (AFP).

Bettina Noddings, Dipl.-Psychologin, Beratung mit Schülern, Lehrern und Eltern in einer Schule (Schwerpunkte: Ausbildung – Symptombildung – Subjektwerden) und Arbeit in eigener psychoanalytischer Praxis in Achern. Gründungsmitglied der Assoziation für die Freudsche Psychoanalyse (AFP).

Valentin M. Nusinovici, Psychoanalytiker. Mitglied der Association Freudienne Internationale. Nach einer medizinischen, gastroenterologischen und schließlich psychiatrischen Ausbildung interessiert er sich besonderes für Psychosomatik.

Etienne Oldenhove, Dr. med., Nervenarzt, Psychoanalytiker. Mitglied der Association Freudienne Internationale, Präsident der Association Freudienne de Belgique, Mitglied des wissenschaftlichen Beirats der Fondation Européenne pour la Psychanalyse. Autor zahlreicher Aufsätze in: »Bulletin freudien«, »Le trimestre psychanalytique«, »Journal Français de Psychiatrie«, »Bulletin de l'Association freudienne internationale«.

Achim Perner, Sozialpädagoge, Erziehungswissenschaftler, Philosoph. Arbeitet in der Schule und in der Ambulanz des Vereins für Psychoanalytische Sozialarbeit in Tübingen; Mitherausgeber der Arbeitshefte Kinderpsychoanalyse, Veröffentlichungen zur psychoanalytischen Kulturtheorie, zur psychoanalytischen Pädagogik und zur Kinderpsychoanalyse.

Claus-Dieter Rath, Psychoanalytiker in Berlin. Veröffentlichungen über Fragen der psychoanalytischen Praxis, der Geschichte der Psychoanalyse und über die Massenpsychologie des Alltagslebens. Mitherausgeber von Lacan und das Deutsche. Die Rückkehr der Psychoanalyse über den Rhein. Freiburg i. Br., Kore 1994. Gründungsmitglied von: Fondation Européenne pour la Psychanalyse; Assoziation für die Freudsche Psychoanalyse; Freud-Lacan-Gesellschaft, Psychoanalytische Assoziation Berlin.

Regula Schindler, Psychoanalytikerin in freier Praxis in Zürich. Vorträge und Veröffentlichungen zu grundlegenden Themen der Psychoanalyse (Psychosen, Melancholie, über Giacometti usw.) in der psychoanalytischen Zeitschrift RISS, in *Psychoanalyse nach hundert Jahren*, Würzburg, 1997; Mitglied der Assoziation für die Freudsche Psychoanalyse und der Association Freudienne Internationale.

Antonello Sciacchitano, Psychiater und Psychoanalytiker in Mailand. War Mitglied und auch Gründer mehrerer psychoanalytischer Assoziationen. Veröffentlichungen in psychoanalytischen Zeitschriften versch. Länder. Redakteur der Philosophie-Zeitschrift *aut aut* (Hrsg. P. A. Rovatti). Bücher: Anoressia, sintomo e angoscia (Guerini, Milano 1994); Il terzo incluso. Saggio di logica epistemica (Shakespeare and Company, Firenze 1995); Die unzeitgemäße Moderne. Das Subjekt der Wissenschaft von Descartes bis Freud (Turia + Kant, Wien 2001).

Jean-Jacques Tyszler, Dr. med. Psychiater und Psychoanalytiker in freier Praxis. Mitglied der Association Freudienne Internationale. Zusammenarbeit mit Marcel Czermak am Hôpital St. Anne, Paris. Interessensgebiete: Psychosen.

Dr. Johanna Vennemann studierte Psychologie in Rom. Psychoanalytikerin in Italien (Rom) und Deutschland (Velbert). Gründungsmitglied der römischen Psychoanalytischen Assoziation COSA FREUDIANA und des dazugehörigen staatlich anerkannten Ausbildungsinstituts LABORATORIO FREUDIANO. Mitglied der Assoziation für die Freudsche Psychoanalyse und der Association Freudienne Internationale. Veröffentlichungen in italienischer, deutscher und französischer Sprache.

Klaus Wiedemann, Dr. med., Facharzt für Psychotherapeutische Medizin, Psychotherapie, Psychoanalyse. Psychoanalytiker (DGPT, DAGG). Praxis in Karlsruhe. Gründungsmitglied der Assoziation für die Freudsche Psychoanalyse. Publikationen zu klinischen Fragen, zur Geschichte der Psychoanalyse, zu Fragen der medizinischen Ethik.

Autorenadressen

Hiltrud Amuser
Ciutat de Balaguer 65 3'1'
E-08022 Barcelona

Claus v. Bormann
An der Wesebreede 25
D-33699 Bielefeld

Cristina Burckas
Tennenbacher Str. 44
D-79106 Freiburg

Eva-Marie Golder
21 rue Wilson
F-68000 Colmar

Hinrich Lühmann
Markgrafenstr. 65 a
D-13456 Berlin

Martine Lerude
Ludwigkirchstr. 10 a
D-10719 Berlin
und
25, rue du Bourg-Tibourg
F-75004 Paris

André Michels
55 Avenue de la Liberté
L-1931 Luxembourg

Dieter Nitzgen
Im Kalchen 20
D-79379 Müllheim

Bettina Noddings
Malzenbühnd 6
D-77855 Achern

Valentin M. Nusinovici
36 Avenue des Minimes
F-94300 Vincennes

Etienne Oldenhove
Rue Baron de Castro 102
B-1040 Bruxelles

Achim Perner
Gartenstr. 39
D-72074 Tübingen

Claus-Dieter Rath
Niebuhrstr. 77
D-10629 Berlin

Regula Schindler
Untere Zäune 1
CH-8001 Zürich

Antonello Sciacchitano
Corso Porta Vigentina 32
I-20122 Mailand

Jean-Jacques Tyszler
36 rue St. Paul
F-75004 Paris

Johanna Vennemann
Via Celimontana, 15
I-00184 Rom
und
Friedrichstr. 16
D-42551 Velbert

Klaus Wiedemann
Uhlandstr. 16
D-76135 Karlsruhe